思想觀念的帶動者

文化現象的觀察者

本土經驗的整理者

生命故事的關懷者

Psychotherapy

探訪幽微的心靈，如同潛越曲折逶迤的河流
面對無法預期的彎道或風景，時而煙波浩渺，時而萬壑爭流
留下無數廓清、洗滌或抉擇的痕跡
只為尋獲真實自我的洞天福地

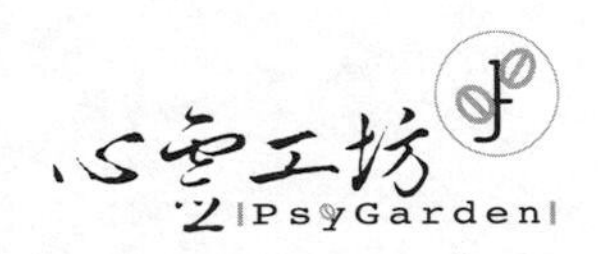

Psychotherapy

21

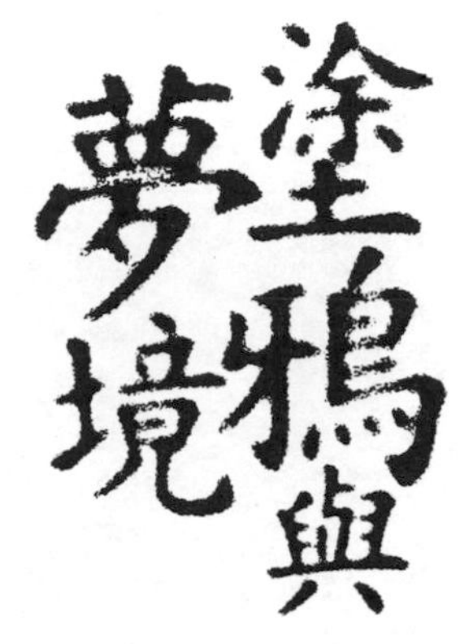

DONALD W. WINNICOTT

Therapeutic Consultations in Child Psychiatry

唐諾·溫尼考特／著　廖婉如／譯　王浩威／策劃、導讀

財團法人華人心理治療研究發展基金會共同出版

TIP

目次

中文版導讀

1971年元月，溫尼考特在睡眠中去世。當時的許多訃聞中，現在重讀，最有印象的是一位同樣也是小兒科醫師兼分析師的好友Peter Tizard所寫的：「若說他十分瞭解兒童，我會覺得這話聽來虛假而有點施恩意味；倒不如說兒童瞭解他，他和他們是一體的。」

我自己是住院醫師階段開始接觸到溫尼考特的著作。當時的台灣並沒有人提到客體關係理論之類的，僅有的精神分析理論還是侷限在佛洛伊德和其後的自我心理學，特別是心理防衛機轉一類的。當時所教授的心理治療，還包括羅傑斯的人本主義取向、行為治療和認知行為治療。第一次有機會談到客體關係理論之類的，是在宋維村醫師一對一的心理治療督導時，我提到當時看到的幾篇溫尼考特的二手文獻，才發現從加拿大英屬哥倫比亞大學回來的他，原來也閱讀過相當多的克萊恩和溫尼考特等。也在那時候，楊明敏、蔡榮裕和我，再加上稍長於我們的張凱理，還有周勵志、劉嘉逸等幾位還是訓練中的精神科住院醫師，開始了關於精神分析的非正式聚會。當時，我們還不認識在美國的林玉華（雖然她晚幾年也回來，帶給我們更多也更深入的克萊恩），更不知道過幾年就回來，在梅寧哲診所訓練的楊幹雄醫師。

溫尼考特是容易教人著迷的，至少對我是如此的。1989年末，開始擔任總住院醫師的我，必須做一次台大精神科全科演講。依當時的趨勢，我應該選擇更生物取向的題目，譬如我已經回顧詳盡的癲癇與精神病理之關係或僵直（Catatonia）的神經生理機制，或是更實用取向的，像自己喜歡的「治療性社區」運動這類的討論。然而，猶豫再三，還是選擇了「溫尼考特的理論和其背景」作為主題。

這樣的著迷，事隔十八年後再回頭，無疑是有許多可以談論的，包括自己很幽微的個人層面。其中一點是後來許多學者專家討論溫尼考特的影響層面也必然會提及的，就是他將社會環境納進精神分析的理論架構。

今年（2007）十月，曾任國際分析心理學會（即榮格學派）會長的克許（T. Kirsch）來台灣講課。私下談話中就提到了溫尼考特與榮格學派的關係。曾經在六〇年代初，擔任英國精神分析學會會長的溫尼考特，是跟當時英國最重要的榮格分析師福德罕（M. Fordham）頗有深交的。也因此在他去世後，因他而成立的塗鴉基金會，榮格派學者也經常出現。知道精神分析歷史的人都曉得，英國精神分析在當時嚴峻的氛圍下，經歷撕裂爭鬥，於是壁壘分明形成安娜佛洛伊德和克萊恩的兩大陣營，正彼此忙著以各自認為的「正統」來檢視每一個人。然而，溫尼考特仍不忌諱地和榮格學派來往，甚至和當時被國際精神分析學會視為敵寇的法國拉岡（J. Lacan），也保持一定的私交。他獨特的包容性是精神分析史上少見的，甚至是心理治療史也不容易看到的。

這是他和榮格學派繼續交流的原因之一。另一原因，也就是溫尼考特比起正統精神分析學派來說，更重視社會環境和文化對個人心理的重要性。而這一點，剛好是佛洛伊德認為榮格過度強調的。

當然，八〇年代的我並不瞭解這時代背景。只是，在當時社會運動風起雲湧的台灣，溫尼考特理論的廣闊，讓我自己走入精神分析理論的細微迷宮時，還不至於覺得離開了人群。

溫尼考特吸引當時我的另一個原因是他的態度。就如本文一開始引用Peter Tizard的追悼文字，可以看出他不只是可以接受移情和反向移情來做為治療工具（這是客體關係理論對佛洛伊德學說的一大突破），他甚至是活在其中。多少年來，對心理治療或精神分析而言，移情和反向移情這一類的告誡，固然一開始是尊重和保護個案的立場，最後卻形成一種道德訓斥，使得治療者和個案之間的距離更遙遠。對當時的我而言，我開始知道要如何才能表現的像一位心理治療專家，只是，那樣的疏遠，卻愈來愈不像當初選擇精神醫學的自己了。溫尼考特對我的吸引，在當時的潛意識裡，是有著這一股我多年以後才辨識出來的原因。

1990年後，我在花蓮工作四年。當時，宜蘭的王怡靜醫師出國一段時間，我成為宜花東半壁台灣唯一的兒童精神醫學醫師。一般的門診看成人的個案，特別門診也以青少年為主。偶有兒童個案，也沒足夠的能力做深入治療，反而是評估診斷上，開始運用溫尼考特的塗鴉技巧。當時不懂藝術治療之類的表達性治療，只有一些遊戲治療的經驗。溫尼考特總是能以最簡單的工具，最彈性的方法，就完成相當深度的評估，甚至是治療。壓舌板的遊戲就是一個例子。只是當時的醫院，已經用可拋棄的竹片取代殺菌處理、亮晶晶的金屬壓舌板了（當然，在診桌上，嬰兒小手可及範圍內，故意放一枝筆也是辦法），一張紙、一枝筆就可以的塗鴉，是幫助我與兒童交流的方法。也因為如此，當時開始研讀這一本《塗鴉與夢境》。

多年以後再重新閱讀，又看到當時沒有察覺的深度，特別是關於夢的運用，包括如何轉折成夢的討論等等。這也許就是溫尼考特，他的著作像文學作品一樣，永遠可以一讀再讀的。這也難怪，隨著歲月過去，精神分析和心理治療許多理論大師輩出，甚至也發生瑪殊・汗（Masud Khan）事件而一度對他質疑，溫尼考特的作品還是永遠帶給人許多啟發的豐饒之地。

王浩威

華人心理治療研究發展基金會執行長

2007年十二月

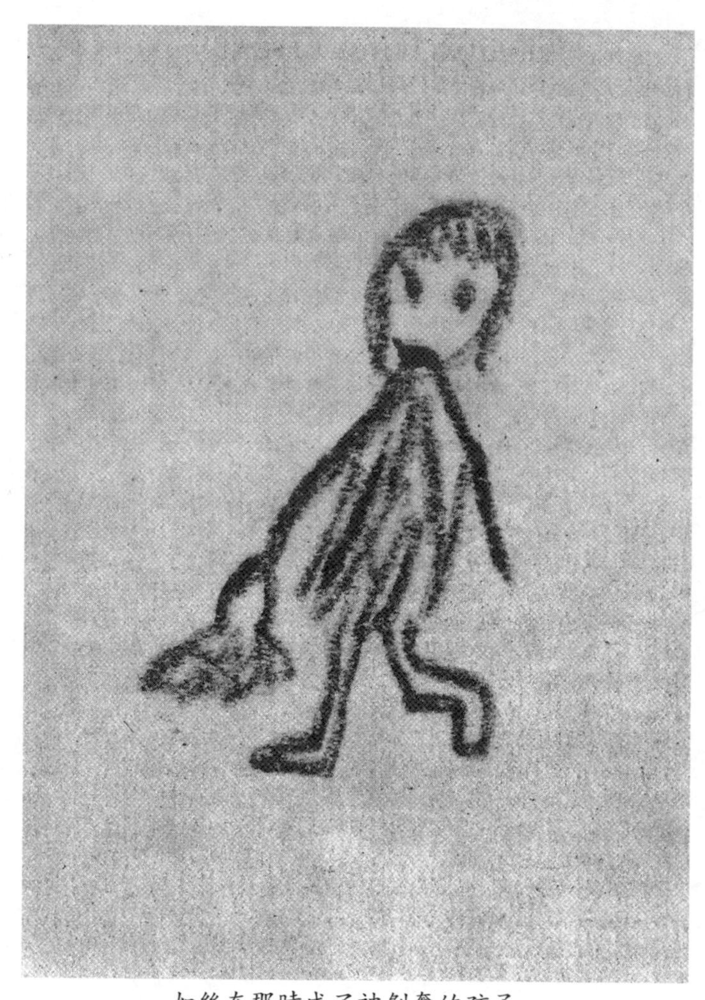

如絲在那時成了被剝奪的孩子。

中文版編譯事項說明

1.《塗鴉與夢境》(*Therapeutic Consultations in Child Psychiatry*) 最早由倫敦霍加斯出版社(The Hogarth Press)於1971年出版。中文版翻譯依據的，則是1996年由卡納克出版社(Karnac Books)重新印製發行的版本。
2. 本書於內頁左外側(雙數頁)及右外側(單數頁)附上原文書之頁碼，以求更具實用及參考價值。
3. 關於註釋的編排，原書是在每頁的下方以1. 2. 3. ……依序編排。本書註釋也編排於每頁的下方，為顯現原來1. 2. 3. ……的順序，則在註釋前面加上原文頁數，例如「10-1」，即原文第10頁下方的註1。對於書中所出現，中文讀者可能不熟悉的人名或事物，另有譯者廖婉如小姐所補充的中譯註，編號方式為數字後加英文字母，如10-a、10-b。希望這樣的做法，可以更方便讀者對照和參考。
4. 中文版於附錄部分完整收錄並翻譯原文書所附之〈參考書目註記〉和〈英文索引〉。而為求精確，〈謝辭〉及〈參考書目註記〉中羅列的書目與原始資料出處，一律僅附原文。

謝辭

我衷心感謝喬伊斯・寇爾斯太太（Mrs. Joyce Coles）對這本書盡心盡力的付出，尤其附錄的整理大半是她的功勞。

瑪殊・汗（Masud Khan）慷慨地撥冗指教和批評，讓我受惠良多，多虧有他，這本書始能完成。

感謝出版社在複製這些圖畫上的大力配合，由於這些圖畫原本不是為了公開展示之用，所以在呈現上往往相當棘手。根本的困難在於我偏好原封不動地呈現孩子的繪畫，捨棄任何巧妙的修潤所帶來的更佳效果。

本書的某些案例我先前曾以演講或紙本出版的方式發表過，我誠摯地感謝各出版社同意於此處轉載。先前發表的細節如下：

個案三：*Voices* (Spring 1968), a journal published by the American Academy of Psychotherapists; also *Handbook of the Psychotherapy of Children,* edited by Dr. G. Bierman (Ernst Reinhardt, Munich, 1969).

個案四：*International Journal of Psycho-Analysis,* Volume 46.

個案六：*St Mary's Hospital Gazette,* Jan. / Feb. 1962, under the title 'A Child Psychiatry Interview'.

個案七：*A Crianca Portuguesa,* Ano. XXI, 1962-63 (Lisbon).

個案九：*Foundations of Child Psychiatry,* edited by Emanuel Miller (Pergamon Press, 1968).

個案十二：*The World Biennial of Psychiatry and Psychotherapy* (Basic Books, 1970).

個案十三：*Crime, Law and Corrections,* edited by Ralph Slovenko (Charles C. Thomas, 1966), under the title 'A Psychoanalytic View of the Antisocial Tendency'.

個案十四：*British Journal of Medical Psychology* (1963), Volume 36, Number 1, under the title 'Regression as Therapy'.

個案十五：*Modern Perspectives in Child Psychiatry,* edited by John G. Howells (Oliver & Boyd, 1965).

個案十七：published in shortened version as 'Becoming Deprived as a Fact: A Psychotherapeutic Consultation', *Journal of Child Psychotherapy* (December 1966), Volume I, Number 4; also delivered as a lecture, 'Principles of Direct Therapy in Child Psychiatry', at the invitation of the Judge Baker Guidance Center, April 1967, the Fiftieth Anniversary of their Founding.

第一部　導論

本書談的是精神分析在兒童精神醫學上的應用。我從事兒童 1 及成人分析三、四十年了，不料這些經驗竟把我帶進一個特殊的領域，將精神分析運用於兒童精神醫學實務，因而擴大了精神分析的效益。對每個孩子做精神分析不見得有用，且不切實際，再說，當精神分析師想善用所學，在兒童精神醫學實務上好好發揮，往往會碰到很多困難。不過，我發現，只要善加利用初次晤談，兒童精神科裡大半的個案我都能得心應手。所以，我想舉一些例子，來指導與我從事類似工作的人和有意在這個領域鑽研的學生。

從事這份工作所需的技巧，實在稱不上是技巧。一來，每個個案都迥然不同；再者，治療師和病人之間的交流，遠比純粹的精神分析治療更通暢、不受拘束得多。這不是說長期分析不重要。長期分析的做法，是持續解析會診中移情作用之下逐日冒出的潛意識內容，好讓這些內容逐漸進入意識層面。我認為，精神分析依然是這份工作的基石，若有學生問起，我也會說，做這份工作（不是精神分析）所須接受的訓練，就是精神分析的訓練。然而，我也深信，精神分析訓練最重要的一環，是篩選出好的人選。要把不對的人選變成優秀的分析師並不容易，無怪乎篩選過程中最重要的，往往是自我篩選這一關；而學生所接受的個人分析，就是自我篩選的一部分。我們寧可千挑萬選，找個確實適合從事這種工作的人，也不要選個生病的人，然後寄望精神分析訓

2 練裡的個人分析把他變得健康一點。當然，有人說，本身曾患病的人對病人的處境更能感同身受；也說，要體驗過潛意識是怎麼回事，才會相信探索潛意識有其價值。然而，再怎麼樣，從事我們這一行，最好還是別找曾患病、需要治療的人。

我們要是知道怎麼選對人就好了。就算沒有精神分析訓練的協助，我們也該知道怎麼選出適當人選來做本書所描述的工作。譬如，有人會馬上說，治療師一定要能認同病人，但不會失去自己的個人認同；治療師得有能耐涵容病人的衝突，也就是說，包容病人，並且等待病人自己產生解決方式，而不是焦急地到處找方法治療他；治療師還要有本事，不管病人怎麼挑釁都不會心生報復。若治療師想要提供簡易的解決之道，更是犯了大忌，因為病人要的，就是解決他的內在衝突，並且操控使他生病或讓他久病不癒的外在實質阻礙。此外，治療師要能自然而然給人一種專業上的信賴感，這就不在話下了；一個嚴謹的人能夠在私生活方面，或我們希望絕不中斷的個人成長過程中，遭逢嚴苛的精神壓力之餘，仍能維持專業水準。

把治療師該有的特質洋洋灑灑列下去，大概會讓泰半滿腔熱忱、有志於精神醫學或社工等專業領域的人打退堂鼓。不過，依我看，這些特質甚至比精神分析的重要訓練還來得要緊。長期而深入的個人分析治療經驗也同樣不可或缺。

倘若我的想法是對的，那麼從事本書描述的這類工作時，有一點便顯得很重要，那就是要能處理會診時面臨的社交需求與壓力；而精神分析並不強調這方面。

我必須一開始就強調，這種技巧極為靈活，可不是拿個案例研究一番就知道該怎麼做。二十個案例讀下來大致會有個概念，不過，你會碰到的個案依舊是各異其趣。想了解這份工作還有另一個困難，就是光是口頭講解沒辦法教會大家，學生還是得自己下功夫，仔細閱讀、研究所有個案，反覆思索玩味才行。

關於個案描述這個部分，我對學生自然有個基本要求，就是要做到既準確且誠實。大家都知道，準確描述的難度相當高，就算有錄影或錄音也幫不上忙。我描述個案時，會把晤談全程所發生的點點滴滴都記錄下來，連自己說了什麼、做了什麼也不例外，雖說這樣做會加重自己的負擔，不過，透過筆記我幾乎可以重建出晤談的原貌，有這樣的成果再辛苦也值得（筆記若擱個兩、三天不動，自己也會看不懂）。我很樂意花力氣去寫下完整詳實的個案描述，因為大家都曉得，晤談當中的大量訊息，尤其是它豐富的細節，是會流失的，「就像夢在天剛破曉時逝去」一樣。

我這裡所呈現的個案，免不了有某種程度的過度簡化，這是因為我幾乎都以畫畫交流的方式進行晤談。我在這些個案中所用的技巧，通常是採用所謂的塗鴉遊戲。當然啦，塗鴉遊戲本身不是什麼新奇的點子，不過，若有人想學怎麼使用塗鴉遊戲，好練就一身功夫用於我所謂的治療諮詢中，這樣也不對。塗鴉遊戲只是和孩子打交道的一個方法。在這個遊戲及整個晤談當中，會發生什麼，端視如何運用孩子身上的經驗，其中包括呈現出孩子經驗的內容。為了運用雙方共同的經歷，治療師骨子裡要有一套理論，了解兒童情緒發展以及兒童發展和環境因素之間的關係。在書中的案例裡，我刻意把塗鴉遊戲和心理治療性諮詢兩者穿插串連在一起，如此鋪陳下來，你看著孩子的畫以及孩子和我共同完成的畫時，會覺得整個案例鮮活起來，彷彿孩子透過這些畫和我一起現身說法，在某種程度上參與了案例的描述，因而孩子和治療師的對話感覺起來很逼真。塗鴉或畫畫的內容還有個實用的好處，就是治療師可以藉此把晤談的內情透露給孩子的父母，讓他們知道孩子在治療諮詢這種特殊情境裡是什麼模樣。對他們來 4 說，這比起我轉述給他們聽孩子說了些什麼還真切。他們認得張貼在托兒所牆上或孩子從學校帶回家的這類畫作，不過，看過孩子一系列的畫作之後，他們往往覺得不可思議，因為這些畫作呈現了孩子的人格特質和認知能力，這在居家情境下可能看不太出來。書裡有幾則案例會討論到這個現象，不過，讓父母察覺到這一面自然不見得是好事（雖然可能相當有幫助）。父母可能會洩漏治療師告訴他們的內情，反而破壞了這類需要孩子和治療師之間有某種私密感的工作。

治療諮詢這個特殊情境的概念，以及利用首次晤談（或重現首次晤談）的想法，是我在多年臨床工作和私人執業中逐漸發展出來的。然而，在我二十幾歲時有個關鍵時期，可謂有其特殊重要性。當時我是小兒科實習醫生，在醫院實習時看了很多病人，也盡可能多給孩子們機會跟我溝通，要他們畫畫給我看，並告訴我他們做的夢。我發現，**孩子們就診的前一晚會夢見我**，頻率高得驚人。夢見他們將要看診的醫生，顯然反映出孩子對醫生、牙醫等提供幫助的人的一種想像。孩子的夢也不同程度地反映出父母的態度，以及孩子就診前的準備狀態。然而，有趣的是，我發現自己過去**落入了先入為主的想法**。會做這種夢的孩子都告訴我，他們夢見的是我。以我目前所使用但當時尚未成形的語彙來說，孩子夢到的我，其實是主觀性客體（subjective object）。我目前的體會是，這種主觀性客體（幾乎在第一次或前幾次晤談後就消失了）的角色，讓醫生更有機會和孩子溝通。

孩子就診前夕這種狀態，和以不太有用的催眠所進入的狀態，兩者之間必有相通之處。我把這點觀察融入我長年建構起來的理論中，以解釋孩子在這些特殊情境下，對我和我的同業經常表現出來的莫大信賴感。這些特殊情境有種特性，我非用神聖這個詞不足以形容。這神聖的時刻不是被善加利用，就是被浪費 5 了。假使被浪費了，那麼孩子相信自己會被了解的信心就會動搖；反過來說，如果這種神聖時刻被善加利用，孩子相信有人會幫助他的信念就會增強。由書中一些案例會發現，在初次晤談（或前幾次晤談）的特殊情境下，達成了深入的溝通，孩子後續的轉變就能由家長和負責貼身照料孩子的人接手關照，於是孩子情緒發展原本打結的地方，便經由初次晤談解開了，發展歷程因而隨之開展。

然而，大半的案例裡，經由這種晤談達成的效果，只是為長期或更密集的心理治療拉開序幕罷了。不過，孩子唯有在體驗過被了解的感受之後（這種感受是這類晤談所獨有的），才算做好心理準備，心理治療始能順利展開。當然，孩子可能覺得自己很被了解，但實際上並非如此，不過這效果還是給了孩子一絲希望，覺得有人了解自己，或許還會幫自己一把。

這類晤談所引發的困難之一是，當晤談成功地讓孩子感受到被了解時，孩子很容易就會期待和治療師立即展開密集的治療，並依賴起精神科醫師或社工師來，使得為期一段時間的密集治療顯得極為重要。但這樣的期待通常會落空。

事實上，有一類案例就是要避免這種心理治療式的晤談。我的意思不是說，心理治療對於病情嚴重的孩子不管用；我的意思是，孩子結束治療諮詢，回到不正常的家庭或社會情境裡去，他們還是得不到我認為理所當然且不可或缺的環境供給。我認為孩子能有起色，全賴「普遍而言可期待的環境」去回應、關照初次晤談在孩子身上所起的轉變，這轉變意味著發展歷程中的死結解開了。

其實，評估個案是否適合接受這類晤談最困難的一步，是評估孩子當前生活環境能否支持他。如果孩子的生活環境裡，十分不利於情緒發展的外在因素持續存在，或孩子的生活經常乏人照料，那麼就要避免對孩子進行治療諮詢，而是考慮如何「安置」6（management，亦作「處遇」）的問題，或是另外為孩子安排治療，讓他有機會去經驗個人關係，也就是一般所熟知的移情。

若諸位能細讀玩味這一系列的案例描述，很可能會感覺到，身為精神科醫師的我是影響晤談的固定因素，其他部分則都變化莫測。我身為人這個因素會在這些案例描述裡顯現出來，而我這個人和另一個人是完全不同的，所以，若換另一名精神科醫師代我上場，獲得的結果絕不會一樣。探索新個案的未知領域時，我唯一的幫手就是隨身攜帶的理論，這些理論和我已融為一體，我毋須刻意去想即可信手拈來，運用自如。這裡所說的理論，就是個體情緒發展的理論。對我來說，這理論包括兒童與其特定環境間之關係的全部歷史。我的工作所倚賴的理論基礎，不免會隨著時間與經驗的累積而有所修正。諸位可以將我比之於大提琴演奏家：開頭總得苦練技巧，久而久之才能熟能生巧地彈出樂音，對技巧習而不察。我發覺自己現在做這份工作，比三十年前做時更駕輕就熟，也更成功。所以我希望和仍在苦練技巧的人分享心得，同時讓他們懷抱希望，相信自己終有一天會奏出美妙樂章。

畢竟從樂譜上看著行家「紙上彈琴」，總是意猶未盡。

這些案例描述的功力如何，就看諸位是否樂在其中。如果要花點力氣才能讀得懂，那麼我就太高明了，因為我一心一意想呈現出技法來，而不是奏出樂章。當然，我也很清楚，在這些案例的敘述裡，處處飄揚著樂音。

案例的挑選

各位可以想像得到，難處在於知道從何下手。我選擇從個案埃羅著手，埃羅是個芬蘭籍的男孩，他不會說英文，而我不會說芬蘭語。我們請來奧希凱寧小姐（Miss Helka Asikainen）居間翻譯，在這次只用少量語言交談的遊戲裡，她傳接球的功夫非常了得。在這個案例裡，由於語言不通，所以畫畫顯得特別重要。不過，我選這個案例倒不是因為語言不通，事實上我和埃羅很快就把語言隔閡拋諸腦後。我選這個個案是因為我不需事先見過這男孩。那次不過是我去拜訪那家醫院，而院方希望我用他們熟悉的案例來談。埃羅當時住在矯正外科病房，我和他進行了一次晤談，以便藉此向院方人員描述一種和孩子溝通的方法。諸位可以看到，這個案例也順道說明了一項定律：透過適切而專業的方法給孩子或大人機會，那麼即便專業的接觸很有限，個案仍會顯現出（雖然一開始會猶豫不決）他生命當前的困擾、情緒衝突或精神壓力。我認為，如果你搭公車時聽隔壁的人說他的經歷，也一樣會聽出他的煩惱何在。若整個情境還算隱密的話，對方會滔滔不絕地講下去。你聽到的可能是關於風濕病或辦公室裡是非八卦的冗長故事，不過，可供治療諮詢的素材就在那裡了。但這種談話最終總是不了了之，純粹是因為你當時並不想多為這些內容傷神，也無意以專業的方式去處理，所以公車上的故事就會變得冗長無趣。但是在治療諮詢的情境裡，這些內容會變得特殊、值得玩味，因而個案很快會覺得或許有人能了解他，有可能進行深入的溝通。不過，若把公車鄰座的人變成你的個案，讓他不免依賴你，想要進一步聊聊，不然他到站下車時會覺得悵然若失的話，這種做法顯然很不負責任。然而，孩子到兒童精神科就診的狀況則大為不同，我們能利用專業情境達成溝通，就像書裡一篇篇的個案史所呈現那般；而且雙方也有聯絡的管道與方式。再說，這個過程的重心會放在我所強調的**敏銳的**父母身上，他們會被告知情況如何，並協助判斷進一步的程序。

書中某些案例經過一、兩次治療諮詢後，個案就有劇烈的轉變。這些改變不但可以看成是達到了溝通，也證明了父母的態度十分關鍵。最適合進行這種工作的，無疑是父母已然對我有信心的個案。在我看來，父母親對醫生的信賴是可以預料的，也就是說，一般說來，人們只要和醫生有充分的溝通並克服了自然的懷疑，通常很願意相信他們所選的諮詢醫生。倘若事情進行得很順利，或者孩子確實表現出改變，諮詢師立即博得父母親的信賴，並啟動了對改善孩子症狀十分有利的良性循環。然而，評估治療結果時，必須有個心理準備，就是父母自然會認定這一切是諮詢師的功勞，而不會認為諮詢師白費工夫。因此，有些父母會盡可能地挑好的一面來說。很多案例都必須用到父母的評估報告，其客觀性實則備受質疑，用於評估結果亦然，要切記這一點。我不至於會天真地把父母告訴我的話當成定論。然而，我想強調的是，我在書裡呈現這些諮詢的目的，不是要用一系列的案例來說

8

明如何治療症狀。我的目標其實是想呈現一則則與孩子溝通的範例。在我看來，呈現我和孩子所達成的工作有其必要。這必要多少是因為時下的專業工作者偏重團體治療，儘管團體治療有其價值，不過，這份把真正的病人當成個體看待的工作，其價值卻很容易為團體治療師所輕忽。當然，在團體的情境裡，目標在於偵測出哪位團體成員當下碰到了麻煩，不過，表現出症狀而贏得精神科醫師或社工師注意的人，確實很可能不是家庭裡或社交團體裡真正生病的一員。

從書中的某些案例可以看出，孩子的症狀反映出某些病態，可能在父母一方或雙方身上看到，也可能出現在孩子所處的社會情境中，而需要留意的，正是這些病態之處。再說，也許多虧了孩子，我們才能真正看到環境裡的重大缺陷。不過，一如我聲明的，這一系列的個案整體上顯示出，在很多案例中，因父母擔心而被帶來就診的孩子，事實上就是生病的一員，的確需要特別關照。每個孩子或大人都有其難題，就是這個造成當前精神壓力的難題，會在諮商內容中冒出來。當初次晤談一下子冒出多重問題時，顯然就需要進行長期治療，才能釐清各種問題，也許還要用上各種招數將它們各個擊破。

9

我得聲明在先，諸位看到個案的症狀改善時，可別高興得太早，因為這並非我呈現這些案例解說的主要用意。在某些案例裡，晤談的效果並不明朗，甚至有一些案例的結果很不理想。如果這份工作最後需要由其他形式的處置或治療來接替的話，絕不能視為是這方法的失敗；事實上，手邊總是隨時要備有替代方案。

或許我最大的希望是，這份我鉅細靡遺描述的工作能證實是好教材。在大多數案例裡，晤談的全貌都可以完整如實地呈現出來，這是精神分析或一週一次的治療所做不到的。因此，學生可以就內容提出任何質疑，因為在此供檢視與討論的內容，學生和老師知道的一樣多。就我個人而言，如果大家對內容提出批判，我反而很高興，比起一味仿效我書中所述，我更歡迎大家批評指教。如我說過的，這個工作不可能複製得來，因為治療師會把人的因素帶進晤談裡，所以，兩位精神科醫師分別操刀的兩則案例，是不可能一模一樣的。

我還想把諸位的注意力拉到這類心理治療性晤談的另一個要點上。諸位會注意到，解析潛意識（unconscious，或作無意識）不是這類工作的主要特色。往往做了某個重大的詮釋，整個晤談的軌道會隨之轉向；我會很長一段時間甚或晤談全程皆不做詮釋，然後到了某個點上，再根據內容來解析病人潛意識，沒有什麼比說明這種做法更困難的了。這就好像要忍受自己身上有兩股相左的勢力同時存在一樣。對於做詮釋這個問題，我有個舒緩之道：當我做詮釋時，如果孩子不同意或沒有回應，我會很樂意馬上收回我的話。經常發生的情況是，我做了詮釋，但卻是錯的，而孩子也能糾正我。當然，有時候孩子會抗拒，也就是說，我做了對的詮釋，卻遭到孩子否認。不過，做出的詮釋行不通，通常意味著時機不對或方式錯誤，所以我會無條件收回我的詮釋。就算我在某個時間點的詮釋是對的，只是表達方式不對，我也一樣收回。專斷的詮釋只會留給孩子兩種選擇：不是把我的話當成教條來接受，就是對這個詮釋、對我、對整個情境完全否定。我認為而且也希望，孩子和我相處時能感覺到，他們可以反對我說的話，也可以反對我看待事情的方式。事實上，我的確宣稱這些晤談其實是由孩子們一手主導，而不是由我做主。這份工作做一次、兩次，也許三次，都很容易，不過，讀者很輕易就會察覺，倘若這類晤談重複太多次，所有移情和抗拒的問題就會通通冒出來，這時就必須回歸一般心理分析的軌道上去處理。有件事讀者一定會注意到，就是我的詮釋從來不是（希望如此）為自己設想的。我毋須藉由解析個案來向自己證明某些理論為真。以自己為出發點而做的解釋，我以前全做光了。而今，我毋須改變別人的觀點以便從中得到些什麼。長期的精神分析治療對我影響很大，我發現有些解釋十年前聽起來是對的，病人也因敬畏而接受，結果到頭來病人都像串通似地防衛起來。舉個魯莽的例子來說好了，認為所有的蛇皆象徵陰莖的人，不免多少落入教條主義的陷阱。當然，蛇可以代表陰莖。不過，若再往前追溯這些內容的根源，以便了解蛇對孩子代表的意義，必會發現，孩子畫的蛇是代表自己，那個還不會使用手臂和指頭，也不會使用腿部和腳趾頭的自己。你可以看到，由於治療師把蛇解釋成陰莖的象徵，使病人屢屢無法傳遞出自我感。夢中出現的蛇，或做為畏懼對象的蛇，可以是**最初的完整客體**，和我們所以為的部分客體相去甚遠。這個例子給了學生一條線索，可以在閱讀這些個案史時派上用場。在我企圖如實呈現的許多案例中，讀者一定會發現我就是犯了這樣的錯誤。我提出這一點是想指出，這些案例的諮詢內容亦可供教學相長之用。

此處所描述的這份工作的骨架，是隨我一同成長的個體情緒發展理論。這理論原本就牽連甚廣，要重述我所理解且用之於實務的理論，並不恰當。坊間和情緒發展相關的文獻相當多，學生若想理解我思路的發展，可以在我其他著作裡找到所需的內容，

11

而基於這個理由，我也在書中列出我的著作。

最後，我希望大家了解，我把這些案例呈現出來，並非想要證明什麼。有些人認為我無法證實我的做法有療效，這種批評並不恰當，因為這些都不能算是我的個案。我想補充一點，若學生能從自己和孩子親身接觸的過程累積素材，而不是透過閱讀我的個案描述獲取，這樣總是最好的，但卻往往不見得可行，尤其是對學生而言。不過最起碼，對於想透過動力心理學領域的工作經驗而有所成長的學生（無論是社工師、老師或精神科醫師），秉實呈現的個案描述或許能帶給他們一些啟發。

【個案一】埃羅，九歲九個月大

拉斯坦麗娜醫院[12-1]又名兒童城堡，是一家位於芬蘭庫歐皮歐（Kuopio）的兒童醫院。某次我至該院訪問，受邀對一群醫務人員講解個案。這團體由各類專業人士所組成，包括醫生、護理長、幾名護士、心理師、社工師，還有幾位來賓；我覺得在這種情況下，用他們熟悉的個案來談，似乎比用我的個案談來得好。基於這樣的考量，我從矯正外科病房挑了一個男孩，在沒什麼迫切問題需兒童精神科醫師介入的情況下，與他進行晤談。 12

我得知這孩子隱約表現出某些症狀，像是把東西搞得一團亂、頭痛、肚子痛等，不過他入院的原因是併指症，這個先天性畸形讓他自出生就一直受到關注。他在矯正外科很出名，人緣很好。這次的晤談結果出乎大家意料之外。埃羅只會說芬蘭話，而我根本聽不懂。我們請來奧希凱寧小姐當翻譯，她對這個個案有一些了解，而且還是負責跟個案母親聯繫的社工師。奧希凱寧小姐的口譯非常稱職，我和埃羅很快就忘了她的存在，可以說她完全沒影響到晤談的進行。其實，我們說的話不多，所以她的參與很有限。我、埃羅、奧希凱寧小姐三人圍著一張小桌子坐著，桌上已擺好兩枝鉛筆和幾張攤開的紙。我們隨即進行塗鴉遊戲，我做了簡短說明。

我說：「我會閉著眼睛在紙上隨意這樣畫，然後你接手把它畫完，接著輪到你，你一樣在紙上隨意畫，然後換我把它完成。」

12-1 Lastenlinna，世界衛生組織贊助的醫院。

圖一：我隨意塗鴉，結果畫出一個不規則的圓。他馬上說：「是鴨子的腳。」

13

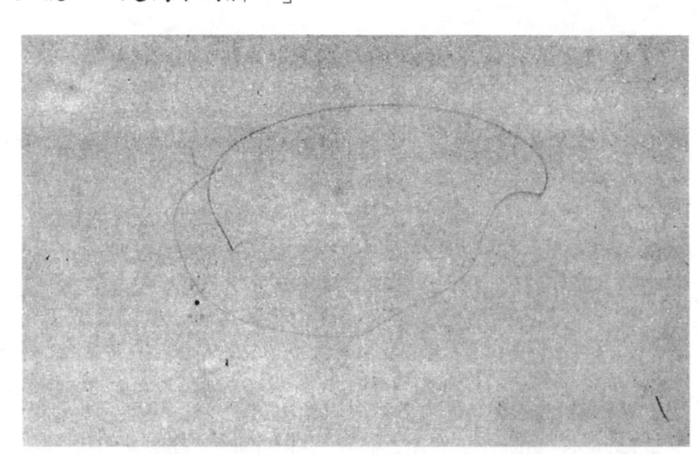

他的回答令我大吃一驚，我旋即意會到他想和我溝通他本身的缺陷。但我暫且不動聲色，想先試探一下，於是我畫下：

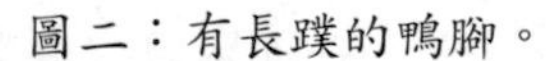

圖二：有長蹼的鴨腳。

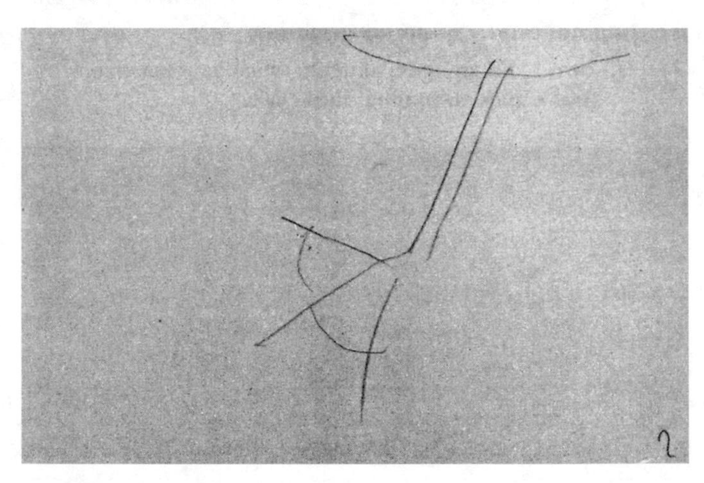

我想確認一下我們想的是同一件事。

這時他自己另外畫了個圖，畫出了： 14

圖三：他自己版本的有蹼鴨腳。

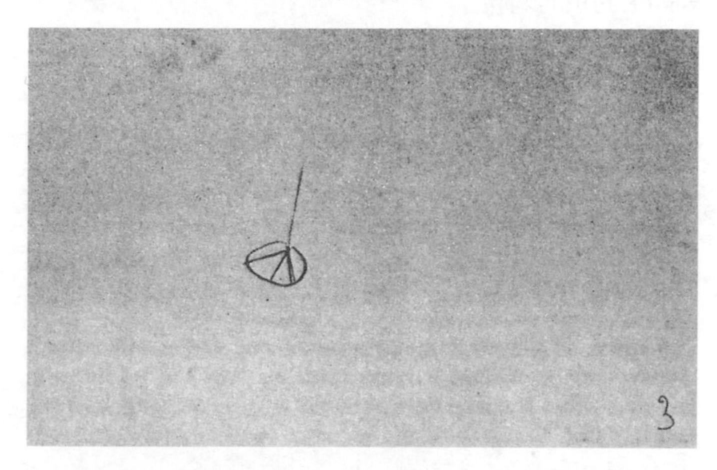

於是我很確定我們想的都是有蹼的腳，我可以靜待這態勢演變成關乎他缺陷的溝通。

圖四：輪到我起頭塗鴉，他隨之把它畫成在湖裡游泳的鴨子。

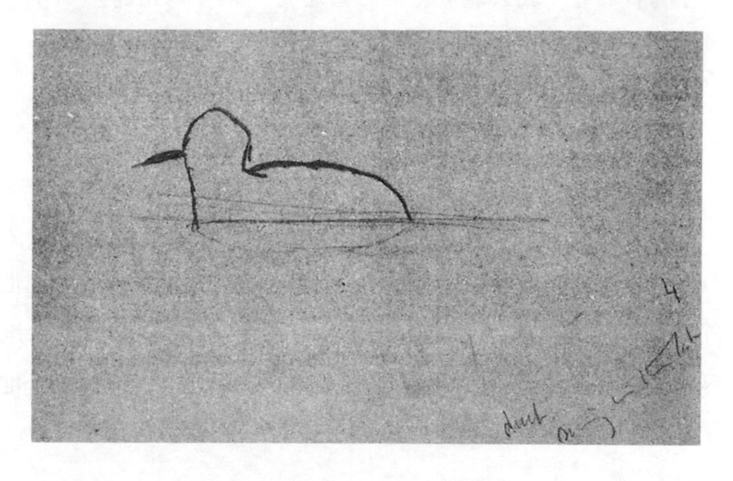

15 我覺得埃羅此時向我傳達了關於鴨子、游泳、湖泊的正面感覺。順道一提，芬蘭境內有很多島嶼和湖泊，芬蘭的孩子都有游泳、划船、釣魚的經驗。

圖五：輪到他起頭塗鴉，他畫了一支號角。

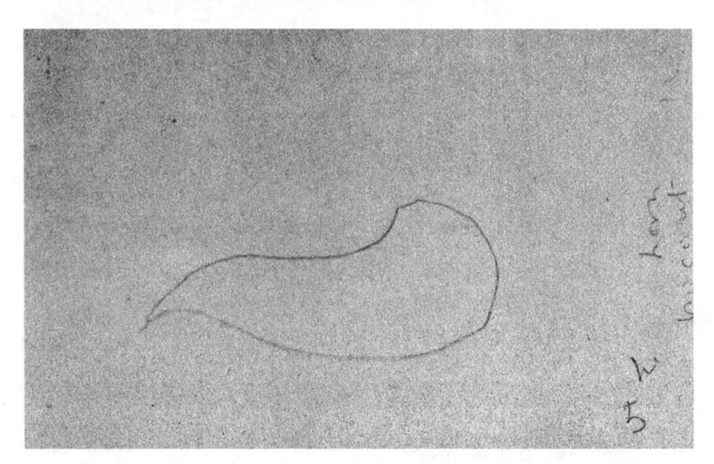

我們脫離了鴨子的主題，開始談到音樂，以及他的哥哥怎麼吹短號。他說：「我會彈一點點鋼琴。」不過，以他的缺陷來看，我只能假定他的意思是，他可以用畸形的手指彈出一段旋律。他說他喜歡音樂，很希望可以吹笛子。

這時，我首度說出我對圖畫內容的想法。我看得出埃羅是個健康、快樂且幽默的男孩，我依據這個事實跟他說，鴨子吹笛子會很吃力哦，他被逗得很開心。

你可以看出來，我沒有進一步點破，說他藉鴨子來呈現他的缺陷。這樣做太魯莽，因為他根本不可能意識到自己做了什麼，
16 也不可能有心藉鴨子來呈現自己的缺陷。事實上，我認為，他還沒辦法承認自己有併指症，也沒辦法應付這回事。

圖六：我隨意塗鴉，他隨即把它變成一隻狗。

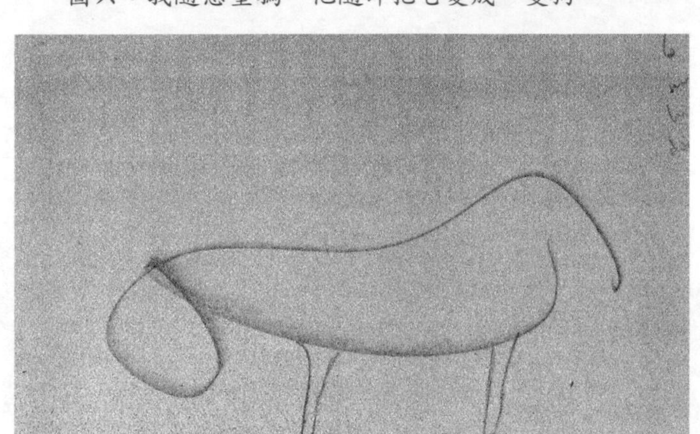

他很滿意自己畫了一隻狗，從圖中可以看出，我的塗鴉確有幾分樣態可以發展成他所畫的狗。這一點可以拿來說明自我支持（ego support），你會發現，自我支持在必要時也會變得過於積極而活躍。

圖七：我把他的塗鴉變成一個問號。〔34頁左上〕這顯然不是他心裡想的，他說：「這本來是頭髮耶！」

大家都會同意我本來就不應知道他心裡想的是頭髮，事情理應如此。如果他以為我有魔力可以知道他心裡想什麼，他會感到不安。

圖八：我把他的塗鴉變成樣子頗為古怪的天鵝。〔34頁右上〕

我想，我隱約有意延續鴨子的主題，不過當時我倆玩得正起勁，而且我也不記得自己當時有這樣的念頭。

17

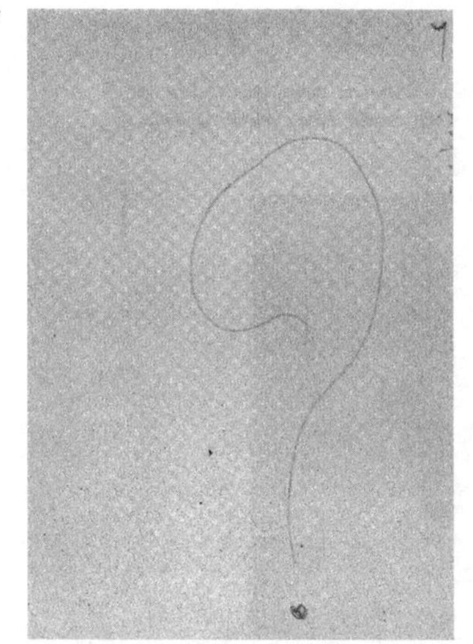

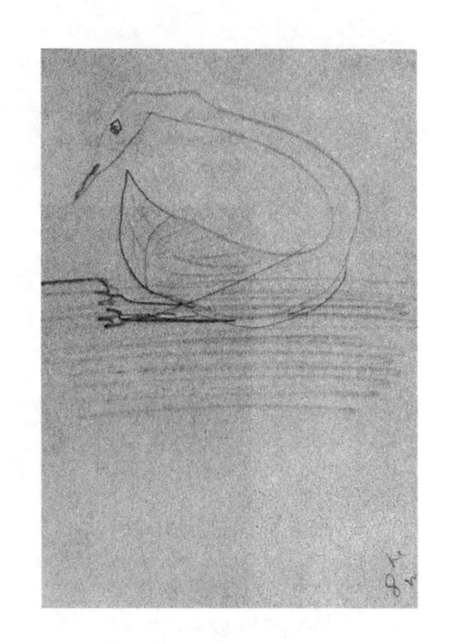

這時，我們可以自在地聊一些事，我問：「你會游泳嗎？」從他回答「會啊」的樣子，可以看出他很喜歡游泳。

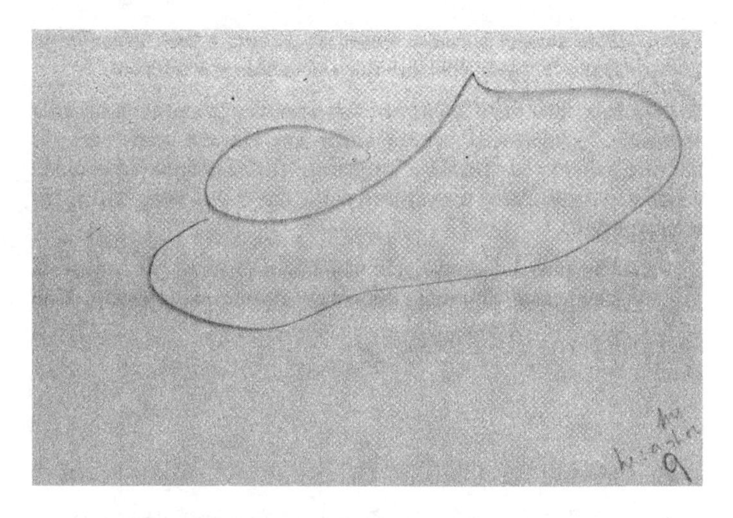

17 圖九：我的塗鴉，他說是一只鞋子。他說不必再多加上什麼。

圖十：我的塗鴉，現在看來，這形狀是刻意畫出來的，以便誘使他把它變成一隻手。　18

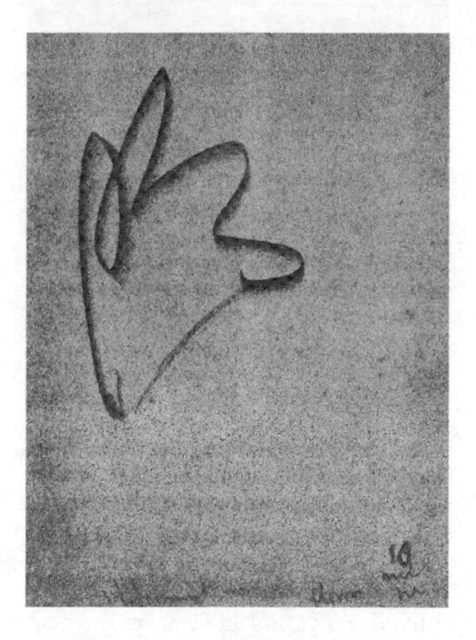

實在很難說這樣做對不對，不過我當時就是想這麼做。

埃羅添上一條線，把它變成一朵花，他當時說：「如果我畫上這個，這樣畫一條線，它就是一朵花了。」

現在看著這張圖，我看出他不情願正視他自己的手。我當然沒說什麼，我很高興自己什麼也沒說，因為不管我那一刻說了什麼，都會把現在出現的驚喜搞砸。

圖十一：他的塗鴉，比較像是故意畫的，雖說他動作很快。可能是受到我上一幅塗鴉（圖十）的影響。這幅塗鴉看起來像畸形的手。這是關鍵的一刻，因為當我問他心裡在想什麼時，他說：「它自己跑出來的。」他自己也很意外。　19

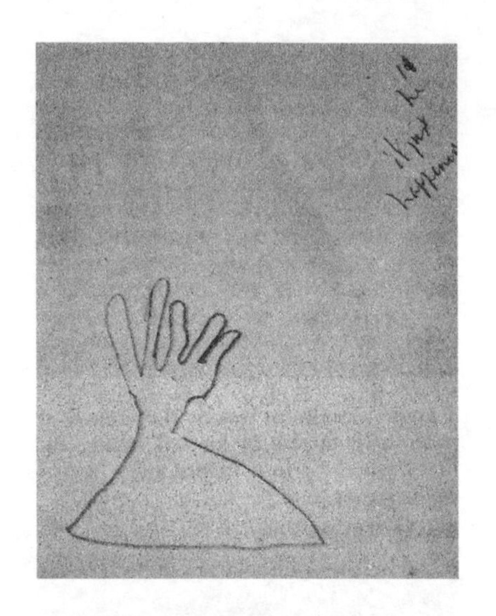

我們可以說，他現在比較願意正視自己的手了。先前他把原可畫成手的圖十畫成花，現在這算是他對前項否認的回應。在此我們暫緩塗鴉，我很篤定我們溝通到重點了。

我請他說說他的夢，他說：「我都閉著眼睛睡覺，所以我什麼也看不見。」半晌之後他說：「我大都做好夢，好久沒做噩夢了。」我覺得夢的主題可以先告個段落，然後我等著。

圖十二：他這時畫了這個圖，然後我跟他說：「這好像你的左手呢，是不是？」

事實上，這個圖開口的角度幾乎就是他左手兩根突出手指開口的翻版，而他的手當然就擺在桌上，離這個圖三、四吋的地方壓著畫紙。

他說：「哦，對呀，有一點像。」

20

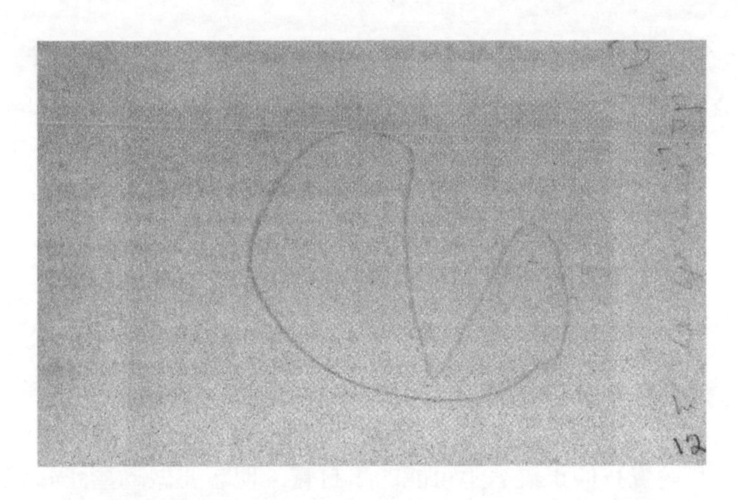

所以他現在可以客觀地看待他的手了，但我不確定他以前是否曾客觀地跟別人談過他手的狀況。他告訴我，他開過很多次刀，而且還要開好幾次。他說他的腳也一樣，我恍然大悟，他把我的塗鴉（圖九）看成鞋是其來有自。

他說：「我現在只有四個腳趾頭，本來有六個。」

我這時說：「就跟鴨子很像，對不對？」

大約此時，我開始覺得他可能想跟我聊併指症手術的事。事實上，手術醫生曾經說過，他覺得埃羅「簡直太乖了」，雖然我當時並不知此事。

這時，我腦中有個想法逐漸成形，也許已經從我的話裡透露出來：

21

「醫生要把你出生時的樣子改變一下。」

他說他希望自己會吹笛子，然後他告訴我即將進行的手術。

看著他擺在我眼前桌上的手，我實在很清楚，他想吹笛子根本是異想天開。

因為一時沒感到有什麼特別的，於是我問他：「你長大後想做什麼？」

跟孩子常有的反應一樣，他一開始是說：「我不知道，」然後接著說：「我想跟爹地一樣，當蓋房子的人。」他提到的另一個想法是，他想當在學校教美勞的人。

我發覺我們正繞著不可能的事打轉：他想要做的事正好就是他的情形不允許他去做的事。

我問他，他有沒有為動手術發過脾氣，他很快接口道：「我沒生氣過。」接著說：「是我自己要的，我自己想開刀的，分開的兩根手指做起事來，比連在一起的四根手指好多了。」

我覺得，他此刻非但願意正視他的手，而且還願意看著他的缺陷，大方說出他的問題。我想，就這一點，他是（無心地）伸出了手，和我此刻提供給他的專業協助搭上線了。

22 圖十三：這時我們回到塗鴉遊戲，他把我的塗鴉變成一把劍柄，隨後他畫出這個：

圖十四：他有意畫的，說是一條鰻魚。回頭看來，他此處畫的倒像是上一幅劍柄的刀身。當時正是芬蘭盛產鰻魚的季節，於是我順著他的心思逗他說：「我們要不要把牠放回湖裡，還是把牠煮來吃？」他很快接口道：「我們

要把牠放回湖裡去游泳，因為牠還那麼小。」

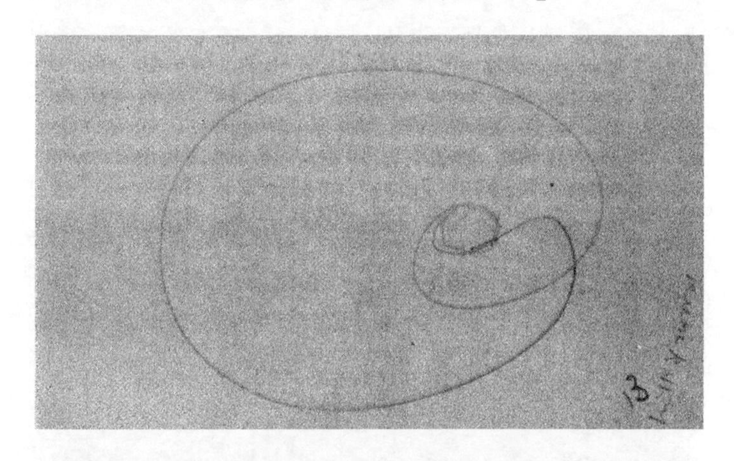

眼下，他是把那條鰻魚看成自己了，我確信，他藉鰻魚來表達自己的原初狀態，也就是他幻想中出生前的模樣，這和我腦海裡已然成形的想法不謀而合。

因此我跟他說：「如果我們把你想成小小的，你會想要在湖裡游泳，或者像鴨子一樣在湖面划水。你說你喜歡自己有蹼的手和腳，而且你希望大家愛你天生的模樣。你長大了，你開始想學彈鋼琴，吹笛子，還有做美勞，所以你答應開刀，不過，最重要的還是大家愛現在的你，也愛剛出生時本來的你。」

23　他說：「媽媽的手和腳也和我一樣。」似乎想用這句話來回應我。其實，他母親的狀況我並不知情。換句話說，他在應付自己的殘缺之餘，還要應付他母親的殘缺。

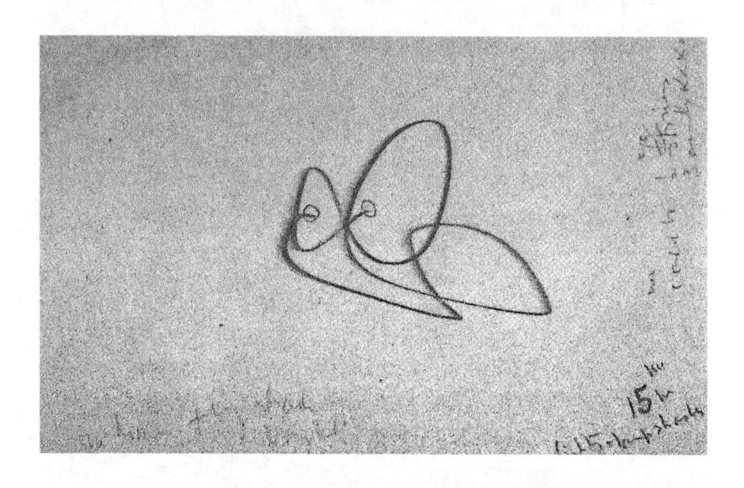

圖十五：我畫了個複雜的塗鴉，他很快把它看成檯燈和燈罩。他媽媽剛在家裡添置了和這個塗鴉很像的大燈罩。所以說，他心裡還掛念著媽媽。我提出各種點子，把這塗鴉看成別樣東西，以測試他的反應，但他一概不採納。

圖十六：這時他拿起一張紙，刻意作畫。他畫的根本就是他按壓著畫紙的畸形左手。他驚呼道：「它又來了！」

24　約略這時，趁著離題片刻可以稍微緩解緊繃氣氛，我們聊起他的家庭和居家生活。他說到家裡好的一面，以及爸爸在家中的地位，並明確傳達給我一則訊息：家裡老是擔心會不會有小寶寶要報到。

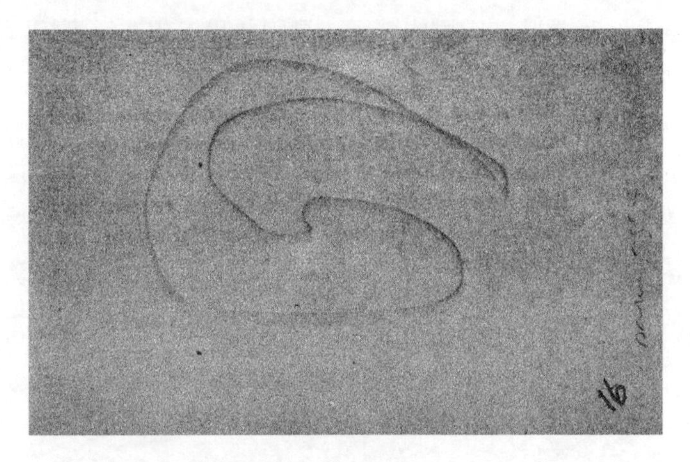

言談之中，我問他是不是個開心小子，他答得很籠統：「不開心的話，你自己會知道。」

我們再度回到塗鴉遊戲。

圖十七：這幅原是他的塗鴉，我接手把它畫成穿上鞋子的腳。

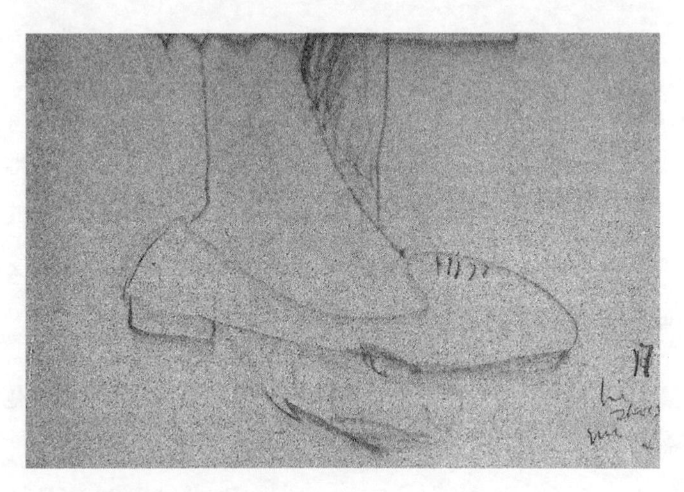

值得注意的是，畫這張塗鴉的時候，他學我拿筆的方式，把筆握得近乎呈水平，以便畫出粗細不同的線條，畫起來比較有趣。我想，我當時把它畫成鞋子，是因為我不想在這麼接近晤談尾聲時冒險，以免橫生枝節引出新的主題。

圖十八：最後一次塗鴉由我起頭，我故意畫得很複雜，是閉著眼睛畫的。我向他挑戰：「我敢打賭，你沒辦法從這圖變出花樣來。」他把圖轉了轉，很快看出他想畫的東西，添上眼睛和有蹼的腳之後說：「是鴨子。」

25

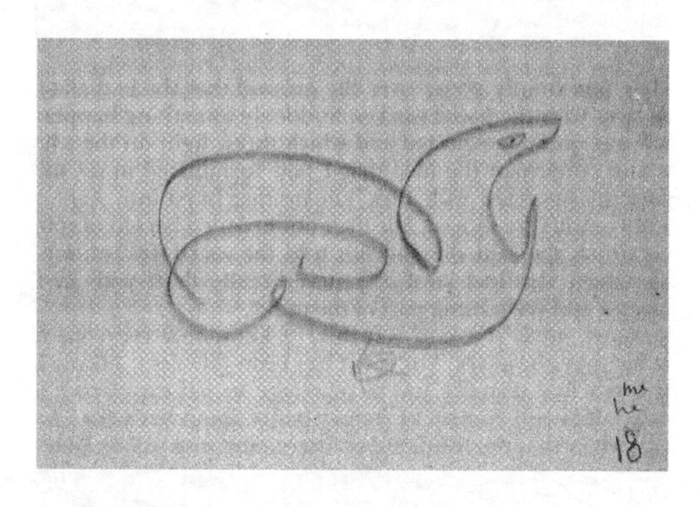

我們要結束談話了，所以他重申對自己的愛，這表示他感覺到自己是被愛著的。不過，他想強調的是，他需要以天生的模樣被愛，也就是說，希望大家愛進行矯正手術及一連串修復手續之前的他。

圖十九：最後，他應我的要求在圖十八的背面寫下他的名字和年齡（這裡沒有顯示出來）。

與母親晤談

我沒有料到埃羅的媽媽會想跟我會面。她當時也在醫院裡，知道自己的兒子正接受晤談，所以晤談結束後她想和我見面。我不知道為何有此必要，不過，我想她的確有權了解一下，這位和她兒子談了一個鐘頭的英國訪客是何方人物。會談再次請來奧希凱寧小姐幫忙口譯，奧希凱寧小姐其實以社工師的身分見過這位母親好幾次（奧希凱寧小姐事實上是心理師，不過醫院人手不足，各種職務間的劃分不是很明確）。我和埃羅的母親很快便忘了口譯人員的存在。我不記得翻譯的情形，感覺上像是我和埃羅的母親直接交談一樣。

我和埃羅母親的談話毋須在此詳述。在將近一小時的交談裡，大半時間她只是重述她對社工師講過的事而已。其間有個狀況來得非常突然，使案例的整個情勢豁然開朗，並驗證了我先前與埃羅晤談時腦裡形成的想法。這位母親突地哭了出來，顯然很激動。她像卸下心頭重擔似地向我吐露一件事，她說這件事她從沒跟社工師提過，我想，她大概也沒真的清楚想過或說出來過。

26

總之，她說：「我知道每個人對性都有罪惡感。不過我的感受不一樣，我這輩子在性愛方面很自在，婚姻的性生活帶給我很大的滿足。性愛不會讓我有罪惡感，我反倒擔心自己手指、腳趾的狀況會遺傳給孩子，這麼一來，我就是遭到懲罰。打從結婚以來，每次懷孕都讓我愈來愈焦慮，害怕即將出生的孩子會遺傳到我的缺陷。我知道由於這種缺陷，我不應該生小孩。每回生出正常的孩子，我就大大鬆了一口氣。不過，生下埃羅，我根本輕鬆不起來，埃羅的手指和腳趾長得和我的一樣，我覺得自己受到處罰。看到他我心裡就恨，所以根本不想看到他。曾有那麼一會兒（也許只有二十分鐘或更久一點），我覺得自己沒辦法再多看他一眼，非把他送走不可。後來我想到，可以透過矯正手術一步步把他的手指、腳趾修復過來。我馬上下定決心要把埃羅的手指、腳趾矯正過來，儘管這件事看似不太可能，不過，從我打定主意開始，我覺得我對埃羅的愛回來了，我想沒有人會比我更愛他。所以，從這角度看，對埃羅來說也算是樁好事。不過，我執意要埃羅動矯正手術的想法從未動搖過。」

說出這席一直游移在她意識邊緣，但卻從沒機會或沒勇氣說出口的話之後，她似乎有所轉變。我隨即發現，她說的和埃羅之前透過治療諮詢告訴我的，是同一回事。埃羅得到母親對他特殊的愛，但他要為此付出代價，那就是下決心動刀，其決心也的確 27 受到矯正外科醫生的注意，院方的醫療人員都很納悶，這對母子怎麼能夠這麼執著於動刀，而相對之下，其他父母和孩子卻得要院方苦口婆心地勸說，才願意接受這必要的手術。

我們可以說，我和埃羅母子的會談帶來些許的成果。這次會談也附帶提供我一份清晰的教材，以院方熟悉的孩子為例，對等候我的醫療團隊說明我的工作。更重要的是，這次會談之後，他們告訴我，埃羅母子對於矯正埃羅的手指、腳趾這事，態度轉為比較實際，較能輕鬆、坦然地接受併指症的不便和限制，態度上的轉變也紓解了精神上的壓力。有意思的是，埃羅並沒有忘記這次的晤談。這不是說他記得我的模樣，或他可以侃侃而談與我會面的情形以及那些塗鴉畫作，而是他經由奧希凱寧小姐的雙向翻譯，持續和我通信聯絡。他寄了他和小狗合影以及和朋友在湖上釣魚的照片給我。這次晤談至今已經五年了。

【個案二】羅賓，五歲大

28 這個個案同樣沒有精神方面的問題，所以我的工作旨在提供一個情境，讓孩子在此能自然呈現他目前的掙扎和衝突。雖然這份工作可以賺取收入，但是透過這種專業方式和「正常」定義下的健康孩子會面，無疑也帶來了莫大的樂趣。

這個案家中還有其他孩子，都是青少年。處理這個案的過程裡，我與羅賓晤談前後皆和他母親進行了會談。第二次的會談裡，我告訴她我和羅賓之間互動的情形。我認為羅賓的情緒發展會自發性地展開，他根本不需要從家庭以外的地方得到幫助，因為他的父母親有能力自行處理問題。不過，他們仍然覺得需要有人從旁協助。看樣子，我和羅賓的晤談的確加速了這對父母及全家人在校方協助下一直努力的事。

問題出在羅賓已屆就學年齡，但卻表現出抗拒上學的徵兆。這個孩子的家庭生活多采多姿，所以對他來說，就學的階段絕對十分關鍵。順帶一提，羅賓是家裡的老么，某種程度上來說，抗拒上學的問題因他母親內心的矛盾而雪上加霜。羅賓很可能不會有弟妹，所以一旦羅賓去上學，他母親就不能再以孩子及家庭為重。從另一方面來說，這母親精力旺盛，有一些特別的喜好，能揮別十多年來全心全意照顧孩子的生活，對她來說可能是一種解脫，她可以重拾以前的專長。就這個案例而言，這些事情都會隨著時間過去而自行化解。不過，眼前的問題仍有待解決，那就是羅賓抗拒上學，且還不時表現出霸佔母親注意力這種退化性舉動，這些行為讓母親想起羅賓嬰兒時期對她的全然依賴。

29　　有機會和這孩子晤談，並了解晤談過程中他如何把自身及個人困擾表露出來，我覺得滿有意思的。他來到我的診間和我單獨相處，讓媽媽留在等候室，這個過程進行得很平順。不過，我沒把握的是，以他五歲的年紀，有沒有能力玩我的塗鴉遊戲。你會看到，這個晤談大半都靠我及我的反應支撐。不過，最終還是因這孩子主動表露出自己及他目前的困擾而大功告成。羅賓和我相處的四十分鐘裡，我們顯然達成了溝通，如果我嚴守技法而沒有變通，或我這一方沒有花心思的話，這個晤談很可能會草草夭折，或很造作地結束，徒勞無益。

我先著手塗鴉，心裡沒什麼把握。

圖一：我畫的這個圖，他變不出什麼來。

圖二：他動手畫了，我把它變成蜘蛛。

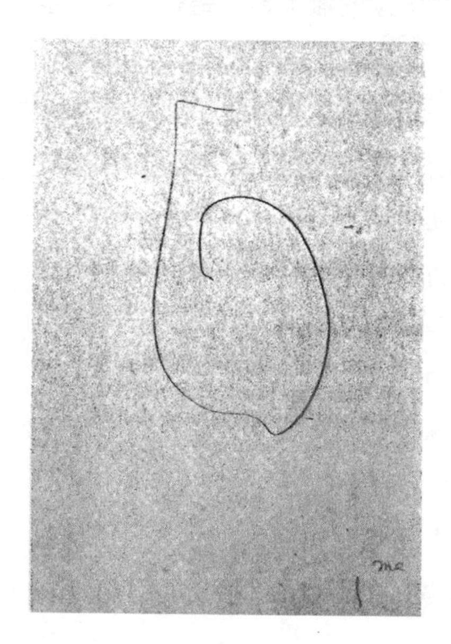

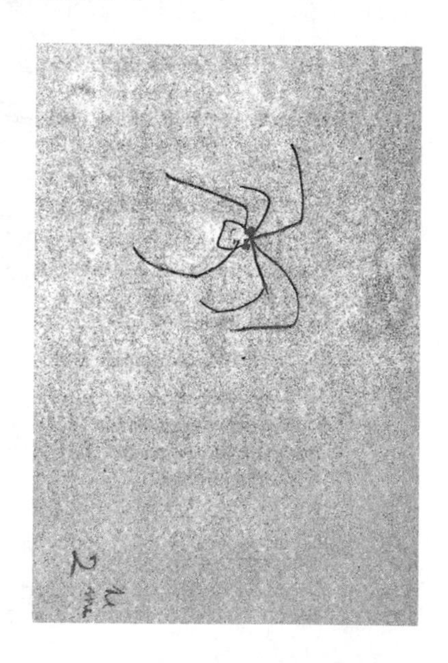

30

圖三：還是我起頭塗鴉。他在圖的頂端加上捲捲的頭髮，我注意到他自己也有一頭亂髮。隨後他畫上眉毛和眼睛，以及像腿的部分，他說是一條魚。

我這時覺得滿懷希望。這個粗略的圖對他來說，有其個人意義，他隨之開心了起來，開始揮灑創意。我注意到，他畫畫時沒有用另一隻手壓住畫紙，大概是因為我已經幫他按住紙，因為不按住的話，線條會變得零散飄忽，也就畫不出個所以然來。我把他這個表現看成是依賴的小小徵兆，會隨著晤談的進行而消失。孩子畫出信心之後，他會開始用閒置的另一隻手按住自己的畫紙。我等著這些變化的到來，並留意著。

圖四：他先塗鴉，我接手把它畫成蛇，畫成蛇不全是我的點子，我一邊畫一邊問他想到什麼，不過，是我先冒出蛇的念頭，不是他。

圖五：我的塗鴉。我覺得這幅圖是很好的塗鴉，因為你可以從它延伸變化出任何東西，就塗鴉而言，它本身很有價值。但羅賓卻變不出東西來。過了一會兒，他說：「它已經是罐子了。」於是我接口說：「很好，你給它名稱時就把它變成某樣東西了！」

這是「成品」（found object）的例子，好比到海灘散步時撿到某顆石子或一截海藻枯根，本身看起來就已經是一件藝術品，適合擺在壁爐台上。

圖六：他先塗鴉，我把它變成一張臉。

31

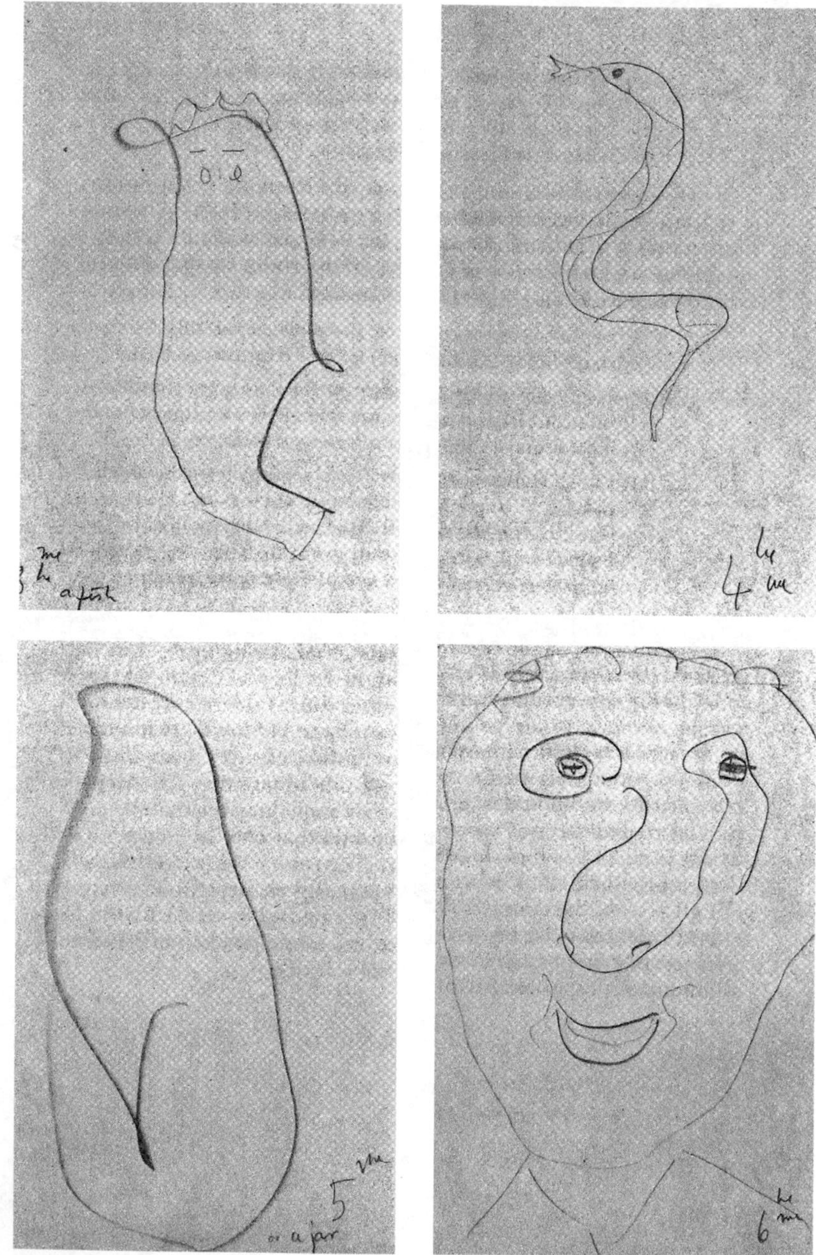

我明白自己這樣做，是畫了個他刻意作畫時不會想畫的圖，不過，我姑且一試，結果可以說，他無意模仿這種寫實畫。

32

圖七：我下一個塗鴉，他自己也沒料到會把它變成豬。這幅圖和圖三一樣，是很個人化的圖，除了他以外不會有第二個人會畫出這樣的豬來，從他畫的豬尾巴看來，他很有幽默感。

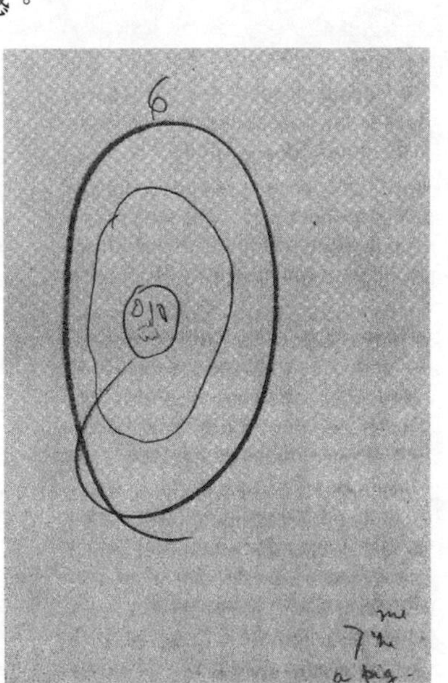

幽默感是自在的證據。生病的人常表現出的自我防衛是僵硬，即自在的反面。幽默感是治療師的好幫手，它可為治療師注入一劑強心針，並讓治療師覺得大有可為。幽默感也證明了孩子有天馬行空的想像力，並且過得很快樂。

他這時已經完全投入，他問：「現在該你畫，還是該我畫？好好玩哦，對不對！」輪到他了，於是他起頭塗鴉：

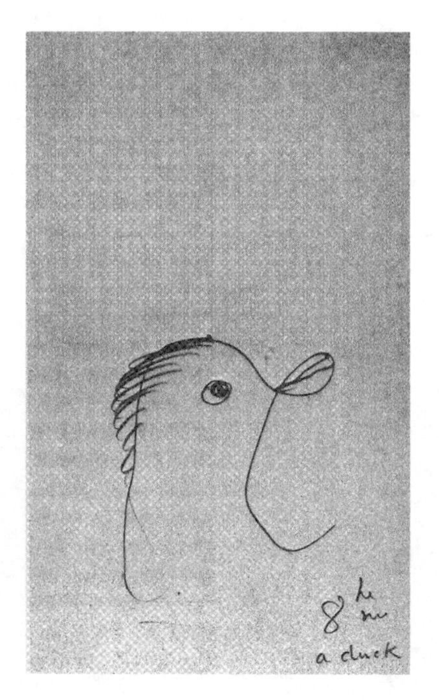

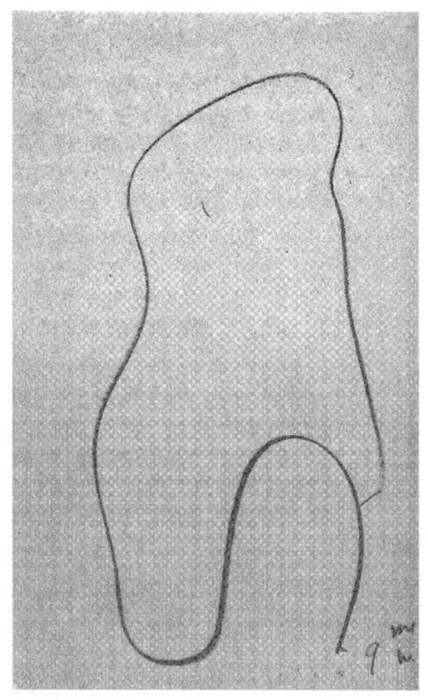

圖八：我接手畫，和他商量之後，我把它畫成鴨子。此時，我開始試探性地問他做什麼夢，同時繼續進行遊戲。

圖九：我起頭塗鴉，他沒有加以變化。你會看到，我執意在這些晤談裡捕撈真實的夢境，也就是說，問出孩子做過且記得的夢。夢和幻想不一樣，幻想沒有效用、不成形，且從某個程度上說來，是受操控的。

書中幾乎所有的案例都會探觸到夢的部分，治療師從畫畫或交談中浮現的內容，察覺何時為探觸夢的時機，可以放心詢問「有沒有做過什麼夢？」攸關敏銳的判斷。事實上，大多數孩子對自己的某個夢或某些夢，也許是重複出現的夢，都很感興趣，如果你幫他們了解某個夢，他們會說出更多的夢。這種幫助顯然是父母做不到的，而且我認為爸媽也不該解釋孩子的夢，原因說來大家都知道：顯夢帶有防衛性質，而心理防衛是必須被尊重的。如果爸媽插手處理孩子的心理防衛，便是不自覺地拋下父母角色，當起孩子的心理治療師，這樣極其不妥。

34

羅賓主動說他夢見狗、大象和袋鼠。就這個案例來說，夢純粹只反映出活生生的事物而已，所以我們脫離夢這個主題。

此時我問他，要來見我他有沒有發脾氣，就我所知，他媽媽大老遠把他從鄉下帶過來，而他在鄉下可是快活得很。他鄭重否認他發過脾氣，並著手塗鴉：

圖十：然後他自己把塗鴉變成一條蛇。〔52頁左上〕我們可以看出，這個圖帶有圖四的影子，我當然必須記得這念頭是我先想到的。不過從他的觀點來說，這個圖和圖四大不相同，因為這圖是他一手畫出來的，是由自己的塗鴉刻意變化出來的。

圖十一：此時我起頭塗鴉，他又接手把它畫成蛇。〔52頁右上〕這次他不嫌麻煩地琢磨細節，這樣做他倒是挺樂的，因而這條蛇展現出全新的特質，可以描述為豎立的象徵；牠顯然就是一飛衝天的樣子。

圖十二：接下來，我把他的塗鴉畫成一堆土〔52頁左下〕，我想不出來還可以把它變成什麼。我對他說：「你說它像不像大便？」(我一邊畫一邊問他，當他們家提到大便時都怎麼說，他答了話。)

35

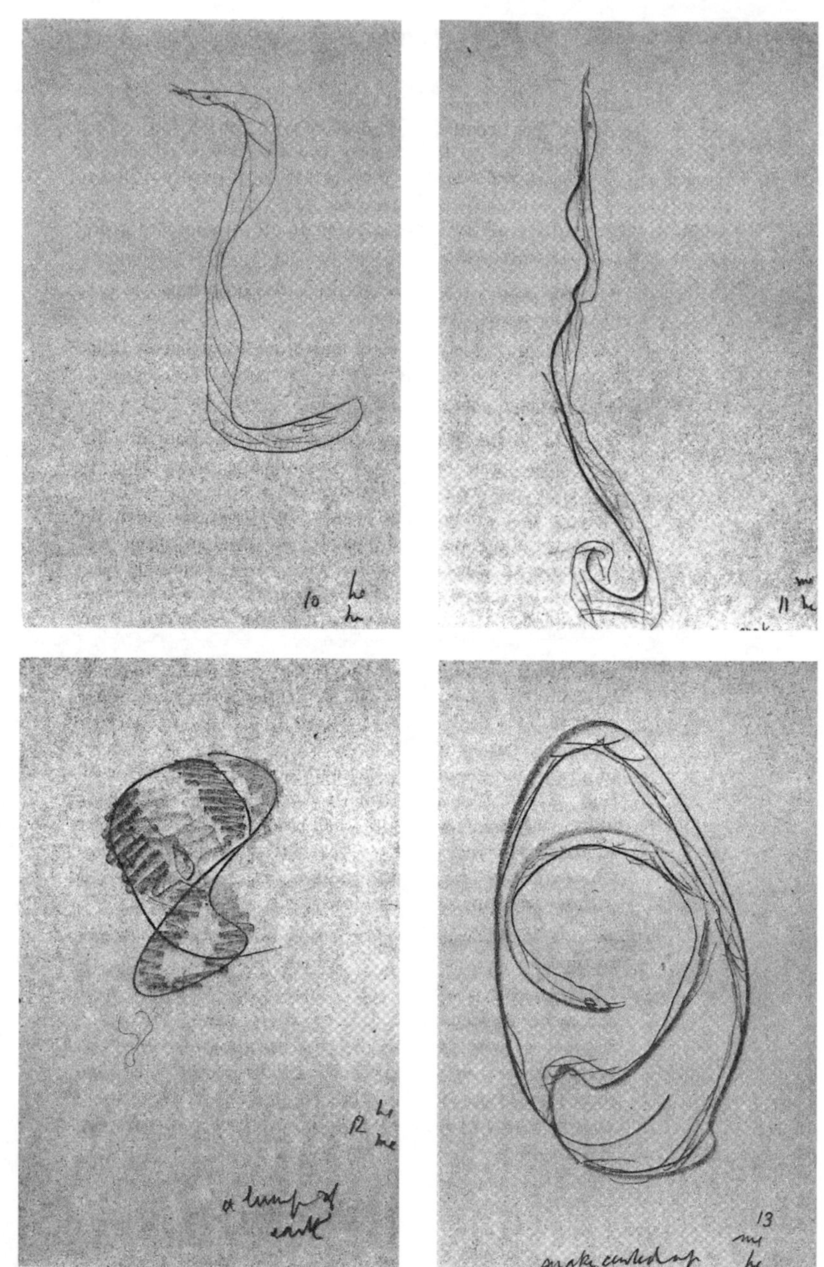

不過，他卻說那是一堆土。也許我當時想畫個和豎立的概念相差十萬八千里的東西，好讓我不必去強調上一張圖裡偶然冒出來的特質。我當時自然是沒想通這點。

圖十三：此時我起頭塗鴉，他把它畫成「捲起來的蛇」、「牠很高興」。他花了些許心思在這張圖上，然後脫口而出：「我喜歡這條捲起來的蛇。」

他畫這張圖時，開始用手擠弄自己的臉，也用鉛筆戳弄起自己的臉來。我發覺，捲起來的蛇和他擠弄自己的臉這種幼兒舉動的遺風間有某種關聯。我也想到，他媽媽曾經告訴我，他很小的時候不怎麼使用過渡性客體，反倒很需要媽媽真實的面孔，他會不停撫摸媽媽的臉，直到入睡。我沒有提起這件事，因為這是他媽媽透露給我，而不是他自己親口告訴我的。不過，我確實提到，這條高興的蛇很像他窩在媽媽懷裡，感到很安全、很受保護。我確信我們達成了一項聲明，是他以自己內在衝突所做出的聲明，就是：要走到外面的世界去並逐漸長大，還是縮回母親懷裡，變得退化與依賴。 36

這時他說：「換你了，對不對？」——他這樣一說，遊戲又往前跨了一步。

圖十四：我把他的塗鴉變成我們說的鬼。〔54頁左上〕

圖十五：他把我的塗鴉變成一隻鵝。〔54頁右上〕

我們把所有塗鴉在我們玩遊戲的桌旁地板上一直線排開，這樣我們可以同時看到所有的畫。我們發現，我們幾

37

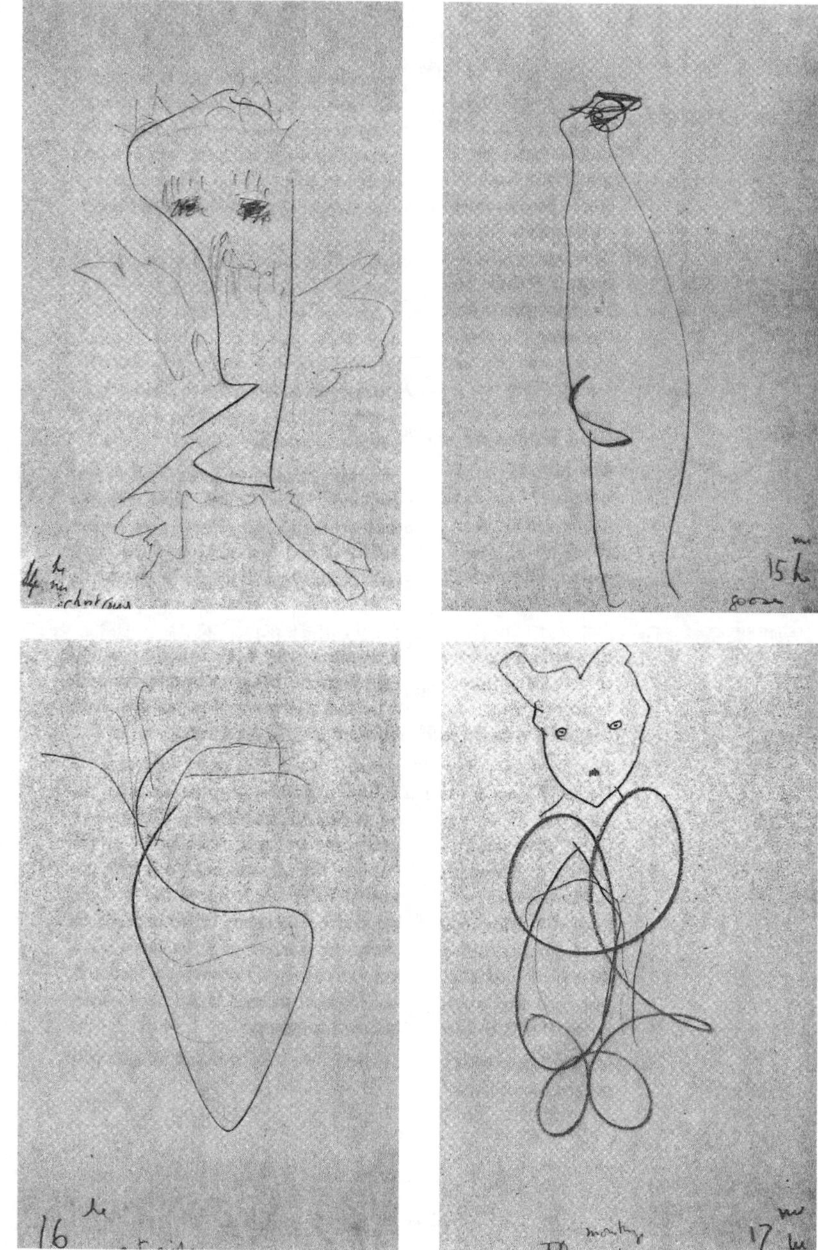

乎擁有了一座農場——蛇、蜘蛛、土、鴨子、鵝、池裡的魚、豬，然後我們尋思著地板上圖九裡繞成圈的東西像什麼。他說是電線，然後補了一句：「我們有農夫了！」——他指的是我畫的圖六。我問：「你想當農夫嗎？」他回答：「喔，想啊，不過農場裡有很多活兒要做，很麻煩。」要記得，他可是從農場來到診所的。而且他知道，對農夫而言，農場可不是「成品」。我腦裡思索著如何做出下面的解釋：「你不知道要走到外面的世界當農夫做活兒，還是要像捲起來的蛇一樣窩回媽媽的懷裡，想摸媽媽就可以摸著她玩。」他輕易地接受了這個想法。然後他畫：

圖十六：他說：「既然我們有了農場，我們可以給它取名叫「蕪菁」[36-a]。

圖十七：我畫下一連串圈圈。我想我是刻意畫的，只是不曉得自己何故如此，也許電線的意念還留在我腦海裡。他拿起鉛筆把玩，好似在撫摸它一般。他彷彿把筆視為某種過渡性客體，於是我問他，小時候上床睡覺時，都抱著什麼一起睡。他告訴我，他有許多玩具猴和一隻小熊陪他睡，於是我在頂端畫了個小熊的頭，把它變成泰迪熊。這時，我執意解釋了他的掙扎：「一面想走到外面的世界看看，一面又想窩回媽媽的懷裡依賴她。」（我自然不會用「依賴」這種字眼跟這年紀的孩子說話。）

38

圖十八：這是他的塗鴉，他說：「哦，是R這個字，只是左右顛倒了。」他說話時，鉛筆不小心掉了。我認為

36-a 中譯註：鮮黃色十字形花，肥大的根可以食用也可供為飼料。

他這個反應顯然是心因性的失誤（parapraxis），別具意義。我跟他說，R可以代表他名字的縮寫。他沒想到這一點，這想法令他很開心。我接著說：「R左右顛倒是因為它很怕往前走到外面的世界，它得先確定是不是可以很快回到媽媽懷裡。」

圖十九：是我的塗鴉，畫得有點複雜，我問他：「這個圖會不會太難了？」他很快接口道：「不會，我可以把它變成一條魚。」這條魚令他很開心。他覺得這條魚很不一樣，但他不知道該怎麼形容，然而，當我說這條魚看起來有點得意時，他覺得這樣也說得通。在我看來，這條魚和圖十一的蛇有共通點，就是蛇和魚皆被賦予了向某方向移動的特質。我稱此為一項聲明，聲明他正邁向「我是」（I am）的新世界。不過，我得強調，得意是我的措辭，不是他的用語。我相信這個詞就是他正在找的。

圖二十：他的塗鴉，讓他自己吃了一驚。他說：「這個R更好。」他正描繪出自己的模樣，於是我順著他的心思，把它畫成知更鳥。不過，圖裡有條線顯然和整幅畫格格不入。關於這條線，他的看法是：「牠身上揹著一把小來福槍。」他這樣一說，不僅讓這條線變得合理，而且讓這幅畫和他所鋪陳的主題連成一氣，也就是「我是」的世界的危險，特別是它指向某個方向，而且是向前進的方向，遠離母親懷抱的世界。我用他的話把這個觀點說給他聽。

圖二十一：我的塗鴉，他把它畫成兔子，這令他開心不已。

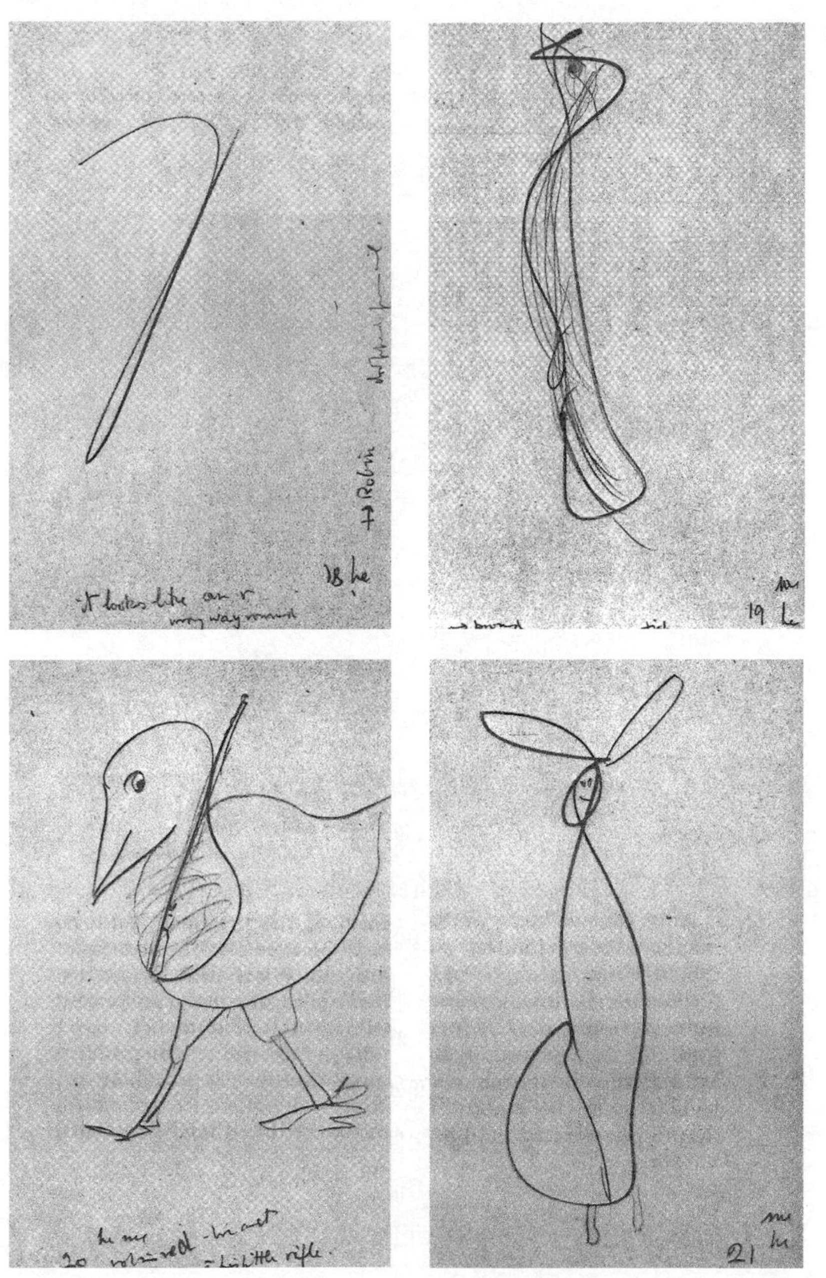

18
It looks like an r
19
20
rifle
21

40 圖二十二：我畫下最後一幅塗鴉，他把它畫成蛇，並接口道：「牠也揹著來福槍。」我倆相視大笑。

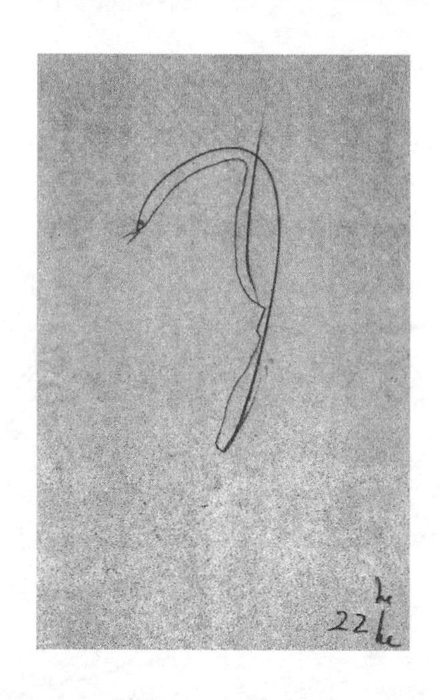

畫完這個圖之後，我們知道晤談結束了，也做出了聲明。一如其他很多孩子會想做的那樣，他把這些畫的內容回顧一遍，顯然接受了自己向我吐露內心衝突這回事——向前踏入新世界，還是隨時準備跑回媽媽懷裡。這就是我腦子裡五歲大的羅賓的模樣，他的困擾和就學有關，而他媽媽因結束以孩子為重的生活可能產生的衝突，也與此糾結在一起。我很確定羅賓沒生病，從另一方面來說，我也了解讓羅賓就學的實際困難，大半要看父母在 41 羅賓這個情緒發展的特殊階段如何調適自己。一般說來，父母都能迅速找到奏效的法子來解決這個大清早的麻煩，例如孩子的父親得多費點心力，擱下部分工作以便載孩子上學。

我跟羅賓的父母報告我所理解的情形，他們是否因而能更自在地討論這個問題，我不確定。不管怎麼樣，這個問題都會自行化解，就像我一開頭說的，我認為這對父母可以順利處理這個問題，毋需我從旁協助。不過，他們覺得，治療諮詢在這個特殊的階段幫了他們一把。

【個案三】伊萊莎，七歲半

42　在第一部繼續談病的不重、毋需接受精神醫學診治的案例，還滿合適的。處理書裡所描述的大多數案例時，我像打板球似地，只在三柱門狀態良好時出手，這份工作的特性確實是如此，假使三柱門狀態不好，我不會揮棒。按這個比喻，我們可以合理地推論，在三柱門狀態良好的情況下出擊，我們便可一舉攻得好幾分。就算淪為囉唆也無妨，我想指出，我和絕大多數的個案晤談時，氣氛大致上都很不錯，所以如果分析師能給孩子一些幫助，伸出手稍微拉拔一下家庭裡或治療團體裡生病的人，那麼孩子或病人在其自身生命力及發展歷程的推動之下，病情一定會隨之好轉。這過程關乎把惡性循環轉為良性循環，而絕大多數潛在的個案都屬於這類情形。

在案例三中，小女孩的父母帶孩子來見我之前，因故對我已經很有信心，能把孩子交給我他們相當開心，事先並沒跟我談過孩子的狀況。晤談之後，小女孩的媽媽也無意和我聊晤談的情形，正如她說的，她關心的是結果，過程如何她並不在意。

這位母親帶著伊萊莎前來，她們先在晤談室等我，我在晤談室放了好幾期的《動物》雜誌，所以這些雜誌無疑影響了我們一開頭的談話內容。

伊萊莎在兄弟姊妹裡排行中間。見面的頭幾分鐘，我和伊萊莎母女聊了一下《動物》雜誌。我讓伊萊莎跟著我走進候診室，那是她母親即將休息等候的地方，室內已備妥咖啡，伊萊莎對這一切感到很新奇。隨後她和我一起回到晤談室，過程非常順利。我們隨即坐定，玩起塗鴉遊戲，我簡單地開場，她默默聽從我的安排，不曉得這將是個遊戲。

伊萊莎皮膚白皙，體格瘦小，看起來就是個可愛的七歲女孩，非常獨立，對我和她之間的關係，也投以全然的信賴。

於是我們開始：

43

圖一：我的塗鴉。

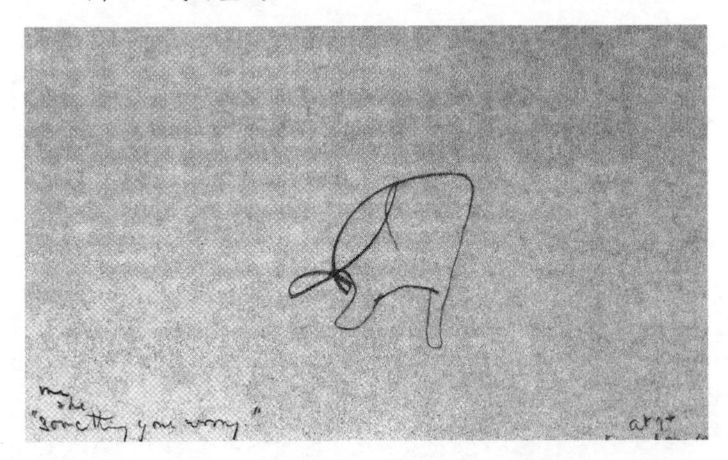

就我所知，伊萊莎事前並沒被告知為何要來見我。顯然她握筆握得很老練。

她接手在我的塗鴉上作畫，添了另一條腿，兩腿之間留有空白。（兩腿之間表示肚子的那條線，是後來才加上去的。參閱圖九。）

我問：「這個圖是什麼意思？」

她說：「有件事怪怪的。」

在我的經驗裡，孩子一劈頭就馬上往問題的深淵裡跳，像她這麼明顯的，並非罕見。我警覺到，在應該是腹部的地方留白，以及她說「有件事怪怪的」兩者合起來，給了我一個明確的指示，那就是，儘管晤談才剛開始，伊萊莎已然意識到問題所在，而且這個問題極可能和肚子有關係。我不動聲色，且不禁猜想，可能不是「寶寶從哪裡來？」這一類的問題。

44

圖二：她的塗鴉，我把它畫成人頭，她似乎很喜歡。我這樣畫沒有特別的理由，待我發現時，自己已經這樣畫了。

圖三：我的塗鴉，她隨即把它畫成一隻鳥，能夠這樣畫，顯示了她藉繪畫表達自我的能力。

圖四：她的塗鴉，我和她討論它可能是什麼。把圖看成是曬衣繩上晾著洗好的衣物，令她很開心，雖然這個景象在她城裡的家居生活中不會出現。她說：「每件東西都要清洗。」就我所知，這句話只是她的想法，不是她要做的家事。這個圖不如說是，她只是學我畫一些家居生活的事物。

圖五：我的塗鴉，她把它畫成戴了一頂長帽的人，她似乎覺得帽子戴在頭的側邊很好笑。我問她這個人是男是女，她說都可以。

補充說明

在此我必須提起一件事，就是我和伊萊莎的母親三個月前有

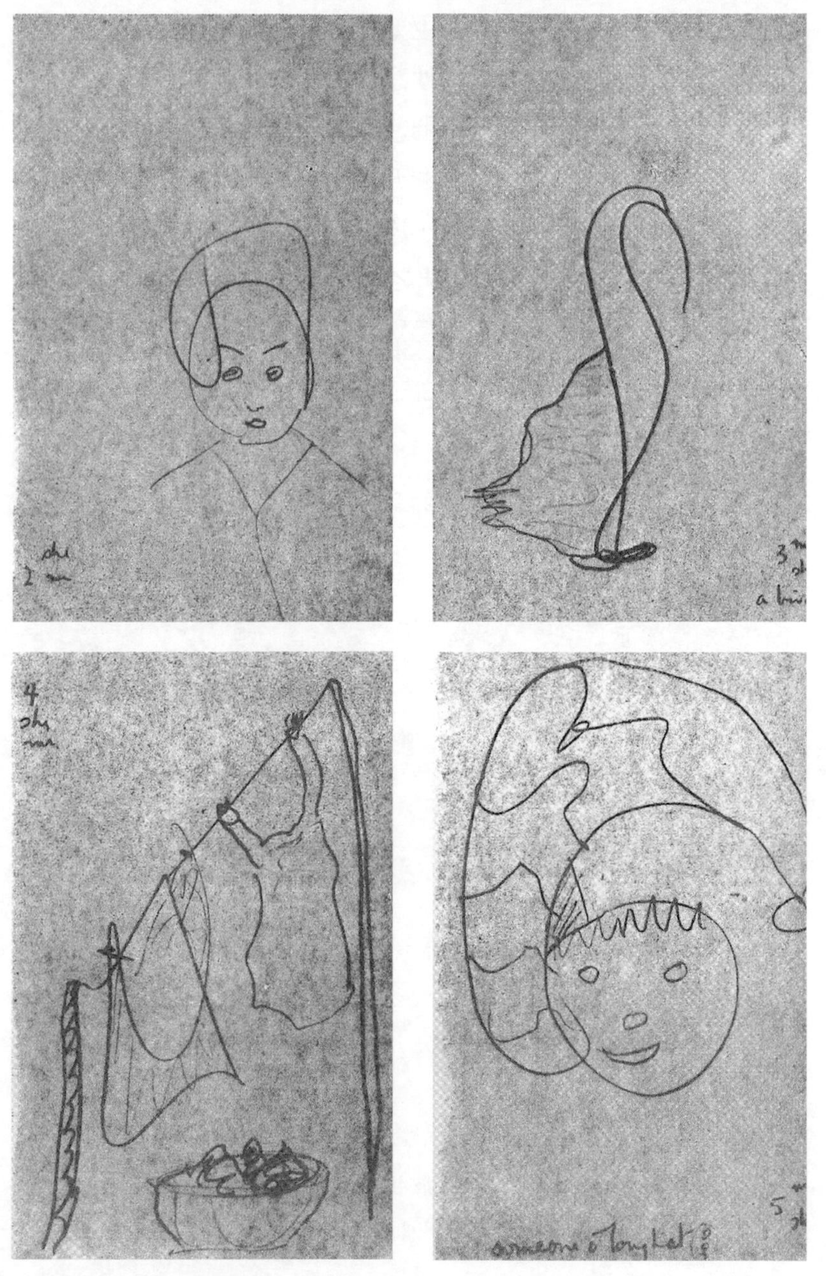

過一次深入的晤談。那次談的主要是她母親本身的問題。不過，談到伊萊莎時，她母親提起一件意外，對小時候的伊萊莎影響很大，而那次意外就是和**帽子**有關。假使我讓伊萊莎母親說過的這席話牽著鼻子走，也許會認為圖五呈現出帽子的主題；不過，由於**我一向都從孩子身上找線索**，所以在和伊萊莎的這次晤談中，我心裡有底，主題一定和前後腿之間的空白有關（參閱圖一），無論它意味著什麼。然而，帽子無疑是第二主題。我將在這次晤談紀錄的結尾時談到這個帽子情結。

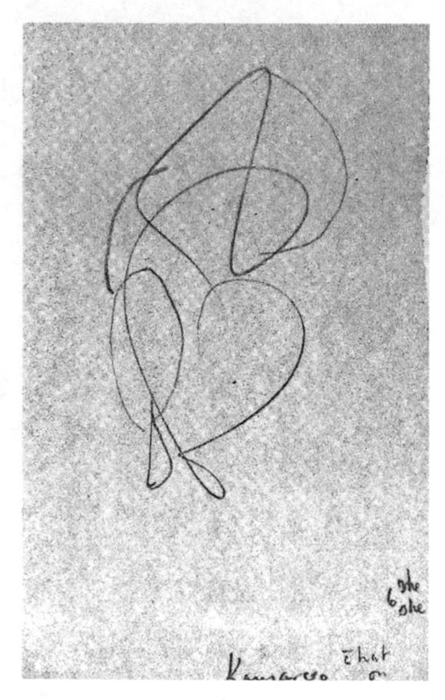

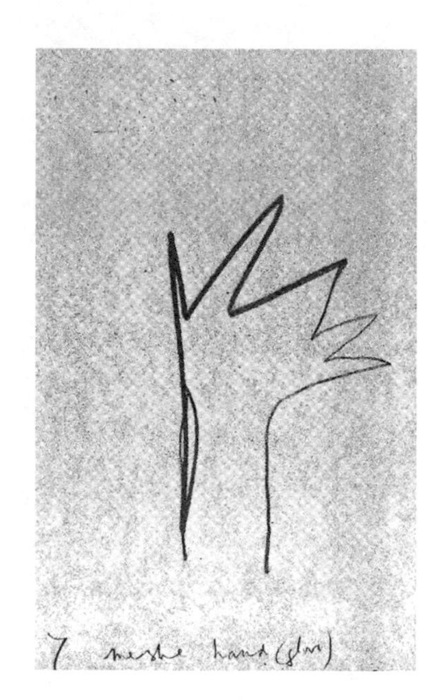

回到塗鴉遊戲上

圖六：她的塗鴉，她很快把它看成是戴著帽子的袋鼠。她畫的某些線條凸顯了袋鼠的樣態，讓人聯想到前後

腿之間的重要部位。她指出，這隻袋鼠的膝蓋和一般袋鼠彎曲的方式一樣，還一邊把自己的膝蓋彎到胸前示範給我看。你會發現，把膝蓋彎曲起來的效果之一，就是把腹部藏起來，而且不管怎麼樣，孩子說到育兒囊，想指出懷孕隆起的肚子時，往往會提到袋鼠。

圖七：我的塗鴉，她把它變成一隻手或手套。

47

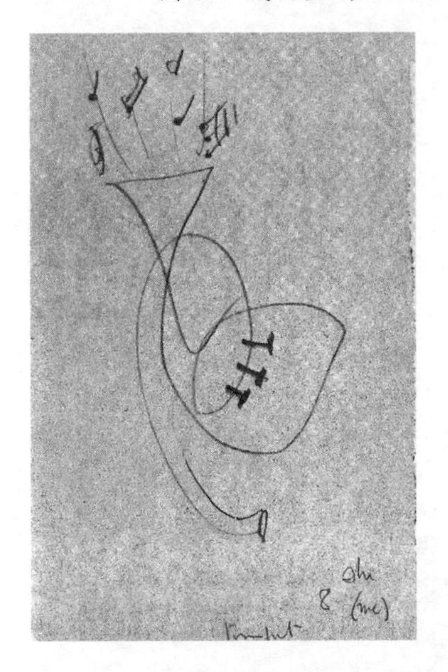

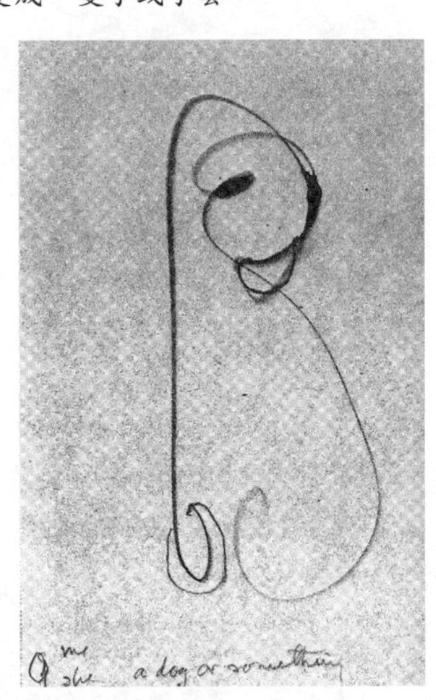

圖八：她的塗鴉，我們合力把它變成一隻小喇叭。

圖九：我的塗鴉，她把它變成「狗之類的東西」。要注意的是，在這個圖裡，尾巴和腳之間也留有空隙。她顯然察覺到這一點，因為她回過頭去，在圖一裡添上一條表示肚子的線。

48

圖十：她的塗鴉，我和她商量。我說：「這圖本身已經很完整了，不需要再多添什麼。」我思忖著這圖也許不

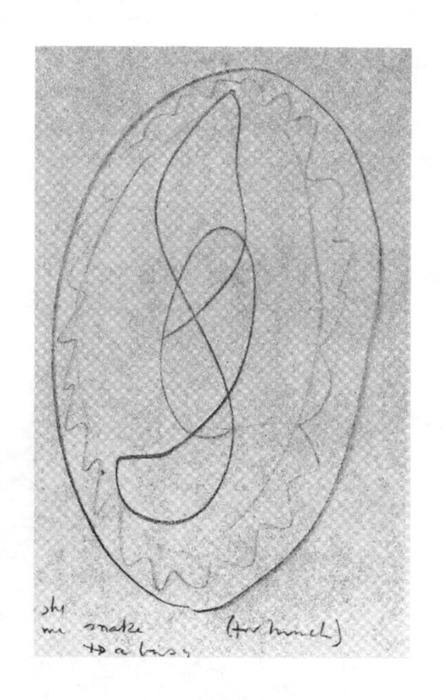

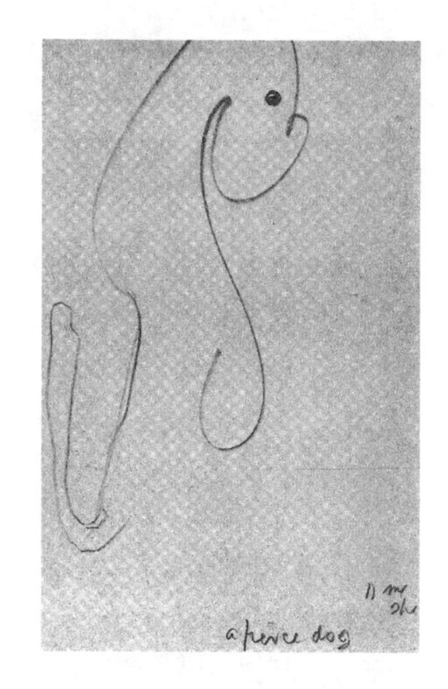

是「一個勁兒地亂畫的」。（此時，我得問她，她們家是怎麼稱呼大便的。）「如果動物沒有肚子的話，那麼這一團就是體內會掉出來的東西。」

伊萊莎盯著我，好像很感興趣，但又彷彿聽不懂我在說什麼，她說，那是一條蛇。於是，我在蛇周圍畫了圈代表盤子，說我們可以拿牠當午餐吃。

圖十一：我的塗鴉，她把它畫成一隻兇猛的狗，她說這隻狗看起來「隨時會揍人」。

這證明了伊萊莎有能力表露出她的本性，但這個本性從她平常的行為舉止或外觀上看不出來。（我也順帶思忖著怎麼把揍人和消失的腹部這兩個意念兜在一塊。隨後我赫然想到，她當然看過媽媽兩次懷孕的過程，尤其是第二次，當時她約三歲半到四歲。）

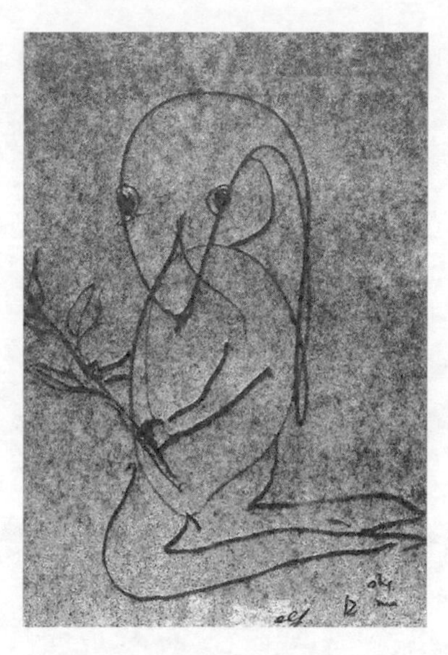

圖十二：她的塗鴉，我把它變成「小精靈之類的東西」，她認為小精靈會把樹枝上的葉子吃掉。她喜歡這個圖，也喜歡這個有想像力的點子。

圖十三：我的塗鴉，她發揮了高度的想像力。「有個東西在地道裡面爬，大概是老鼠。」我認為這是孩子表達糞便、出生或性交這類事物的象徵。我當時看出這一點，但沒有做解釋。

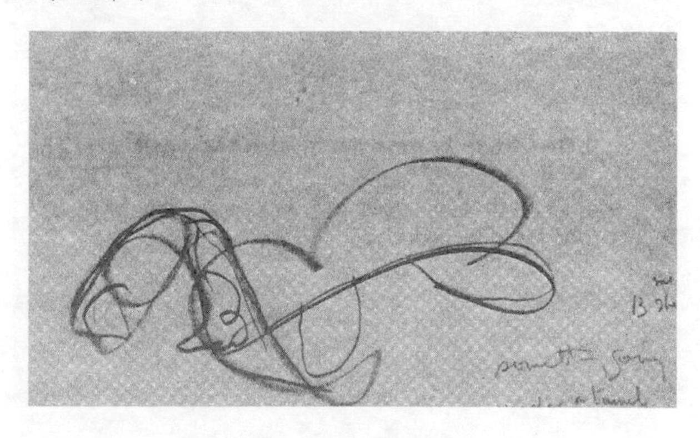

50

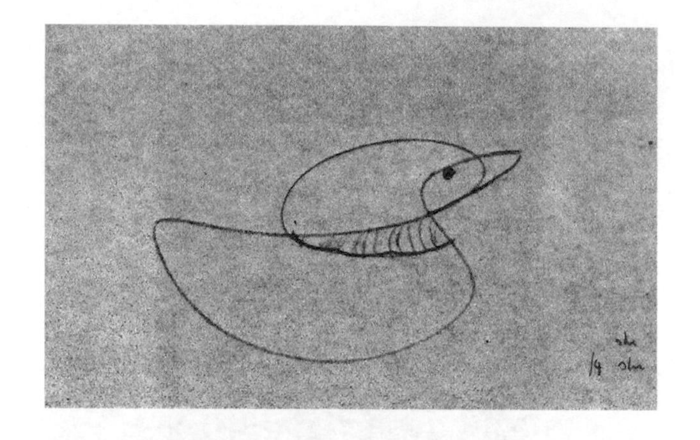

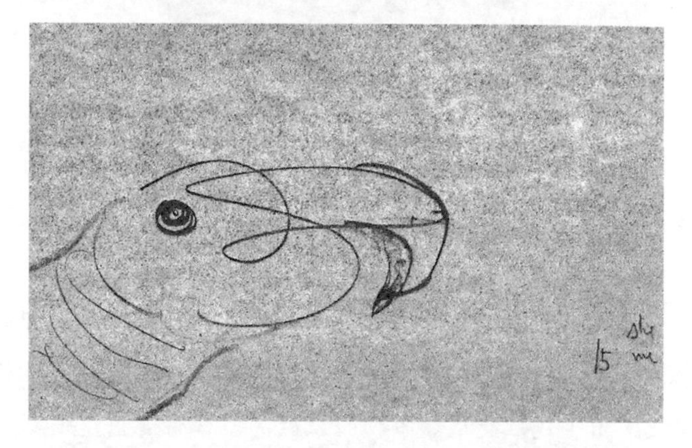

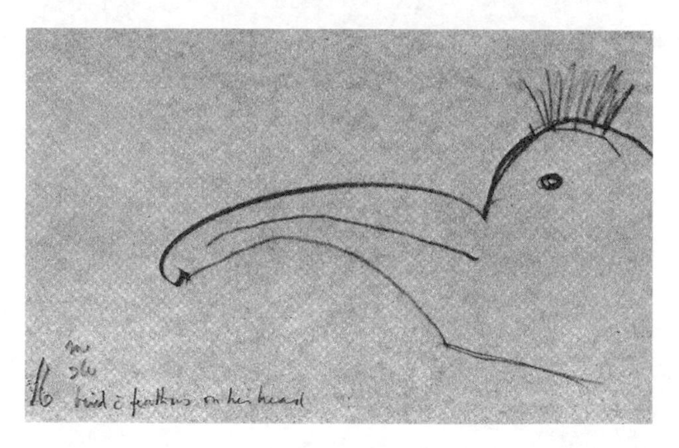

圖十四：她把自己的塗鴉變成摸黑的情況下所看到的鴨子。這意味著我們接近了臨睡前寤寐中腦子裡浮現的思緒。我們逼近了真實的夢。

圖十五：她的塗鴉，我把它變成某種鳥的頭部，接著

圖十六：我的塗鴉，她也把它變成鳥，並在鳥的頭上畫羽毛。

這時，我們玩起把圖畫一張接一張排在地板上的小把戲。她會很興奮地把畫好的圖放在整排畫的尾端，所以房間另一半的地板上全擺著我們的畫。每次她要把畫拿過去放，或是查看畫紙上的編號時，我會說：「待會兒見。」當她回來時，我會說：「嗨！」她沒有過度亢奮，不過，對於手邊的事興致頗高，我倆玩得很起勁。 51

圖十七：她的塗鴉，我把它變成一隻鴨（我明白告訴她是學她畫的）。我給牠一條魚吃。

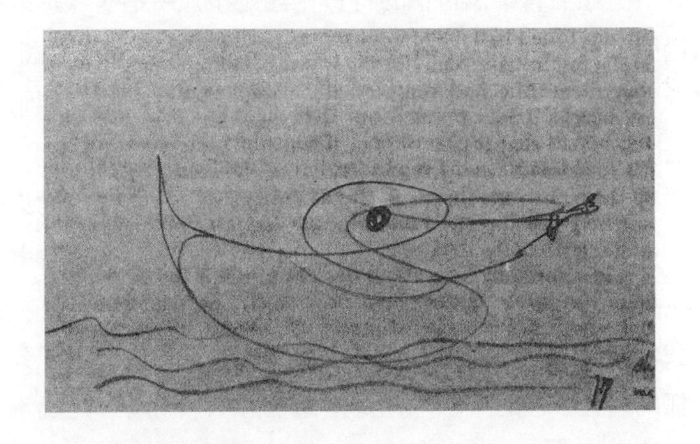

圖十八：我的塗鴉，她把它變成「兇猛的東西」。

52

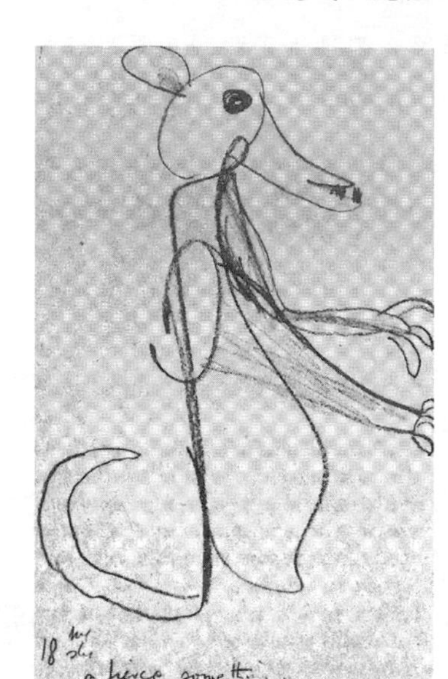

目前為止，我已經試探性地問過她幾次「夢見過什麼」，不過，她好像難以啟齒似地，只冒險說她的夢很恐怖。我先前曾指出，她身上顯然有某個可怕的特質，讓她不知所措，我提醒她之前畫過兇猛的狗（圖十一）。圖十一的主題延續到這個圖（圖十八）裡：「兇猛的東西，牠有爪子、大耳朵，還有好奇的大眼睛，可以在黑暗中看見東西。」

這時我說了一番話，諸如沒有肚子的話，身體裡面的東西就會掉出來。我說，也許掉出來的是兇猛的東西，就像她畫的一樣。（身體和心靈在道理上是相通的。）

53

我也說到，當媽媽懷了在她之後所生的寶寶時，爪子表示她想去抓媽媽肚子裡的東西。她覺得這個想法很新奇，她已不太記得媽媽懷孕過。（我們當然沒有用懷孕這個字眼。）

圖十九：她的塗鴉，我動手塗畫起來，最後我們合力把它變成一隻昆蟲。

圖二十：我的塗鴉，和其他的塗鴉很不一樣，比較集中。我說：「它好好笑，對吧！」她回道：「才不呢！」然後她迅速地把它畫成「某種有觸角的動物。」「牠有大腳丫和尾巴，牠可能很溫和，也可能很恐怖。」

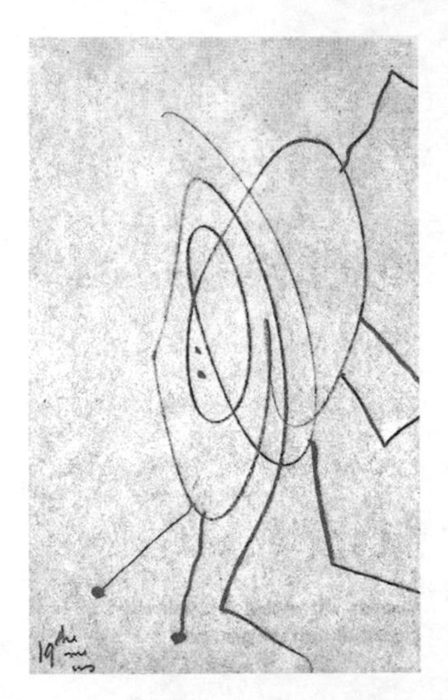

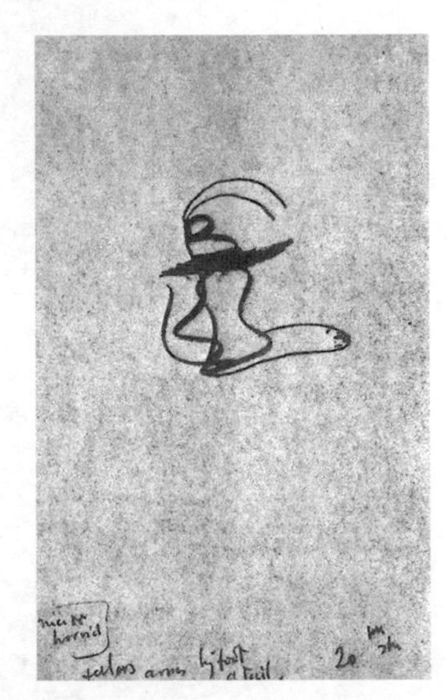

大約此時，我試著從她口裡問出這個兇猛、恐怖的東西是男是女，不過，我沒得到滿意的答覆。 54

圖二十一：她的塗鴉，我把它畫成她所謂的「時髦的淑女」〔72頁上〕，我畫這幅時，她正著手畫下一張。

圖二十二：這時她拿了四開大的紙。（通常當孩子拿出這種大張的畫紙時，表示即將要畫的東西非常重要。）這張畫「讓她很難下手」，她說她得「非常勇敢」。「這是

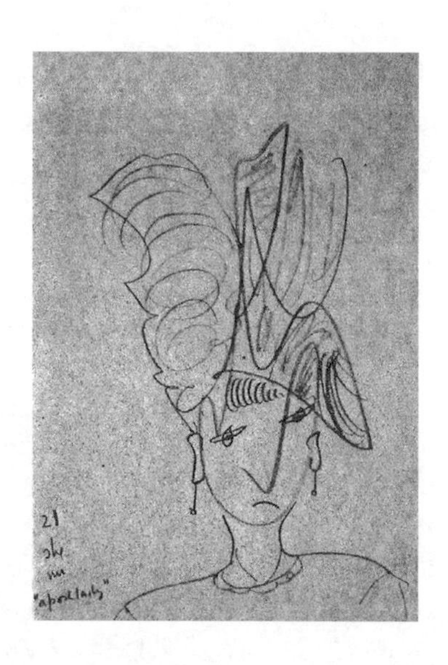

很可怕的夢。」她起頭畫下一片漆黑，接著畫出躺在床上的自己。之後她開始仔細著墨那個跳到她身上的「東西」。牠的膝蓋是彎曲的（和她之前畫的袋鼠一樣，同時她也用身體示範出同樣的動作）。牠的腳一大一小，只有一隻眼睛。在她眼裡，這個東西「恐怖得不得了」。

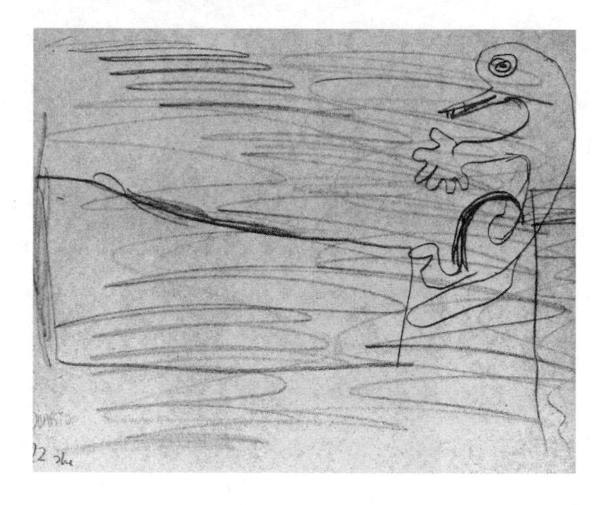

我試著從她口裡問出，萬一牠真的跳到她身上，她會怎麼 55 樣，但她只說得出：「我會嚇到。」

此刻我思忖著模擬性愛這概念，這幅圖若不是表達了某種形式的引誘（就她家的格局而言不太可能），就是某種形式的自慰。我用她聽得懂的話來說，沒有非談自慰不可的意思，只是讓她知道我曉得有這回事，然後她疑惑地盯著我，彷彿這是她頭一遭清楚地意識到自慰這檔事及與之有關的罪惡感。顯然此時我只是基於我的觀察做出推論。我話說得非常謹慎，確認我絲毫沒有危及我倆間的關係，這層關係蘊含強而有力的正面特質，足以做為遇上風險時的依靠。

這時，我讓她抉擇，看是要做其他事，還是繼續畫畫。她選擇多玩兩回塗鴉遊戲。我其實是想給她機會逃脫、改變主題或玩 56 耍，然後靜觀其變。

圖二十三：我的塗鴉，她把它變成另一隻袋鼠。〔74頁左上〕這次的袋鼠有個大肚子，或者說牠的育兒囊有隻袋鼠寶寶。牠的膝蓋不是彎起來的。我談起袋鼠的功用，因為想到了袋鼠有個裝幼兒的肚子，但沒有直接想到母親懷孕這個念頭。她說袋鼠是用腳做事並用腳跳著走的動物。我對伊萊莎多說了些我的想法，說跑來找她的那個可怕的東西代表的是她從沒好好接納過的東西，而她對那個東西的感覺，和對媽媽肚裡的胎兒的感覺是一樣的。這個可怕的東西，就是她自己身上某個東西的再現，她覺得很可怕，卻沒辦法將它納為自己的一部分。

圖二十四：她的塗鴉，我把它變成一隻動物，她很喜

歡。她似乎想繼續玩下去，於是我讓這個遊戲持續進行。

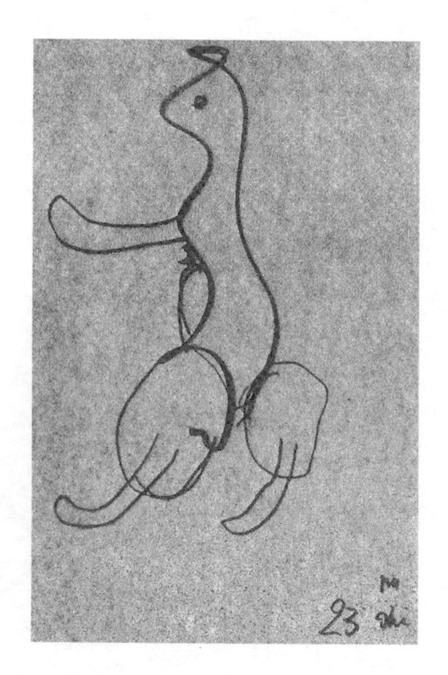

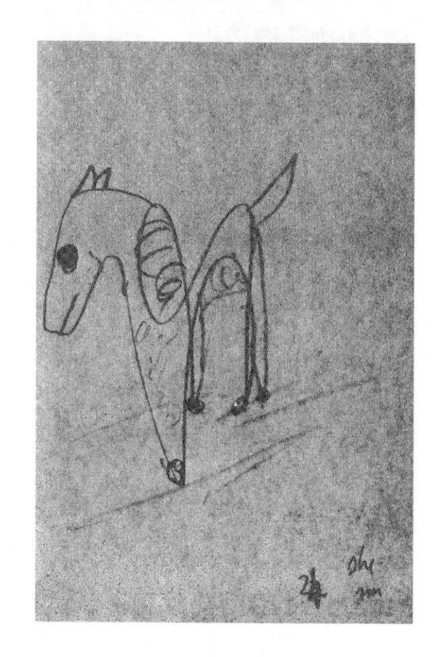

圖二十五：我的塗鴉，她把它變成向前衝的山羊。（我什麼都沒說，但我認定對伊麗莎來說，對其他人也一樣，山羊是本能的象徵，通常代表男性的性本能。）

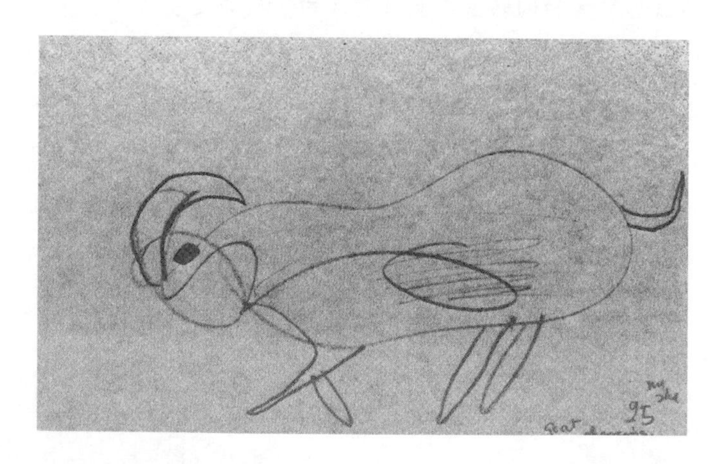

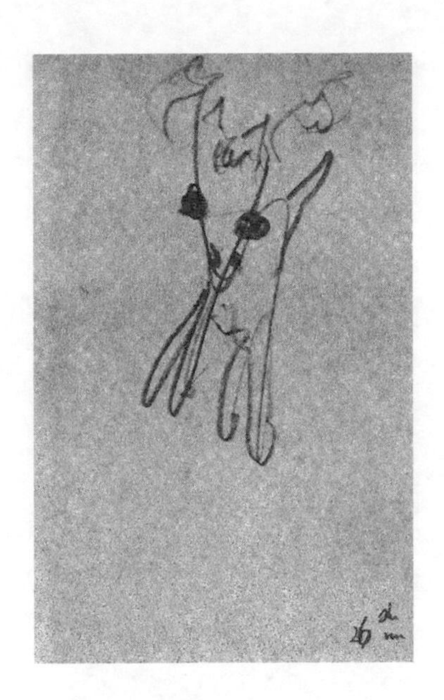

圖二十六：她的塗鴉，我把它變成另一隻讓她很開心的小動物。　58

圖二十七：我的塗鴉，她說是老鼠，不管是什麼，牠有隻大耳朵。

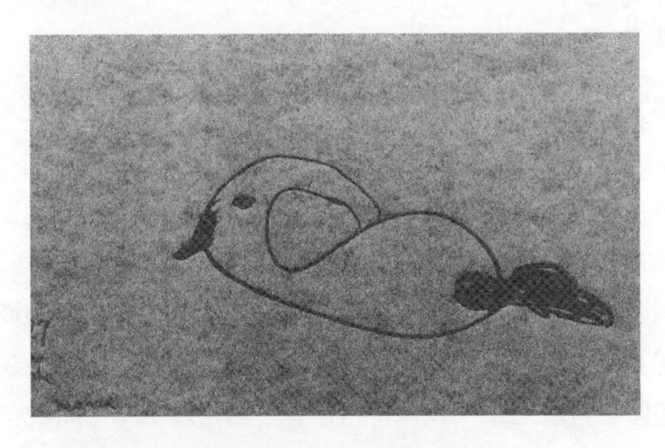

然後我們畫了她宣稱的最後一幅畫。

59

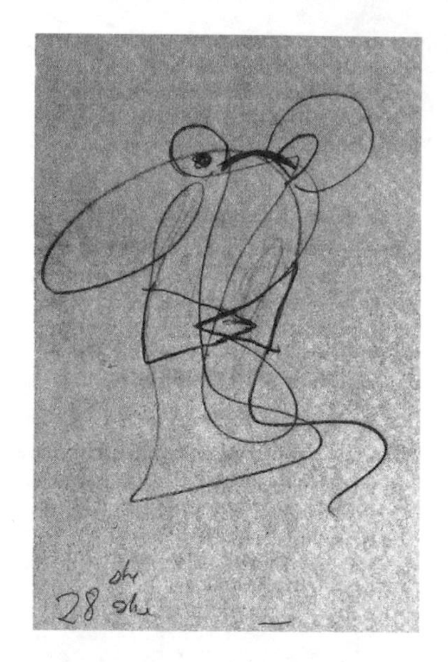

圖二十八：最後一幅是她的塗鴉，她天馬行空地把它變成男人的頭，戴著眼鏡，很顯然是畫我，這男人正在看報紙。「不是，他把手抱在胸前。」此刻她很能隨意表達觀點，事實上，現在她可以想怎麼看自己的塗鴉，就怎麼看了。

伊萊莎準備好要離開，我跟她說我們要把媽媽接過來，於是我們合力把所有的畫收起來，而她想從頭再看一遍。我們重新回顧所有重要的細節，包括好玩的地方以及我做的詮釋。她把畫她夢境的那張四開大畫抽出來放一邊，說它「跟其他的不同」，我

60 想，倘若媽媽此刻走進來，伊萊莎會希望這幅圖是我倆的祕密。我總是把畫全放進資料袋裡，並說這些畫歸她所有，只要她想看，隨時都可以過來，我會替她保管。通常遊戲結束時我都會說這番話，很少有孩子會想把這些畫帶回家去。

這時她把媽媽帶進來。她走出前門時，看起來非常心滿意足，我說：「也許我們有天會再見面呢。」她說：「希望如此。」

說明

研究塗鴉技巧的讀者，和試著就這些內容來評估伊萊莎的精神狀態的讀者，會很希望自行檢視這些內容，而不想他人插嘴。大家無疑會提出各式各樣的見解，重點一下子擺在這裡，一下子擺在那裡。

不過，讀者自行解讀之餘，我還是要提出我的看法以供參考。

結語

這個聰穎的女孩是「正常」定義下心理健康的孩子。也就是說，她表現出來的隨性自在，與僵硬的心理防衛相去甚遠。從更正面的角度來看，她能玩，也玩得盡興，她輕易地接受我的玩法，也願意和我打成一片，而且她展現了幽默感，沒有狂躁[60-1]的樣子。

伊萊莎能運用她的想像力，並且在充分試探了整個情境之後，她願意告訴我意義重大的夢，這個夢顯示了她人格裡兇殘的特質，這個特質並沒有在臨床上表現出來，也沒有在熟人面前顯露。

60-1 「狂躁」這個詞對我來說，指的是一種憂鬱的心情，但這種心情卻遭到否認，而被和憂鬱相反的表現所取代。

還有某些細節，讓我們注意到伊萊莎「整體人格」中，某些部分的衝突、無知、混亂造成她的困擾。這些細節包括：

- 有件事怪怪的（圖一）。
- 腹部的地方留白（圖一）。
- 後來補上的線（畫到圖九時）。

61

- 袋鼠的主題引出了有關懷孕的困惑。
- 明白生殖性的懷孕，但性器前期（只有消化道的概念）對懷孕的想像相對受到壓抑。

這就好像有人告訴過伊萊莎，娃娃是從子宮生出來，但是她卻沒把這句話「聽」進去，一直困在「娃娃是從裡面來的」（也就是幻想中的消化系統）這個想法裡。我們很難說這到底是母親身上出了錯，還是孩子身上出了錯，或者兩者皆出錯，因為伊萊莎的焦慮顯然都繞著幻想中的消化系統裡的恐怖「東西」打轉，她的焦慮也跟面對媽媽肚子裡定期變大的「東西」時，所萌生出來的恐怖、破壞性意念有關。

第二主題（參閱圖九後的補充說明）

伊萊莎對帽子的興趣屢屢浮現，這極可能是媽媽提到的那件重大事故依然餘波盪漾的緣故。我尚未提及這件事，而在此提出應該不會和此案例的焦點問題混淆（希望如此）。

那次與伊萊莎母親的晤談即將結束之際，她跟我說到一件她非常過意不去的事，發生在伊萊莎小時候。她說：「這件事說來可笑，不過事情就是這樣發生了，當時伊萊莎才十個月大。我必須離開家好幾天，實在情非得已，所以只好請來一位褓母到家裡，把孩子們（當時伊萊莎是最小的一個）託給她全天候照顧。我想這樣安排應該沒問題。但我還是有愧疚感，當我一回到家，便馬上衝到伊萊莎面前去看她，**卻沒有先脫掉帽子**。糟糕的是，伊萊莎嚇壞了，不管我做什麼她都毫無反應。我把她抱到懷裡，最後（大概過了一整天）她才放輕鬆，然後慢慢回到我離家之前的樣子。漸漸地一切都回歸常態，只是伊萊莎開始懼怕帽子。很長的一段時間，約有好幾個月，伊萊莎根本不敢靠近戴帽子的女人。」

大概是伊萊莎畏懼帽子的緣故，再加上十個月大的她離開母親三天所殘留的分離焦慮，媽媽決定帶她接受精神科諮詢。至於尿床的問題媽媽一點也不擔心，事實上，在接受諮詢的那段時間左右，尿床的現象便消失了。

62

不過，重要的是，就像我先前指出的，雖然媽媽告訴我伊萊莎小時候的事，我本應能確認帽子的主題，不過，我不被這個次要主題拉著走，而是從孩子所呈現出來的內容找線索。

核心主題

核心主題逐漸浮現。它和伊萊莎的人格裡某個遺漏的特質息息相關，就是凶殘特質，頭一次出現在「兇猛的東西」（圖一），接著是夢中的「東西」（圖二十二）。這個凶殘特質和她的恐懼有關，恐懼想像中在媽媽肚裡不斷變大的東西，而她的想像則是基於她對身體功能的認識：攝取－保留－排泄（性器前期的認識）而來。這兇殘的特質也跟她自身的攻擊驅力、她對母親因懷孕而冷落她的氣憤，以及她對想像中媽媽肚裡的可怖東西施暴，通通牽扯在一起。這一切的背後，是她對關乎母親概念的內容（源於本能驅使的、與客體發生關聯的衝動，也就是愛的原初衝動）的猛烈攻擊，而此攻擊意念的前身，就是對乳房或者貪婪口欲的攻擊。

而這次治療諮詢的成效，足以把與客體發生關聯的原初衝動（或者說愛的衝動）從包含反應性憤怒（reactive anger）的次級衝動裡解放出來；就臨床上來說，其成果是孩子的人格大體上變得更為無拘無束，且母女之間的情感交流也更輕鬆自在。

這次晤談的重點是伊萊莎對自身的察覺，或者說循序漸進的察覺，於她說出夢之際達到高峰；而她的這個夢，若不是在治療諮詢裡為了讓我理解而說出來並畫下來，她是無法從中受惠的。

換句話說，我的詮釋沒法產生這成果，不過，這些詮釋倒是幫了這孩子一把，協助她察覺到自身之內原本存在的東西。這就是治療的精髓。

成果

63 伊萊莎在和我相處的過程中表達出這些主題內容之後，她整個人變得更加放鬆，所以她父母十分滿意這次諮詢的結果。這結果指出了一種可能，就是伊萊莎可以接受比她原先所知道的更有想像力、更孩子氣的解釋，來說明嬰兒是從哪裡來的。

總結

我再次覺得，這個案例傳達了我所謂的治療諮詢的豐富性與潛能，或者說初次晤談的效益。討論這個案例的時候，諸位可以扣著十個月大幼兒的情感剝奪、其反應模式，及母親如何因應這個主軸來談。不過，核心的主題必然是從內容裡冒出來的（出乎伊萊莎意料之外），我也絕對料想不到，儘管我和母親在先前的晤談裡聊過伊萊莎的情形。

這就是我所看重的問診的方式，這句話倒過來說也行，就是別種問診的方式我一概不認同。從母親口中所得知的事實沒有多大的價值，而病人對問題的回答也可能只是在兜圈子而已，除非偏離主題，不然別無出口。離題的情形在精神醫學的處理上總是很棘手，但事實上，離題之處正是發現衝突之所在。

【個案四】巴柏，六歲大

64　我想接著舉另一個個案[64-1]，他的年紀和前兩例差不多，也是以令人意想不到的方式，發現了阻礙他隨性滿足其退化需求的癥結，而此退化需求則是雙向需求（獨立走向外面的世界／退化依賴照顧者）的其中一端。在這個案例裡，癥結在母親身上，一如下面的細節所述。這又是個有不錯成果的例子。

個案的母親由於患有恐慌症和憂鬱症，長達好幾年的時間接受我一位同為分析師的精神科同事的關照。她之前顯然病得很重，接受過心理治療。有段期間個案的父親心情也極為低落，父母親雙方都參加過團體治療。他們說，這些年來多虧有我同事的幫忙，他們才得以維繫目前這個家。

初步接觸

我頭一次見到巴柏時，他的父母也陪同在側。我得知在這個家庭裡，除了六歲大的巴柏外，還有兩個分別是五歲和一歲的弟弟，另一名同住的十五歲女孩是巴柏母親的雙親認養的女兒。巴柏的父親在工廠工作。他們家裡有三間臥房，其實並不夠用。巴柏和大弟弟睡同一間，常合睡一張床。

從這些點點滴滴，我大概可以知道巴柏是個怎麼樣的孩子。他說的話很簡短，很多字都讓人聽不懂，不過他倒是滿能隨意表

64-1　首次刊登於《國際精神分析期刊》，第四十六期。

達。他非常興奮地來到晤談室，馬上選定了個位子，在其中一張小椅子坐下，熱切地等待即將發生的事，真可謂充滿了朦朦朧朧的期盼。

此時，巴柏的父母前往候診室等待，留巴柏單獨和我在一起，我們相處了四十五分鐘。

與巴柏晤談

65

巴柏很隨和，期待著善意與協助。我給他紙筆，提議說來玩個遊戲，然後我著手示範怎麼做。他說話很激動，說到打這個字時，還一度結結巴巴（ㄉ……ㄉ……ㄉ……打）。這口吃出現在他談第一幅畫時。

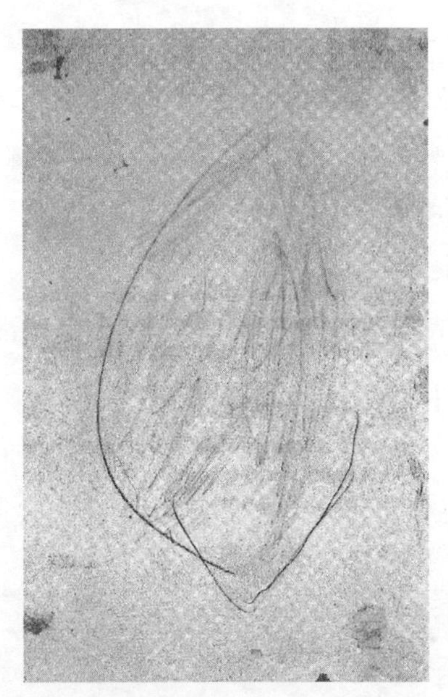

圖一：我畫了個塗鴉讓他發揮，他很清楚自己想畫什

麼，仔細地把圈內塗黑並說這是「剅」(bull)。花了好半晌我才恍然大悟，原來他說的是「球」(ball)。為了讓我明白他的意思，他說了很長的一段話，說什麼掉（？跳）上掉（？跳）下、打來打去的。我注意到這孩子具備了構思完整客體（whole object）的能力，於是我開始懷疑，醫生原本診斷的先天性缺陷（Primary Defect）是否正確。

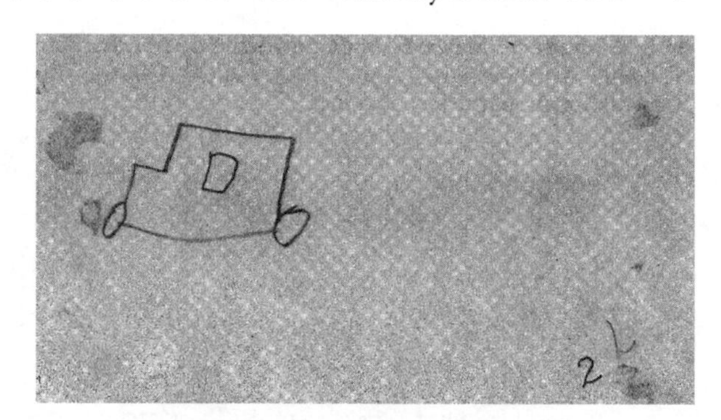

我建議他畫個塗鴉給我，好讓我接手改造它，不過，他若不是不明白我的意思，就是沒法隨意亂畫。他問：「我可不可以畫車子？」

圖二：他畫的車子。

圖三：我畫了個塗鴉給他，他看似很迷惑。他說是一

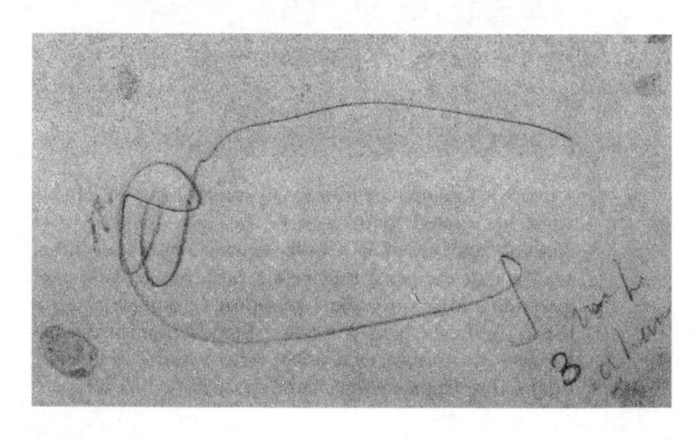

隻手，隨後又加了一句：「這太難了。」意思是他不會玩這個遊戲。

圖四：他畫了太陽。

67

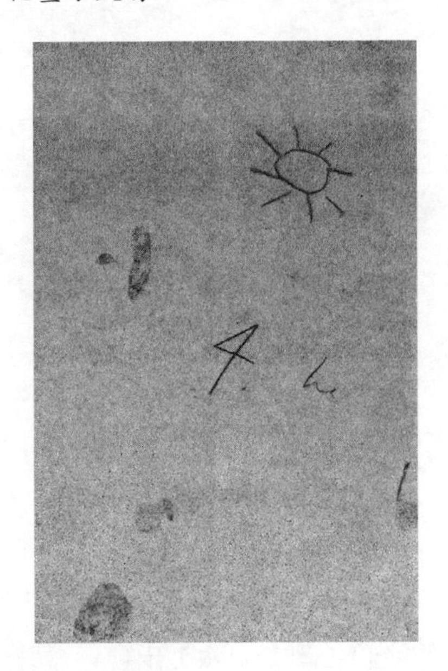

戰戰兢兢的第一階段就此告一段落，這期間，他表現出乖巧順從的一面，但絲毫沒顯露出任何情感，也沒有表現出衝動。

進入第二階段

68

圖五：他的版本的塗鴉。整幅圖全是波浪狀的線條，看起來像人，也像幽靈。我加上了月亮。

輪到我塗鴉。

圖六：我的塗鴉，他添上眼睛，說它是矮胖子[68-a]。

68-a　中譯註：Humpty Dumpty，童謠裡從牆上摔下來，跌得粉碎的蛋形矮胖子。

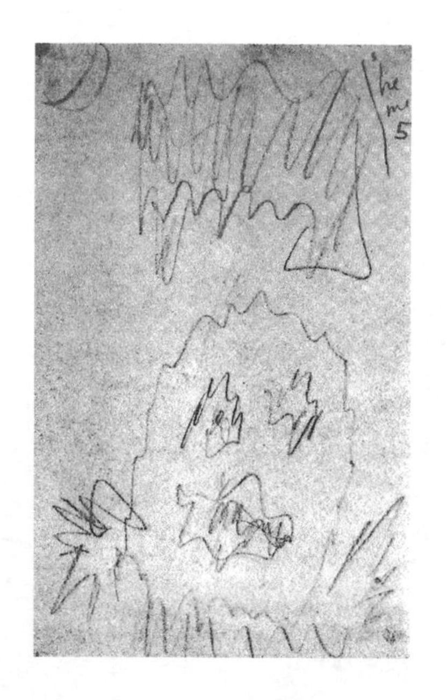

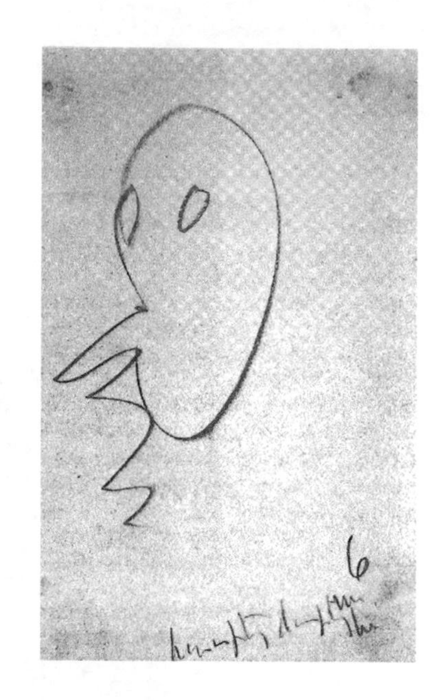

矮胖子讓我警覺到崩解（disintegration）這概念，這和過早依賴自我結構有關。這個時候，我還沒看出他畫上眼睛其實別有意義，直到關鍵性的塗鴉（圖二十六）出現，矮胖子和眼睛的含意才豁然開朗。

69

我想特別點出來，進行這份工作時，我通常不怎麼做解釋，只是耐心等著，直到孩子傳遞出重大信息，隨而才談一下那個重大信息。不過，我說的話不如孩子探觸到某個內容來得重要。

圖七：巴柏用波浪形線條畫下另一幅別具特色的塗鴉。他迅速看出自己想畫什麼，並把它變成一條蛇，「很危險哦，因為牠會咬人。」

70

這幅圖完全出自巴柏之手，從他自己的塗鴉改造過來的，和

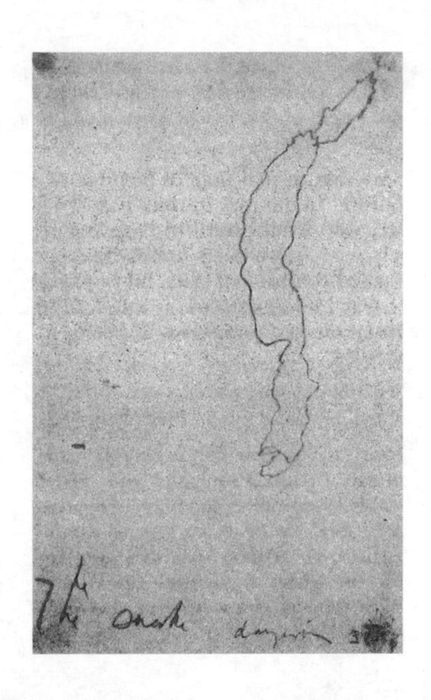

他畫的車子和太陽（圖二和圖四）這兩幅呈現客觀知覺的圖畫大不相同。他很滿意自己的畫。

就在這個時候，他對我標在畫紙上的數目字感興趣起來，接下來的每一幅畫，他都為我報上號碼。

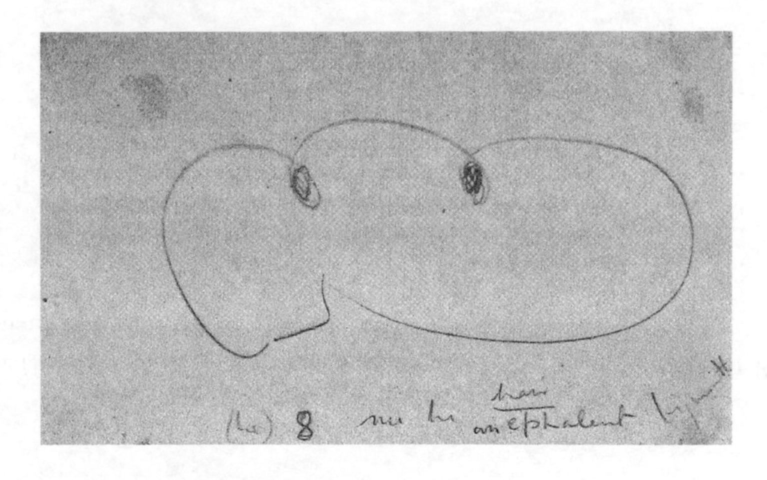

圖八：我的塗鴉，他說是一根頭髮。然後又說是有個大嘴巴的「大醬」[70-a]。他畫上眼睛。（又是眼睛！）

我不打算在此重述他那些令我摸不著頭緒的古怪話語，反正到頭來終究會懂的。

圖九：他的塗鴉，又是用同樣的波浪線條畫成的。他說是「繞圈圈」，「繞不出來的地方」。我想，他的意思是迷宮，但他還不會用這個字眼。這地方很恐怖，他和爹地一起去過。他告訴我他前往這個迷宮的情形，話說得很快，回想這件事時，也顯得很焦慮。

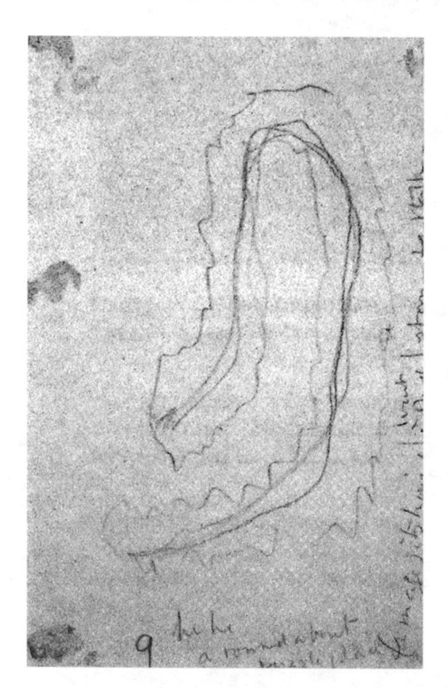

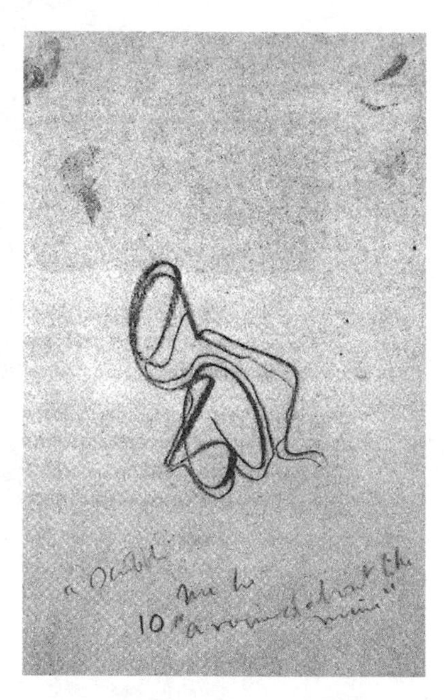

這時，我又想到另一個概念：孩子對環境疏失（environmental failure）的反應。就這個例子來說，是父親的疏忽，父親似乎

70-a　中譯註：指大象，發音錯誤所致。

沒料到迷宮會挑起巴柏內在古老的焦慮。我探觸到巴柏備感威脅的迷惑狀態，也就是他潛在的迷失方向。我腦裡自然構築出一個想法，他患的是小兒精神分裂症（infantile schizophrenia），顯現出自發性復原的傾向。

圖十：我的塗鴉，他循著我畫的線條重描了一遍，說它「就像我畫的繞圈圈」。

這句話乍聽之下是「像我畫的」，不過從前後脈絡來看，你會發現，巴柏的意思是：「就像圖九（nine）畫的繞圈圈」，而不是「我畫的（mine）繞圈圈」。由此可見，我得適應他奇特的語言扭曲，才能接收到他清楚傳遞出來的信息。（我認為，他的語言扭曲就如同精神分裂症患者常形容自己和真實世界間所隔的那層玻璃或其他隔絕物。）

圖十一：巴柏此刻想畫畫。他以自己獨特的技法畫出太陽，然後以波浪形線條畫出機體後，用另一種技法畫出噴射機。巴柏說：「接下來是十二。」他正為圖畫編號，而且正確地使用「他」及「我」這兩個字眼，那是我加註在號碼旁的字，以便記錄我們落筆的先後次序。他知道要稱自己為「他」，稱我是「我」，允許我有自己的觀點，或者，能在遊戲裡同意我的觀點。

72

談到圖十一時，我問巴柏想不想坐噴射機，他說：「不想，因為它會上下顛倒飛。」

從他的話裡，我得到進一步的證據，就是巴柏正告訴我，他

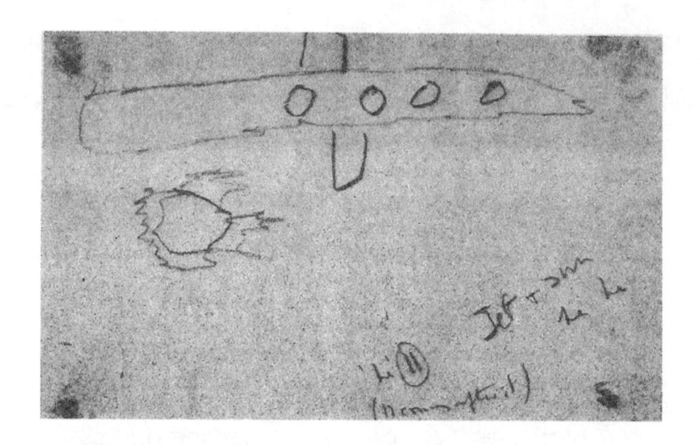

處於近乎絕對依賴的狀態時，卻體驗到環境的不可靠。我依然堅守原則，不做任何解釋。

大約此時，我問他說：「你記得自己出生那時候嗎？」他答道：「噢，那是好久以前了。」隨後加了一句說：「媽媽有帶我去看我還是小娃娃時住的地方。」

我後來才知道，他母親最近曾帶他去看他出生時住的房子。

73

我們聊著這些的同時，手依舊沒閒著。

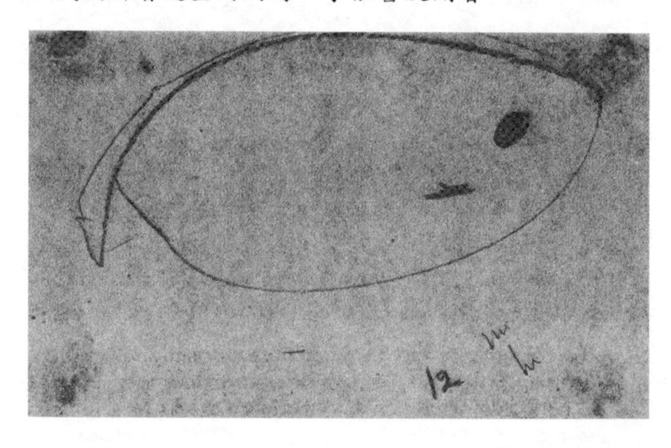

圖十二：我的塗鴉，他把它變成一條魚，加上眼睛和嘴巴。

圖十三：這又是他另一幅具個人特色的塗鴉，他把它變成一艘船。他告訴我一則很長的故事，說有個人坐著一艘大船去澳洲云云。然後他說：「我的線條全都扭來扭去，扭來扭去的。」

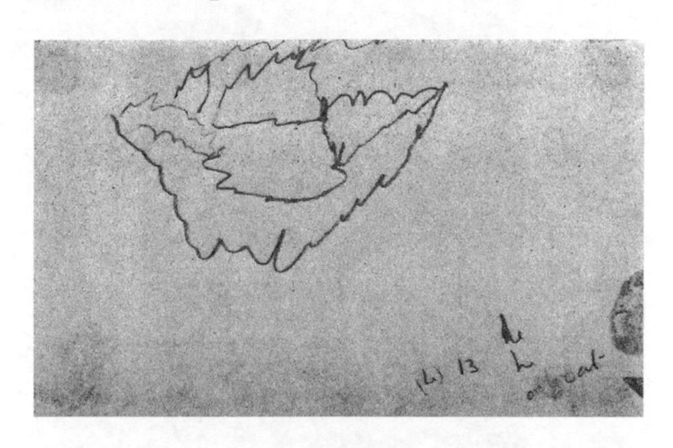

圖十四：我的塗鴉，線條不小心逸出紙外，跑到另一張紙上（參見圖十八），這逗得他發笑。他把這張圖上的線條畫成一隻手。

74

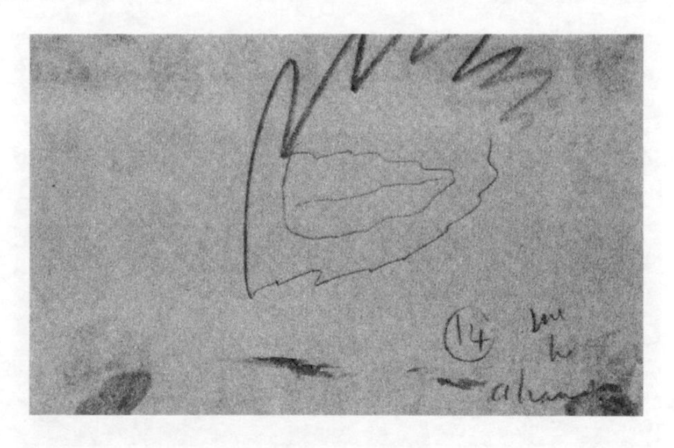

圖十五：他畫了個波浪紋的塗鴉，隨後我在他的塗鴉上隨意亂畫，我們故意製造出一團混亂。然後，他從中看出一隻唐老鴨，並畫上眼睛。

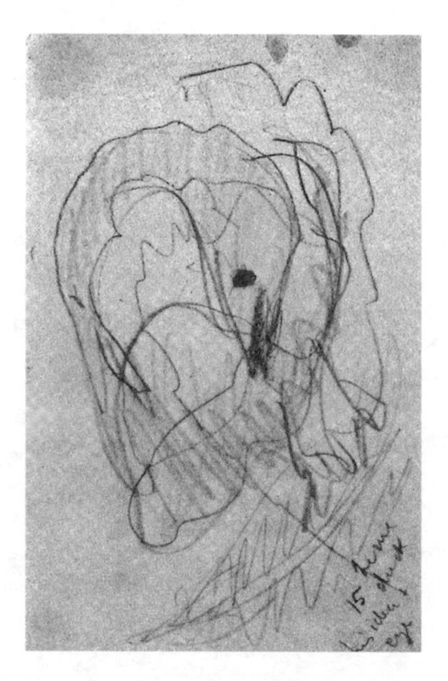

75

圖十六：我的塗鴉，他把它變成「大醬」。他說：「牠有長長的鼻子，會來抓我。」他把牠誇張化了。

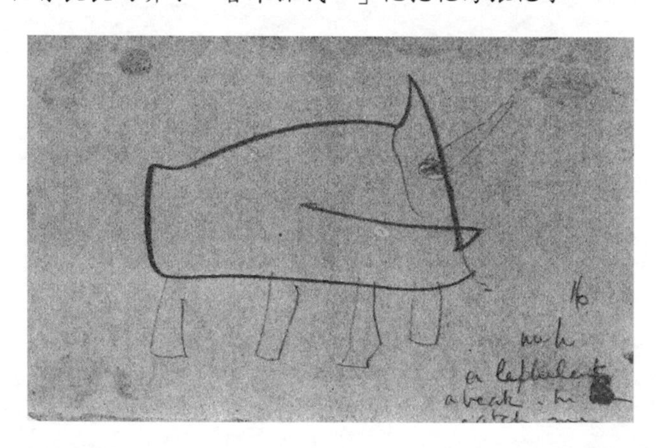

圖十七：他把自己的塗鴉變成一只鞋。

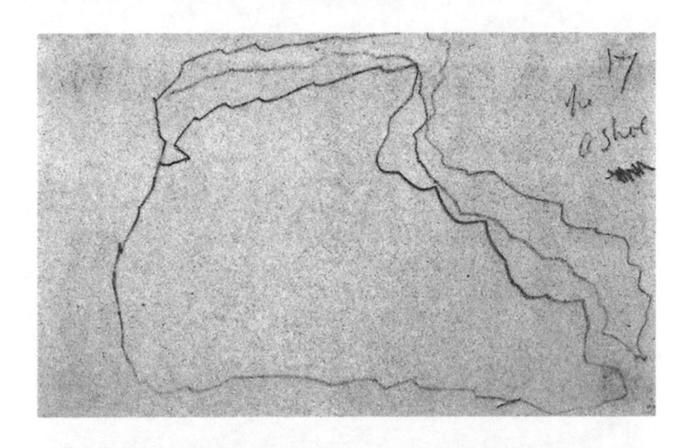

76

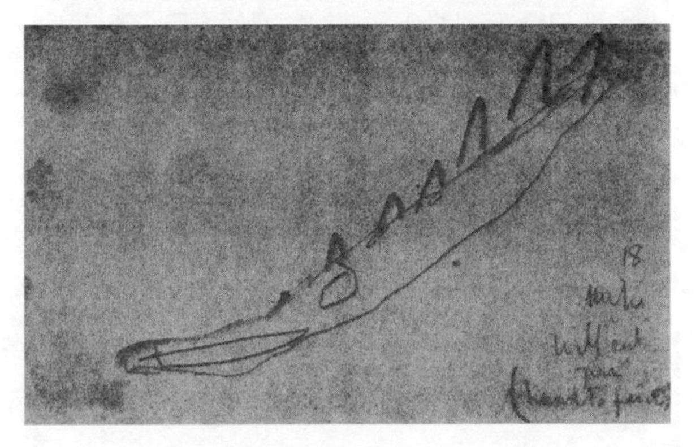

圖十八：脊椎的部分是我畫的，是從圖十四逸出的部分改造而成。他把它變成「會把你吃掉的動物」。就在這時，他伸手護住他的陰莖，覺得那裡受到威脅。我向他指出他所做的動作，否則他不會注意到自己這個手勢。

圖十九：他畫的老虎。〔94頁上〕

眼下，他已經把因口腔施虐的報復所引發的急迫焦慮，展現得淋漓盡致。然後他說到數目字。 77

「我們是不是要畫到一百？」

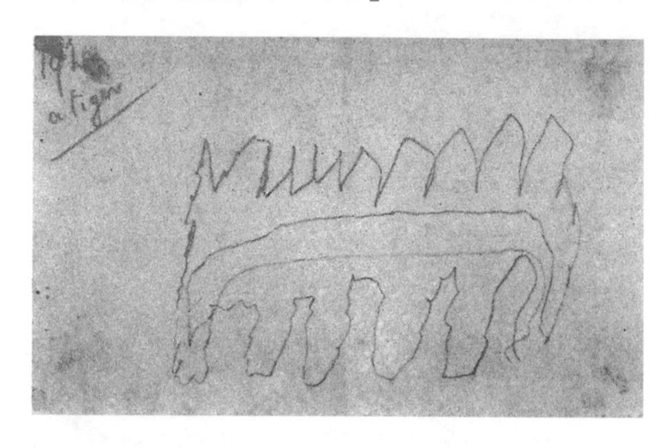

事實上，他只會數到二十，若盡力數的話，頂多再多一點。

此時我們正處在介於第二階段和下一階段之間的低迷狀態。當然，我當時並不曉得會不會有另一個階段。

圖二十：他應我的請求寫下他的名字，有個字母寫顛倒。他寫下數字6（他的年紀），因為他還不會拼這個字。

圖二十一：他的塗鴉，他說是「一座山；你繞著山走，一圈又一圈，然後就迷路了」。

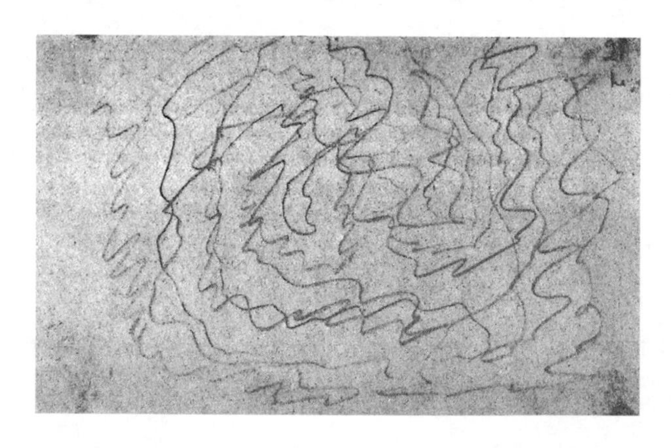

此時，我們進入第三階段，逐步檢視重要的細節。圖二十一給了我一個新視野，看到了環境的疏失觸動了墜落、人格解體（depersonalization）、迷惑、失去方向感等這類原初焦慮所帶來的威脅。

78

圖二十二：我的塗鴉，我挑釁地說：「我敢打賭，你沒辦法變出花樣來。」他說：「我要試看看。」並很快把它變成「帚套」（手套）。

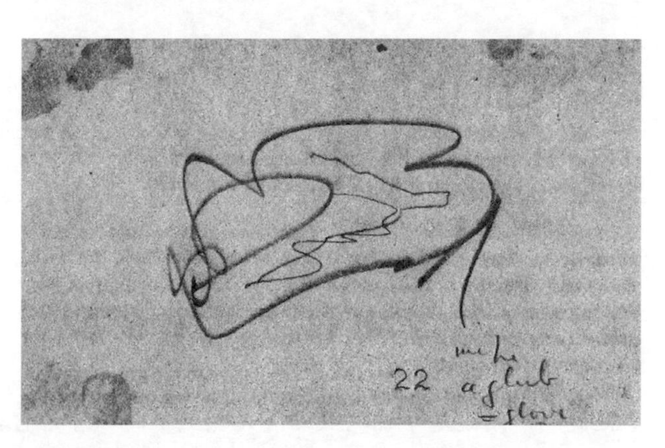

這時，巴柏要了一張更大的紙，顯然想畫下重要的東西，自此他都用大張的紙來畫，直到結束。

圖二十三：他刻意畫了「一座大山，很大、很大的山」。「你爬上去，然後滑倒，地上全結冰了。」他冒出一句：「你有車嗎？」

79

從他的話裡，我明確感覺到，他正告訴我他被承接住了，而且有人陷在自己的內心世界裡而影響到他。當然，我思忖著，這

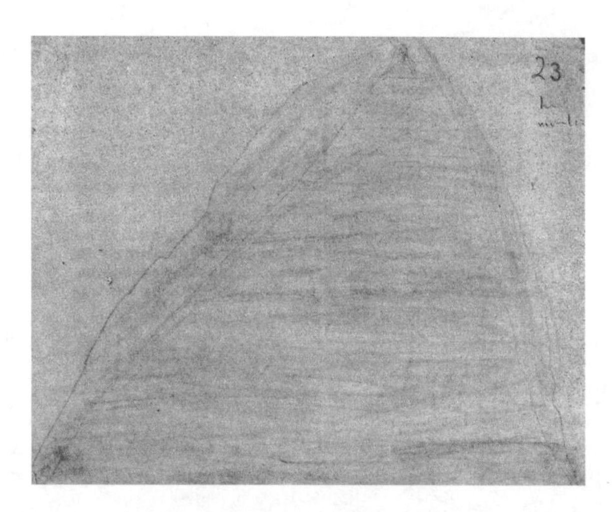

幅畫表達了他母親的憂鬱，以及這憂鬱對嬰兒時的他所造成的影響。我依然不下任何評論，並問他，他做的夢是否都是這類情節。

他說：「我忘了。」隨後想起一個夢，說：「噢，對了，我夢過有巫婆的恐怖的夢。」

我問：「什麼樣恐怖的夢？」

他說：「大概是昨天晚上或前天晚上夢的，看見它我會哭，我不知道它是什麼，一定是巫婆。」然後他開始誇張起來。

「它很恐怖，拿一根魔杖。它會讓你尿。你可以說話，但別人看不見你，你也看不見自己。然後你說『一、一、一』，你就變回來了。」

他說的「讓你尿」不是小便的意思。「不，不是尿尿！」是不見了的意思。當巫婆「讓你尿」，他就「把你變不見」。這位巫婆戴了頂帽子，穿柔軟的鞋，是男巫。

巴柏一邊說，手還一邊畫著。

80

圖二十四：此刻，他藉畫向我表達他想說的事。他把恐怖誇大的同時，他的陰莖也亢奮起來，然後他的焦慮把自己搞砸了。

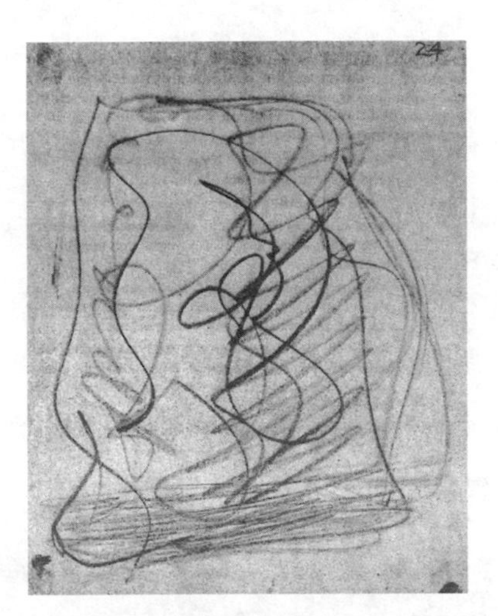

81

圖二十五：他畫出自己躺在床上做噩夢。他畫好巨型樓梯時，說：「哇！哇！哇！」整個人彷彿身歷其境。

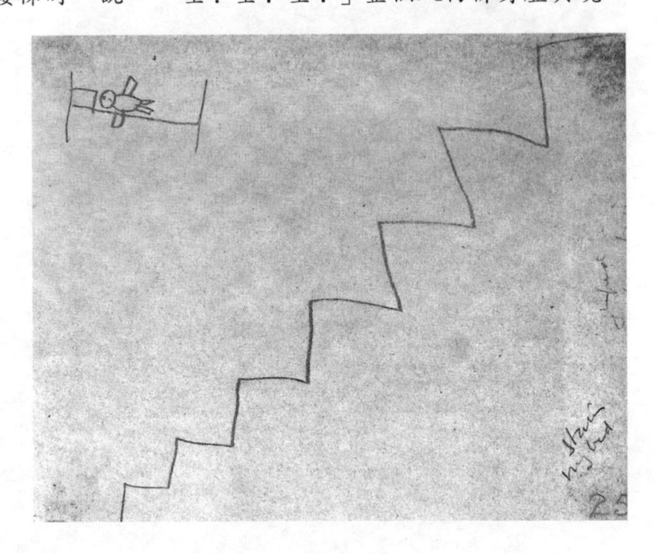

此時他告訴我，這幅畫關乎兩件事，一好一壞。壞的是可怕的噩夢，好的是真實發生的事，並不可怕。他真的從樓梯上跌下來，爹地在樓梯尾的地方接住他，他大哭，爹地把他抱到媽咪那裡，她把他抱過去安慰他。

82 此刻，我握有十足的證據，確信巴柏想告訴我，環境的供給出了點小差錯，不過就整體而言，環境的供給是「好的」。於是我開口說話，並畫下：

圖二十六：抱著嬰兒的母親模樣。我把她懷裡的嬰兒塗黑，好凸顯出嬰兒來；正當我要開口說嬰兒有掉落的危險時，巴柏把紙抓過去，把女人的眼睛塗黑（參見圖六、

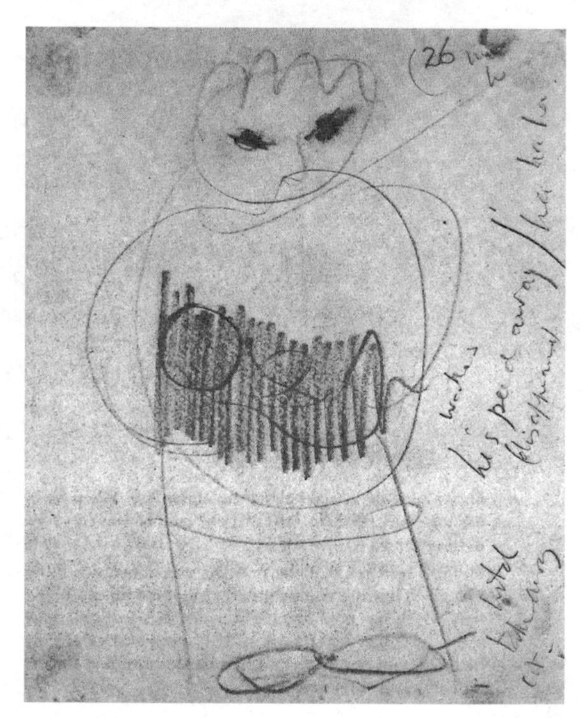

八、十二和十五）。他邊把眼睛塗黑邊說：「她睡著了。」

這是我們整段談話裡最關鍵的細節。我手中這張他畫的圖，真真切切說明了抱著娃娃的母親深陷在自己的內心世界裡。 83

這時，我把圖裡的嬰兒挪到地上，思忖著巴柏要怎麼應付永遠墜落這個古老焦慮。

巴柏說：「不要，媽媽一閉上眼睛，巫婆就會出現。我會尖叫，說有巫婆！然後媽咪看到了巫婆，我大喊：「我媽咪會抓到你！」媽咪看到了巫婆。爹地在樓下，他拿出小刀，刺進巫婆的肚子，巫婆就永遠死掉了，所以魔杖也不見了。」

從這個幻想裡可以看到，精神官能性的內容被建構出來，並維持著防禦性的功能，以對抗孩子身上無從想像的、古老的、精神性的焦慮，這是由於母親的抱持（holding）功能不彰所引發的。創傷的復原則有賴父親伸出援手。

圖二十七：他的畫，顯示躺在床上的他、男巫，以及「讓你尿」（不見了）的魔杖。〔100頁〕

溝通已然達成，巴柏準備要離開。他似乎對於所發生的事很滿意，激動的情緒也緩和下來。 84

巴柏前往候診室與父親會合，他母親則告訴我以下的家庭問題。

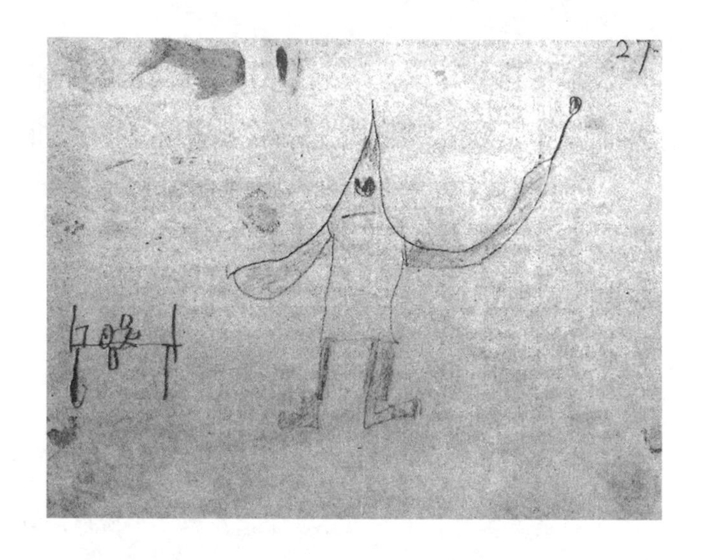

母親在我和巴柏晤談後的說明，巴柏和父親則在候診室

巴柏兩歲半的時候，曾因為哭鬧不停而被帶到兒童醫院。當時母親正受憂鬱症所苦。小兒科醫師說巴柏受到挫折。做過腦部及各種檢查之後，院方告知他們，巴柏沒有任何疾病，只是發展遲緩，比一般孩子落後了六個月。院方囑咐巴柏父母要有心理準備，巴柏會很單純。

一年之後，巴柏三歲半，他們又把巴柏帶到醫院檢查，院方再次說道，巴柏很「單純」。三歲大的巴柏根本不會開口說話。為了讓情況有所進展，巴柏的母親親自辦了一個日間托兒所。巴柏是所內最遲緩的孩子，明顯黏著媽媽不放。這對父母原本已經接受了巴柏很「單純」這個事實。不過，近來，母親的精神科醫師卻建議說，過去對巴柏的診斷有必要再商榷，因為就母親在晤談中所描述的巴柏來看，他的興趣很廣泛。巴柏老說些宇宙、上帝、生與死的事。他相當敏感，顯然「單純」這字眼不足以反映診斷的全貌。巴柏在智力測驗（史丹福—比奈測驗）上的得分是九十三。

巴柏一直有吸吮大拇指的習慣。他似乎已經過了自慰、勃起、做白日夢的時期。但他偶爾還會掏出陰莖把玩，在家或在學校都會，不過大家都盡量不要太大驚小怪。

母親說到自己的童年時，回想起中學時有段時間在家過得很不快樂，覺得自己老是被挑剔。上了大學預科學校後情況好多了，當時她開始學裁縫和烹飪。她不會讓人覺得特別聰明，不過從事實看來，她的能力不可限量，她拿到了學力證書。

巴柏的父親是獨子，「童年都活在夢中」（巴柏母親的說法），在家過得很不快樂。他的雙親都不好相處，巴柏母親認定，她會發病都是因為要跟公婆共處。她婆婆一年前去世了。 85

巴柏的母親恐慌症不再復發，巴柏的父親也穩定下來，成了不愛說話的人。有段時間這個家庭的經濟頗為拮倨。對巴柏的父親來說，孩子竟然很「單純」對他打擊很大，然而巴柏的母親倒不怎麼在意。巴柏的父親是一名工程師。

巴柏幼年時期

巴柏的出生還算平順。餵奶的過程則很不順利，據母親說這都是醫生的錯。母親曾跟醫生說：「我覺得這個孩子有毛病。」兩週大時，他們發現巴柏患有幽門狹窄症，並即刻動了手術，但病情已經拖了十四天之久。母親雖然盡力去原諒當初不相信她察覺孩子有恙的醫生，但難免仍有微詞。

四歲九個月大時，巴柏接受扁桃腺割除手術。父母明顯發覺到這孩子很遲鈍，因為他們管教其他的孩子很容易，但巴柏卻怎麼教都教不會。巴柏在醫院住了五天，爸媽天天去看他，但住院期間，他很不開心。

母親說，頭胎巴柏是在醫院生的，但他們決定其他孩子都在家裡生。第三次懷孕時，這位母親採用「國家生育信託基金會」所鼓勵的「無痛分娩」，父親全程陪伴。他們覺得此次生產經驗「很鼓舞人又愉快」。從這段正面的陳述裡，不難察覺出母親病情的某一面，就是她把事情理想化的同時，負面的威脅也一路尾隨。她潛在的憂鬱如影隨行。

巴柏要出生時，母親很怕上醫院，儘管整個懷孕過程很平順。生產過程其實時間很短，很輕鬆。**生下第二胎之後，當時巴柏十四個月大，她得了恐慌症並接受心理治療。我問她：「妳是怎麼開始生病的？妳是怎麼發現自己有憂鬱症的？」她回答道：「我發現自己做事情的時候會一直睡著。」**

在巴柏十四至十六個月大時，她開始常有倦意，這是一切適應不良的開端，隨後就引發了恐慌症。這個在會談尾聲冒出的訊
86
息令我很感興趣，因為我早從巴柏的畫裡握得證據。

巴柏要離開我的診所時，他問他母親：「妳有沒有看見我把那個女人的眼睛塗黑？」顯然對他來說，他這個舉動是這次治療晤談的高潮。（事實上，我並沒有把畫拿給他母親看。）

這對父母三個禮拜後再次來見我，但沒帶巴柏一起來。在那次的會晤中，我對這對父母各自又多了些瞭解，對巴柏的狀況也知道得更詳細。巴柏在家所表現出來的障礙，和小兒精神分裂症的診斷相符，不過，這些障礙正逐漸自癒中。他主要的問題則是學習障礙。

追蹤

七個月之後，「打從那次諮詢以來，巴柏在學校的學習似乎有了起步。巴柏在家也有穩定的成長，儘管父親生病（住院），而媽媽也因為嬰兒生病而一起住院。」

結語

巴柏似乎很清楚自己的病是什麼時候開始的，或者說，很明白他的心理防衛已然是人格的一部分。他能夠把這一點表達出來，而且是一察覺到我有可能了解他的狀況，並因此達成有效的溝通時，便急切地說了出來。

得知這孩子三歲還不會說話，有學習障礙，以及小兒科醫師、學校當局和雙親皆大致上認定他很「單純」，這次的治療諮詢就更有意思了。巴柏不可能藉由口頭問答來告訴我他的狀況，不過，他從治療諮詢的遊戲過程中，逐步揭露他的情結－症狀的病因。

諮詢過程中，對孩子的診斷從相對性（先天性）缺陷轉為小兒精神分裂症，並發現孩子正逐步自癒當中。

有趣而值得注意的是，精神分裂症，或者說，導致嚴重學習障礙的精神狀態，事實上是高度精緻化的心理防衛。這心理防衛是為了對抗原初的、古老的（「無從想像的」）焦慮，而這層焦慮則是孩子早期處於近乎絕對依賴的狀態時，環境的疏失所造成的。沒有了這層心理防衛，孩子的心靈結構會崩潰，依次經驗到崩解、失去方向感、人格解體、永遠墜落、喪失真實感，以及失去和客體建立關係的能力。藉由這層防衛，孩子會把自己封閉起來，保持不受傷害的狀態。在極端的防衛之下，孩子變得刀槍不

87

入，但同時也變得無動於衷，無法去重新發覺他自身的依賴和脆弱，並很容易陷入古老的焦慮裡（Winnicott, 1968）。

從巴柏身上可看到，其自我知道遇上了災難，幸好災難不大，但也經驗到精神崩潰，並藉由不時製造出受創的感覺，來重整自我以抵擋再度受創，否則便退回自己的世界裡。他點點滴滴的經驗全被保留起來，隨時加以分級、分類與校對，再併入原初形式的思考（primitive forms of thinking）。我們可以假定，接受治療諮詢之後，這種繞著創傷事件所建構起來的情結，因為被回想起來所以能轉而遺忘，也就是說，成了與身心症相對上算是脫節的精緻化思考歷程隨手可得的內容了。

後續發展

這個案例有令人驚喜的後續發展。巴柏持續有所轉變。大約一年之後，巴柏心血來潮地對父母說：「我曾經在倫敦見過一個人……」他父母提醒他我的名字，然後他說：「那麼，我想帶弟弟去見他。」排定時段後，我沒事先和父母會面，便讓兩個活蹦亂跳的小男生進入我的診所。巴柏似乎記得一切，包括整個空間以及我們畫畫的桌子，不過我想，他應該不記得那些畫本身。他很得意地示範給弟弟看，來和我見面是怎麼一回事，而且令我意外的是，他要帶弟弟參觀我的診所，一棟四層樓高的樓房。他帶弟弟走上樓，參觀頂樓花園，我沒料到他竟注意到那個地方，雖說從一年前他坐的地方往窗外探時，是會發現的；然後他又帶著弟弟參觀樓上的每個房間。正巧當時整棟樓都沒有其他人在，所以他們可以盡情探訪。實際上，巴柏想秀給弟弟看，他對我的診所格局瞭若指掌，兩個孩子對屋裡每個小地方都相當感興趣。他們的搜查也沒漏掉臥室。回到樓下時，他們畫了好幾張圖，不過這並不重要，隨後他們便離開。 88

我認定，巴柏想藉舊地重遊來回想一年前的感受和經歷，當時他還是個退縮內向的孩子，由於口齒不清老讓人聽不懂。一年前的他，會讓旁人以為他並沒對環境多加留意，不過你現在卻發覺，他當時不但注意到很多事，而且他還「懂得」很多當時並不明白的事。我想，我們可以這樣說，過去的一年中，他逐漸將我客體化，於是我慢慢從他內在主觀性客體這一類別中浮現出來，或者說，猶如夢影成真。

我得知，諮詢後的這五年當中，巴柏持續有所改變。讀者要記得，巴柏的父母在我和巴柏初次見面之前，就已在接受精神科治療，至今他們仍持續接受治療，這無疑對巴柏恢復並維持精神健康很有幫助。

附註

為了效益起見，我不打算把我們「三方」共同完成的十六幅畫在此呈現出來，因為我認為這些畫並沒為此案例增添什麼重要訊息。我們最後的一幅畫是巴柏的塗鴉，畫得像W這個字，我在W後面加上ENT三個字母，變成WENT（走了）這個字，因為當時已經接近巴柏兄弟要離開的時刻。巴柏說：「加上這些字母，你就把它變成一個字了。」我覺得他這句話很可以玩味，因為他當初來見我的時候，明顯說話障礙，如今這個障礙消失了，不過，他說話的障礙絕對和怎麼發音脫不了關係，簡直像故意扭曲發音一般。

【個案五】羅伯，九歲大

89 這是個滿單純的案例。我們稱這孩子羅伯，他來自一個「有操不完的心」的家庭。十五年前羅伯接受諮詢時是九歲大，還有兩個七歲和五歲的妹妹。他們的父母親非常盡責，只要結果有一線希望，再怎麼苦他們都願意忍受。

我先和父親進行晤談；他似乎很想先跟我談，所以我就順了他的意，不然通常我都是先跟孩子見面。他告訴我：「問題出在這孩子太像我了。」這位父親說自己以前也是個發展遲緩的小孩。羅伯討厭上學，不願意動手做事，不喜歡探索新事物。比方說，在家玩模型玩具時，儘管很想做出說明書上介紹的玩具，他就是不願意讀操作說明。他不願照著說明書自己動手做，而是纏著爸爸問，然後發起脾氣。事實上，他討厭閱讀，或者說，他不想認識事物的名稱。大家都期待他在學校會有良好的表現，但他讓大家很失望。他在學區的小學讀書，班上共有五十名學生。校方說羅伯「停滯在幼兒階段」，這讓父母很心急。

羅伯的祖父經常測試這孩子的學業表現，父親自己偶爾也會這麼做，他們驚駭地發現，這孩子算不出來1953（當年）減9（他的年紀）等於多少。他的母親也說，要讓他定期接受智力測驗，「要不乾脆讓他變成笨蛋，不然就得隨時追蹤他的智商。」教育心理學家對他的評估是：「一般綜合能力測驗分兩次做下來，平均智商分數是一三〇。」

父親談到這孩子的幼年生活。孩子出生時，他正在軍中服役。羅伯是喝母奶長大的，不過當時羅伯的母親還得靠眾人救濟過活。羅伯出生時正好遇上空襲，延誤了醫生前來接生的時間。之後的飛彈攻擊使得局勢更加危急，於是父親返家把妻兒帶到英格蘭中部地區。抵達那裡之後，母親定時餵嬰兒喝奶，餵奶時間沒到就任憑孩子哭泣，這位新手媽媽太焦慮，不曉得該怎麼拿捏。羅伯的母親是個好媽媽，倘若有人幫她，一開頭就會更上軌道，而照顧接下來生的兩個女兒時，她的確順手多了。比方說，要是有人支援的話，她照顧孩子的方式就會比較有彈性，更能順應嬰兒的早期需求。 90

父親進一步說道：「羅伯一向很喜歡媽媽，他們母子倆早年可是相依為命。」羅伯兩歲大時（當時父親依舊在戰場上），大妹妹出生了，羅伯表現出強烈的忌妒，忌妒心從沒斷過。和大妹妹在一起時，「他變得像惡魔似地」，老是要把她惹毛；相反地，大妹妹卻是「可愛得不得了」。這位父親說，羅伯知道媽媽肚子裡有寶寶，當媽媽產後回家時，羅伯跟媽媽說過這樣的話：「妳的肚肚又恢復正常了。」「妳又可以跟我玩了。」要是媽媽沒空跟他到花園玩，或像以前一樣陪他，他就開始鬧脾氣。他們現在住的房子有個花園，羅伯喜歡在花園裡玩耍，不過，羅伯不會單獨在花園裡玩很久。他會虐待水蜥，藉由迫害小動物把他對人的不滿發洩出來。他稱呼其中一隻水蜥是胖媽媽，另一隻是爸爸，他對自己的媽媽很好，但對水蜥媽媽卻極端殘忍。這位喜歡水蜥的父親根本沒輒，只能黯然容忍孩子的行徑，心想：也許幾隻受苦受難的水蜥，可以換得孩子的逐漸社會化？和其他小孩玩耍時，羅伯很能發揮想像力，只是這些天馬行空的點子往往太過火。他是個糟糕的玩伴，玩遊戲時他常常按自己的意思更改遊戲規則，蠻橫地要求其他小孩配合他，結果到最後變成只剩他遵守所謂的遊戲規則，而別人都「越位」了。

有段時間羅伯玩遊戲時表現出十足的建設性，不過愈玩愈走下坡，最後卻跟不上其他孩子的腳步。這種慢半拍的情形似乎是輕微憂鬱的症狀，會影響孩子在家或在學校的表現。校方把他在學校的學習障礙歸因於家庭環境，不過，他的家庭其實相當不錯，所以問題得歸諸於孩子天生的障礙，是情緒發展受到阻礙所致。

91

家中的每個孩子都沒有睡眠困擾，這是因為他們的媽媽很用心照顧孩子。她為孩子們布置了非常舒適的環境，羅伯的兩個妹妹似乎比他更能充分利用這個環境。

整體來說，羅伯人緣不錯，對人很友善，甚至可以說很熱情，不會扭扭捏捏的。他不只是像爸爸，簡直是爸爸的翻版。他玩起遊戲來笨手笨腳，因為他爸爸就是個讀書人。羅伯曾說過，真希望有個「一般的爸爸」，意思是，希望有個當軍人或水泥匠的爸爸，或是個他很容易跟人家說清楚或玩遊戲時容易扮演的爸爸。這男孩身上有股陽剛味，這一點很令人滿意，不過，顯然他也很嫉羨媽媽有生育能力，潛伏的女性認同和對父親的愛意緊密地綁在一起。關於性這方面的事，羅伯似乎無法啟口或不想開口問，而他的父母除了說媽媽肚子裡有寶寶不斷在長大之外，也不知道該如何解釋。他們認為，羅伯可能很想知道這方面的事，但卻開不了口問他們，他們也坦言提起性這回事令他們很尷尬。羅伯會有性興奮，性興奮沒有讓他不舒服，就父母看來，目前自慰還不是問題。

至於學校生活，羅伯還滿喜歡的，只是星期天晚上或假期結束時會鬧脾氣不上學，有一回他還自己從學校溜回家。他過得最不開心的時期大概是六歲大時。那一陣子爸爸離家在外工作，媽媽變得很憂鬱，整個家就因為媽媽心情不好而顯得愁雲慘霧。他們的家庭醫師幫了他們很大的忙，陪著全家人度過那段時間。由於這段期間的不愉快，他們全家後來搬到爸爸能通勤上班的地方，羅伯開始在學區的小學就讀。這就是目前的情形。

＊　＊　＊

我和羅伯的父親會談過後好幾個月，母親才帶羅伯來見我。我一眼就瞧出，羅伯和他爸爸根本是一個樣兒，動作有點慢吞吞，但聰明得很。

首先，我當著母親的面和羅伯聊了一下。雖然是很不起眼的細節，不過，我想，這說起來就是人際互動的技巧。進行這類晤談時，維持專業關係之餘，仍要隨性自在。

92

這男孩站在我身邊，媽媽則坐在一張舒服的沙發上。這孩子彬彬有禮地微笑著。我旋即向他的胸章比了比，他興高采烈地開口說話，沒有直接談到自己，而是說些和胸章有關的活動和嗜好。

我提到學校，他劈頭就說，他只能依照自己的步伐做事，遇到考試這種動作要快，而且有時間限制的事時，就會搞得一蹋糊塗。我問起他家的花園，得知花園有個角落是他栽種的，說著說著，他突然脫口而出一句奇怪的話：「那一角讓黑黑的一小塊地亮了起來。」

就我看來，他媽媽是憂鬱型的人，在諮詢情境裡嚴肅中透露點焦慮。我想，她最想確認的，就是我會覺得這孩子友善、乖巧、有禮貌，因為只要孩子表現得很自然，你永遠料不到醫生會怎麼說。不過，我想，她漸漸發覺到，我這個人不太在意表象。

我注意到，也許需要亮起來的黑黑一小塊地，其實指的是處在憂鬱狀態下的母親，尤其我已從父親那裡得知，有段期間（孩子六歲時），母親的憂鬱確實是個問題。

我們很快談到閱讀，我問他看不看漫畫。這男孩望向他的母親，我顯然觸動了禁忌話題。羅伯說，爸媽不准他看漫畫。事後我跟媽媽談到這件事，我認為與其要孩子讀父母從圖書館裡精挑細選的書，不如讓孩子從看漫畫當中體會閱讀的樂趣。羅伯說：「我努力去看那些優良讀物，不過裡面有很多字拼得好長，我看不懂。」不過他也說，學校裡的漫畫書都是偷偷摸摸傳閱的，而且有點色。

我不想在此情況下讓孩子的母親待太久，因為這樣會妨害我和孩子個別相處的機會，於是我把母親帶到候診室，並藉機提及，她和丈夫想把他們的宗教、道德標準與品味灌輸給孩子，這是很可惜的，因為如果他們放手隨他去的話，孩子就有能力發展出自身的道德感和品味。這位母親聽懂了我的意思，可以不必再憂心孩子是否品行端正，她看似如釋重負。

我回到孩子身邊，和我玩塗鴉遊戲時，他挺合作的。

93

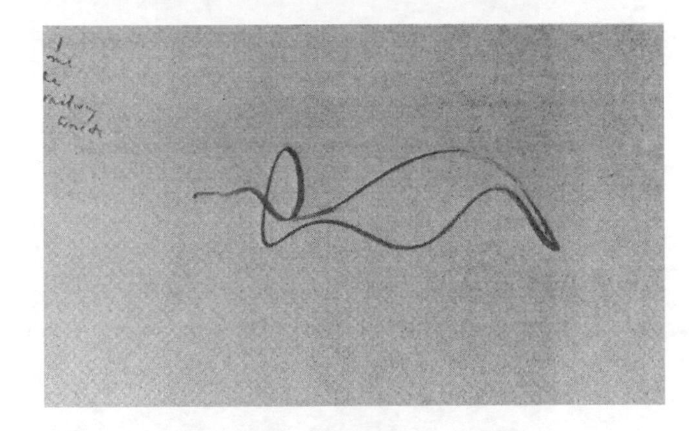

圖一：我的塗鴉，他說是鐵軌。

圖二：他的塗鴉，他說那是另一條鐵軌。

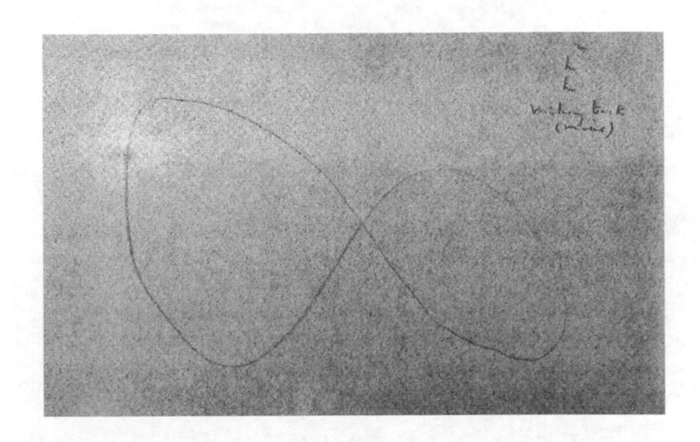

這兩個圖透露了他最大的喜好——火車軌道遊戲，他常和朋友玩這個遊戲，他的妹妹們則玩扮家家酒。

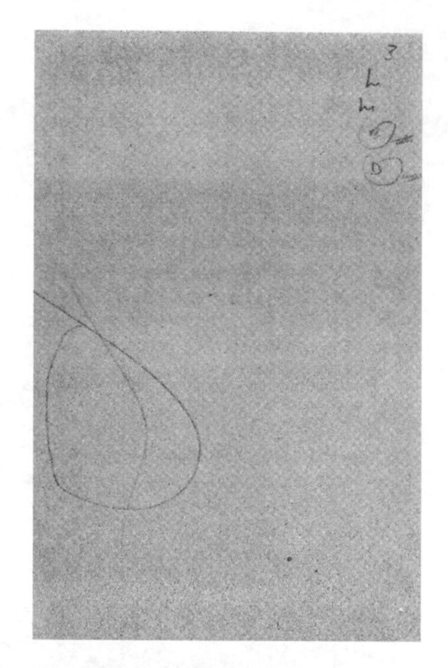

圖三：他的塗鴉，他說很像字母B，最後說是D。B可能意味著「壞」（badness）的意思。

圖四：他的塗鴉，我把它畫成某一種鳥，也許是蝙蝠（壞鳥）。

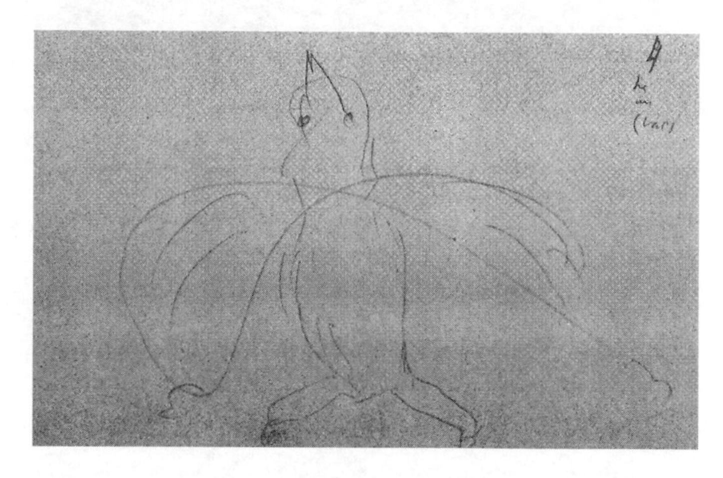

95

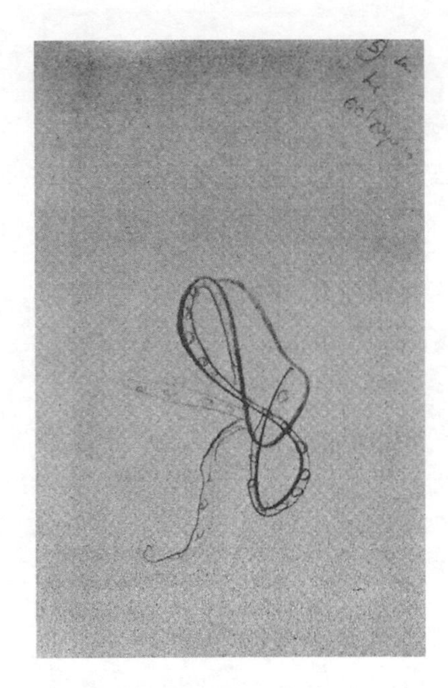

圖五：我的塗鴉，他把它變成章魚，重要的是，章魚其中一隻腳繞了個圈甩回章魚身上，沒有尾端，很像他一直在用的鐵軌。

我解釋說，這圖很像章魚在吸吮大拇指，章魚身上當然也布滿了吸盤。他說他從來不吸大拇指，不過，他馬上主動說出他會吸吮一塊髒兮兮的布，他叫它堤西。後來她媽媽終於受不了那塊髒布，把它給燒了，他為此哭鬧一番，直到忘記為止。由於他常拿著那塊布又吸又咬，所以布面坑坑洞洞破爛不堪，那原是擦地板用的抹布。

96

圖六：他把堤西畫出來，特別畫了兩個洞。據他所說，他清楚記得那是在一歲左右，有次媽媽拖地時，他從

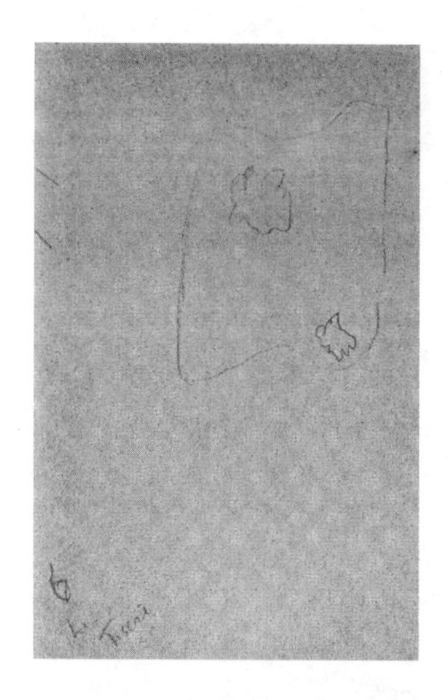

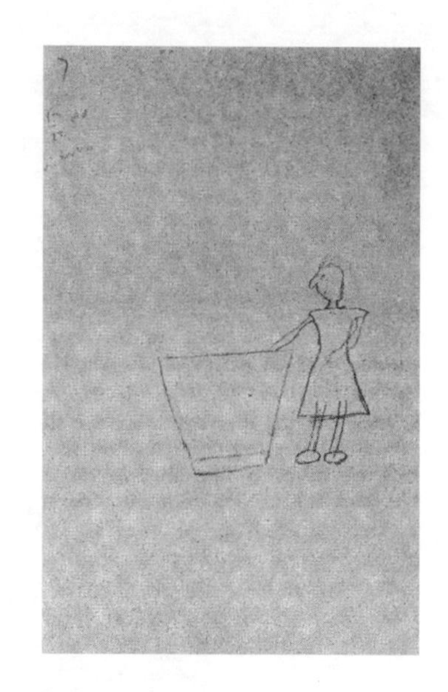

水桶裡撿起來的，從此以後，它就是「我的堤西」。

97　　圖七：他把自己一歲時從水桶裡撿起那塊布的情景畫出來。但他卻意外發現，自己竟然有穿衣服，他似乎探觸到記憶深處。

眼下他要談他做的噩夢了。

圖八：他畫出夢中著火的房子。

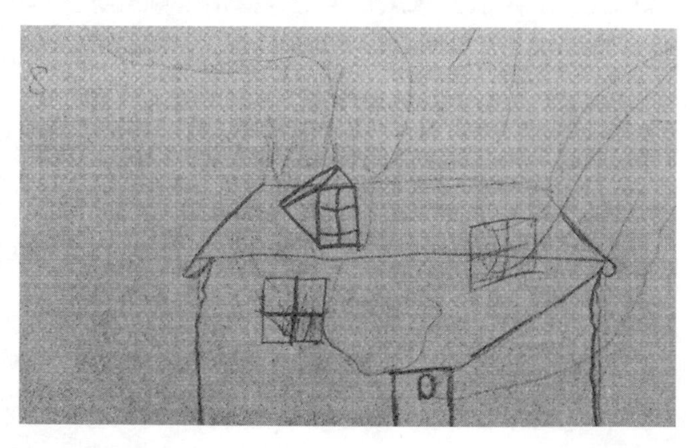

98

我解釋說，這是性興奮，他懂我的意思，因為想起這個夢會讓他勃起。此時，我告訴他一些他渴望知道的性方面的事。我告訴他，想知道更多的話，可以去問問父親。

他的另一個噩夢是小偷偷珠寶，他說他畫不出來，正當我想暫且擱下這個夢時，他問：「你會不會畫小偷闖進人家家裡？」──他顯然不想就此罷手。我小心翼翼地把我的畫遮住，好讓我們各畫各的「小偷闖空門」。

圖九：我畫的圖，當他畫他的圖時，我刻意不讓他瞥見我的畫。

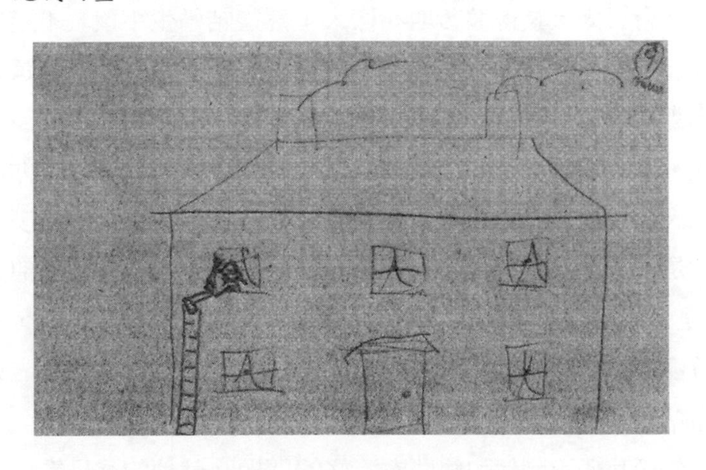

圖十：他畫的圖〔116頁〕，我向他指出，打破玻璃的手槍是他勃起的陰莖，我說因為他還沒辦法像長大的男人一樣泄精，所以他要借用手槍發射這種奇妙的手法來表現。

然後我們看著這三幅圖。看著手槍發射後窗戶上的破洞，我把這個圖和他告訴我的頭一件事，也就是花園裡他栽種的角落讓暗暗的一塊地亮了起來，兩者兜在一起。於是我說：「一開始你

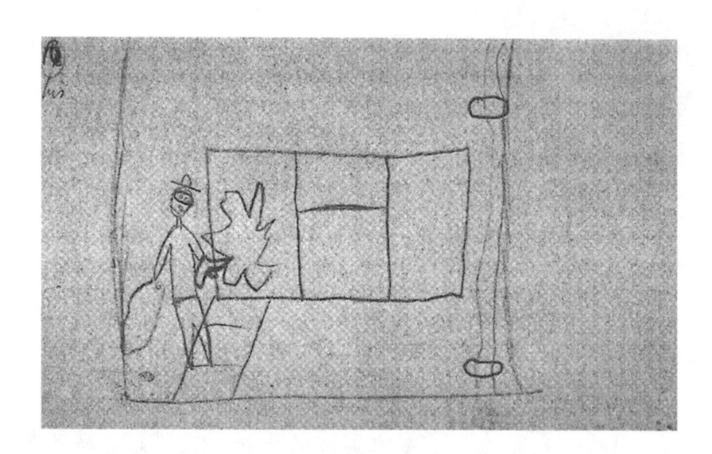

看見自己還是個寶寶，你愛媽媽，然後你把堤西咬出很多洞。有一天你會長大，長得像爹地一樣大，然後結婚生小孩。不過你現在還沒長大。你很愛一個人，所以你夢見火燒房子，因為這讓你很亢奮；然後你開槍射破窗戶，因為你沒辦法泄精；由於沒法生小孩，所以你偷珠寶。」我繼續道：「你做這些夢是因為你很愛一個人。」他接口道：「我想是媽咪。」於是我說：「那麼，如果你是小偷，你跑進屋子裡之後，你要打倒爸爸才行。」他說：「可是，我不想那樣做。」我說：「沒錯，因為你也愛爸爸，而且有時候因為很喜歡爸爸，所以希望自己是女生。」他說：「只有一點點想。」

然後我們說到他和妹妹處不好的問題。就他的父母看來，他有強烈的忌妒心。他描述了和妹妹相處的情形，我問：「爸爸和媽媽覺得你和妹妹互相忌妒，我會說你忌妒妹妹是因為她是女生，而妹妹忌妒你是因為你是男生，你們同時也很愛對方，可是因為你們還沒長大，所以最接近做愛的方式，就是把對方惹惱，然後大打出手。」

100

聽了這段話，他似乎大大鬆了一口氣，並決定我們已經畫得差不多，可以結束晤談回去了，我完全同意。

此次治療諮詢最關鍵的一刻，是羅伯意外發現，當他把堤西從水桶裡撿起來時，自己身上竟穿著衣服。在這一刻，他回到了最原始的情境裡，當時他大概才一歲多一點。

其次則是我聽出羅伯的話中涵義：「那一角讓暗暗的一塊地亮了起來」這句話，反映了羅伯覺得自己有責任要讓憂鬱的母親高興起來的心情，特別是母親在羅伯六歲時，讓所有的孩子都身受其害的那次憂鬱發作。

第三個重要的細節是，他在對母親的愛（異性戀）及對父親的敵意之中，察覺出他對父親的愛意，以及隨之而來的他對女生（女人）的認同，這麼一來，另一個結也順勢打開了，那就是男孩和父親之間或男生和男生之間的情誼更自然流暢，而這種情誼是健康的，也是正常、健康的同性戀之自然昇華。

我認為，這個孩子非常需要有人客觀地描述他的家庭狀況給他聽，而這是他的父母做不到的。我覺得，此次晤談對他來說很有療效，因為一方面他已經有心理準備，再者，我沒把這一切視為病態。晤談結束時他跟我說：「我想你大概沒辦法回答我這個問題。當我離開學校，譬如放假時，我不想回去，可是，一旦回到學校，我真的很喜歡學校的生活。」關於這個問題的答案，我心裡早有底，於是我說：「瞧，你在家的時候，你愛媽媽，喜歡跟媽媽在一起，不過更重要的是，你要面對她的不開心，而且大半的時間她都是很憂鬱的。」他說：「對啊，我和妹妹一打架，她就真的很煩惱。」我說：「你在家的時候，你會想，如果你不在家讓媽媽操心的話，媽媽會怎麼樣。你一到學校，遠離媽媽的擔心、憂慮和心情不好，你就能把這些事情忘記，盡情享受學校生活。」我特別再次強調，他必須依照自己的步調做事，並記得沒有人會催他，如果有人催的話，他就會做不來。事實上，學校方面也很幫忙，讓他同一個科目連續讀兩年，雖然這讓他感覺很糟，因為有兩個科目他妹妹已經趕上了他。

101 他帶著「所有事情都有其自然步調」的理解離開。他說：「我的電動火車有一定的速度，你可以把開關打開或關上，可是你沒辦法叫它開快一點，不過，當然啦，你可以用變壓器讓它開慢一點。」

如果可能的話，有必要請他的父母別把他們的宗教、道德和焦慮加諸在這個孩子身上。我相信他自有其道德和見解，如果任他自由發展的話，他會過得很好。

我們暫定第二次的晤談時間，不過，後來他母親打電話來說她想把時間延後，因為這孩子晤談之後似乎整個人輕鬆多了。他走出門時，顯然對晤談的結果非常滿意，他說：「我們還說到堤西！」一副不敢置信的樣子。

我自然會在事後和父母溝通，跟他們分享我的看法，他們常很容易忘記這孩子有自己的內在歷程，有他自己的發展步調，終究能對社會有所貢獻，並過好自己的生活。這對父母從他們自身的教養裡形成一套既定的宗教及文化信念，當他們被點醒毋需把這套價值觀灌輸給孩子時，他們真的感到如釋重負。當然，反過來說，給孩子一個明確的框架在其間成長，他能根據自行發展出來的個人哲學予以認同或反對，也是很有幫助的。

此次諮詢的另一個成果，是父母對校方有了新的態度，而且允許孩子按自己的步調慢慢來，不再把他搞得緊張兮兮。結果，羅伯的狀況有了顯著的改善。他的閱讀能力依然落後其他孩子，顯然有閱讀障礙，這令他很沮喪，不過他的父母不擔心這點了。事實上他還要求爸媽從圖書館借書給他看，但爸媽倒不因此理所當然地認為他會讀這些書。我認為，和之前比起來，這對父母比較能接受孩子跟學校的其他男生一樣看低俗文學（漫畫）了。羅伯對妹妹的醋意依然存在，兩人還是常常打架，不過有時候似乎處得相當不錯。認為羅伯是問題兒童的想法似乎逐漸消失了。

說明

102

我描述了一個非常單純的案例，我認為重點在於，這孩子所碰到的問題很可能發生在你我的孩子身上。也許這次晤談最重要的成果，是這對父母尋求心理分析師的幫助這件事本身。他們本來還忐忑不安地以為，心理分析師會說：「你的孩子病得很重，如果你們現在不馬上讓他接受心理治療的話，他將來一輩子就毀了，而這都得怪你們，因為成年人的情緒問題全都是童年出差錯造成的。」我沒建議他們接受心理分析，因為根本不需要。

在我看來，處理這個案很重要的一點，是找出他正常之處，而不是著眼於病態的地方，雖然這意味著，我必須明白點出這對父母身上以及學校方面的不正常之處，加以檢視。我特別想挑明的一點是，我們的教育制度竟要求十一歲大的孩子為了考試而拚命讀書。

這類案例描述的陷阱是，它避開了打從一出生或出生前就開始的個體情緒發展這個大課題。然而，以目前我們所了解的來看，能做的也不過就是提醒大家這個課題十分龐大。就像我曾經說過的，動力心理學的領域牽涉到生理學的許多面向。

從好的一面來說，我挑選這個案例是因為它呈現出兒童心理學的一個面向，而這面向讀者可以馬上意會，並立即派上用場。此處堤西所反映出來的就是這個面向。我稱孩子早期使用的客體為**過渡性客體**[102-1]，之所以這樣稱呼的原因，我在別處說明過。從研究兒童使用過渡性客體的文獻裡，我們可以學到非常多，幾乎可以說，任一個案史裡頭，過渡性客體好與壞的一面及其運用提供了很重要的訊息。再者，不但父母會很高興憶及孩子早期的這些策略（如果有足夠時間的話），而且孩子透過過渡性客體能循線回到嬰兒時期，比起藉由其他管道要容易得多。

103 至於這孩子是否要接受心理分析，我明白說吧：如果父母負擔得起一周五次的長期治療，我會建議這孩子接受心理分析，這不是因為孩子病得很嚴重，而是這孩子身上確實有不少狀況，接受治療會滿有幫助的，其實，愈正常的孩子接受治療，其成果愈快速且豐碩。我的經驗告訴我，透過心理分析式治療，我們會看到這孩子身上很多病態的地方，但同樣也會看到很多健康之處。不過，這孩子絕對沒有精神病。他是有一點憂鬱傾向沒錯，不過，與其說是孩子本身患了憂鬱型精神病而顯出焦慮，不如說是他母親的憂鬱造成了他精神上的負擔。這孩子已經成功通過早期情緒發展階段，不至於會精神崩潰。他的問題屬於人際關係這個豐富的範疇，而且和如何融合兩種關係型態有關：一種是親情的，另一種則是隨著本能起舞的。我和這孩子的談話中提到性這檔事，跟發展良好的孩子聊天時，若我們沒辦法隨著孩子扯到哪兒就談到哪兒，我們什麼也做不成。這個孩子的衝突還滿平常的，就是他愛父親也恨父親，而這個恨意則在他對母親表現出性

102-1〈過渡性客體與過渡性現象〉（1951），《文集》，塔維史托克，1958。

本能的夢中顯露出來。使這衝突更形複雜的是，這男孩和父親兩人個性上很像，這使得認同父親成為逃離這兩難處境的誘人出口。

至此，整個情勢已豁然開朗，這是因為我們讓個案隨內在歷程的推進而自然開展，沒有硬套上可問出較完整個案史的架構。我們想要弄清楚的地方還很多。我們可以努力解析這個案例，然後為這裡所敘述的一切找出答案；然而，說實在地，如果我們想要知道此次諮詢之外更多的東西，唯一有用的方法就是分析這個孩子，讓孩子的內心世界展露在我們眼前，否則我們乾脆就讓孩子順其自然地發展吧。這對父母已透過專業管道讓我明白他們的焦慮，倘若有新的問題冒出來，他們自然會回來找我，不會束手無策地在家裡發愁。

追蹤

兩年之後，羅伯就讀寄宿學校，過得十分愉快。三年後，父母的評估紀錄寫道：

> 他持續表現得很不錯。（學校）成績很優秀（寄宿學校）。放假回家對妹妹很好，簡直可說是慷慨大方。算是表現良好的正常孩子。已度過與家中一時的壓力有關的危機。

104

> **之後：**將居成年之際，他交了個女朋友，看來正逐漸蛻變為獨立自主的大人。閱讀障礙消失了，可以正常閱讀。

【個案六】[105-1] 蘿思瑪莉，十歲大

105　我只和這孩子見過一次。會晤時，她發現了引發自己出現某些症狀的線索。她之所以前來就診，是因為「憂鬱發作」，此外，她還患有令人目眩的頭痛，以及噁心、畏光等症狀，會持續兩、三天，得臥床休息才行。她近來變得退縮，而且早上特別會鬧脾氣。

當她畫出媽媽被車子輾過的夢時，瞬時，這些病痛的根源豁然開朗。

蘿思瑪莉來自一個不錯的藍領階級家庭，家裡有兩個孩子。

晤談的過程如下所述，當時還有兩名來賓和兩名精神科的社工師在場，是例行接受治療的個案。

蘿思瑪莉開始畫[105-2]，表現出繪畫能力。

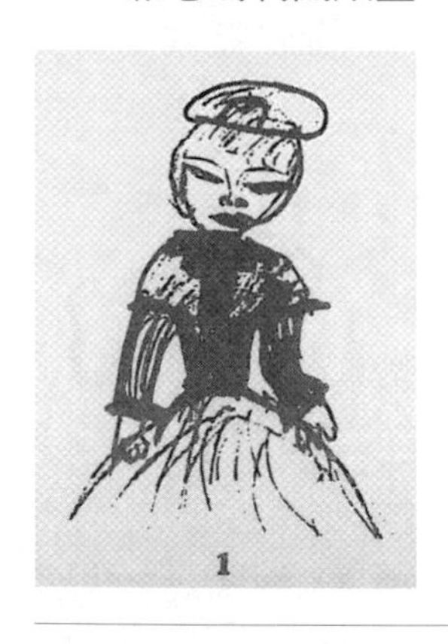

1

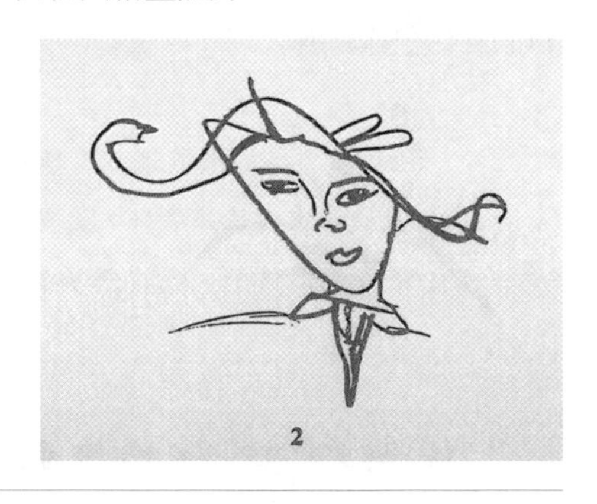

2

105-1 這個案例首次刊登於《聖瑪莉醫院公報》，1962年，一月號及二月號，標題是「一則兒童精神科之晤談案例」。

105-2 她原始的畫作已不可得，此處的畫作是從〈聖瑪莉醫院公報〉轉載來的。

圖一：她起先畫了個女生。

圖二：隨後我們開始玩塗鴉，她把我的塗鴉變成人頭。

圖三：她的塗鴉，我把它變成一幅風景畫。

106

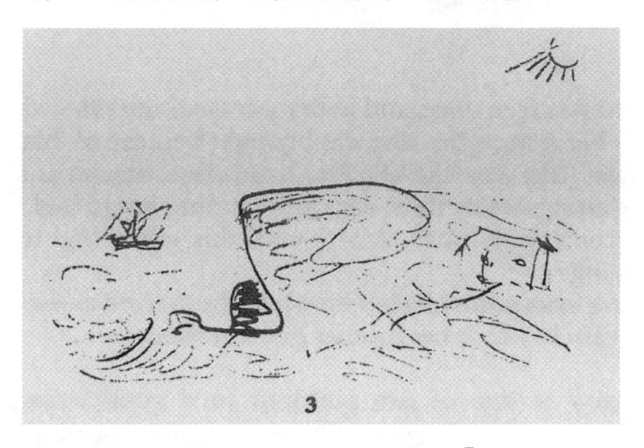

圖四：她和我合力把她的塗鴉變成「布魯諾」——她的過渡性客體。

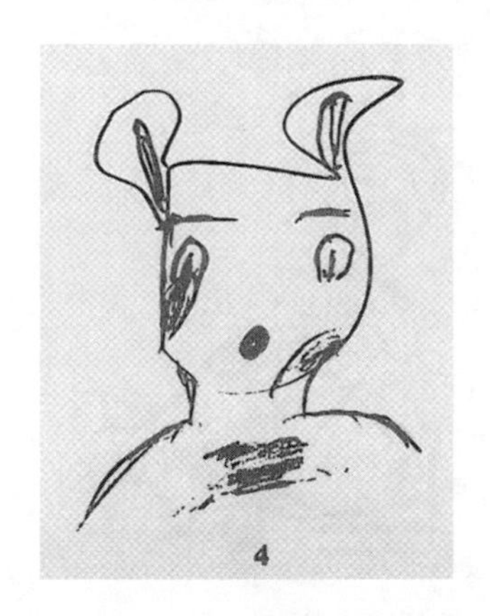

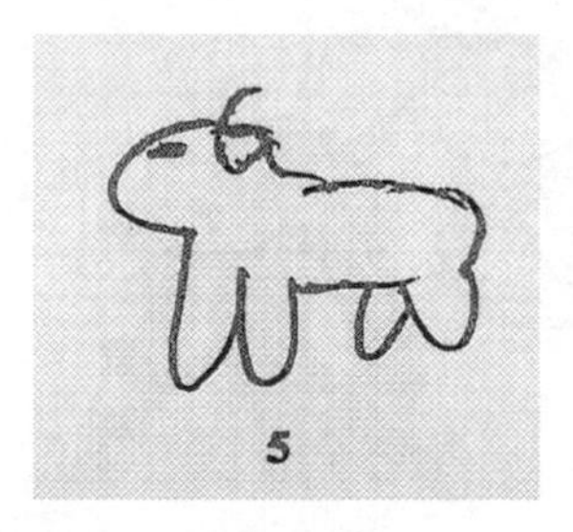

圖五：緊接著布魯諾，她又畫出小時候的另一個過渡性客體，她叫它「狗狗」，它有點破損，她也把破損之處畫了出來。

她說，她弟弟搶走了她的泰迪熊。弟弟人很好，只是很煩，她不討厭他，只是很氣他。她想要一個妹妹。

107

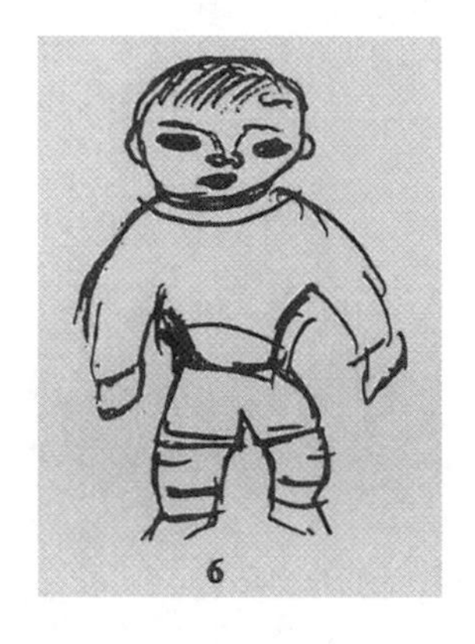

圖六：她畫的弟弟？

顯然她父親常和她一起畫卡通人物，她的筆法受到父親的影響。

她說著做過的好夢，但卻話鋒一轉，說道：「昨天晚上，我夢見和兩個朋友在一座塔裡面等著被砍頭。」

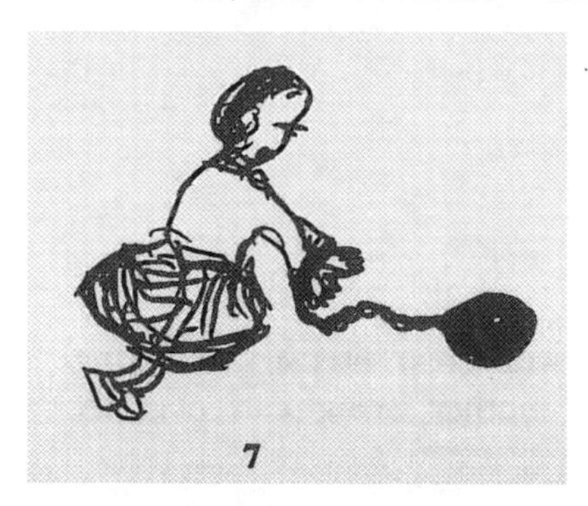

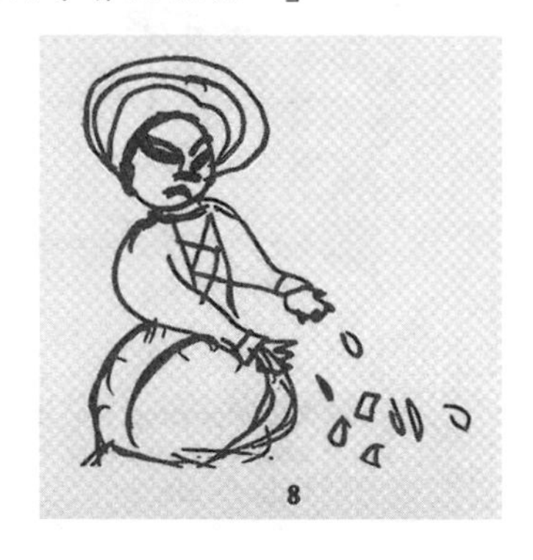

圖七：就是這類的噩夢嗎？

她說五歲大時（當時弟弟三歲），做了個可怕的夢，她把它畫出來。

圖八：她的畫作，壞心腸的後母把玻璃鞋摔碎，她自己則是灰姑娘。

108

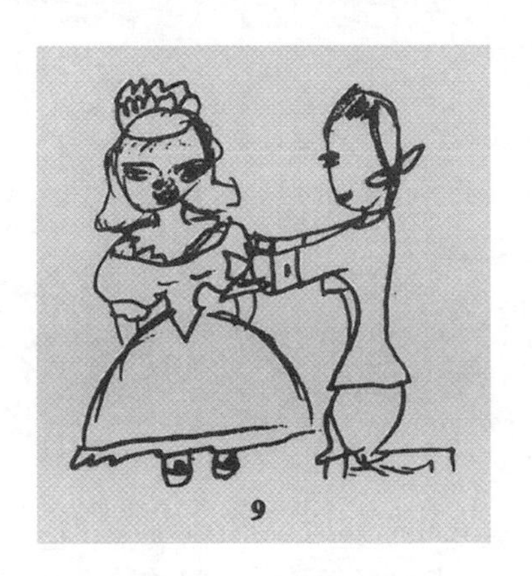

圖九：她畫出灰姑娘，就某個程度上來說，她也是王子，雖然她不真的想當男生。

傷心的夢則是媽媽死掉的噩夢。

圖十：她的畫，畫的時候表現出強烈的情緒，而且畫得很快，圖中媽媽被爸爸的車子輾過。

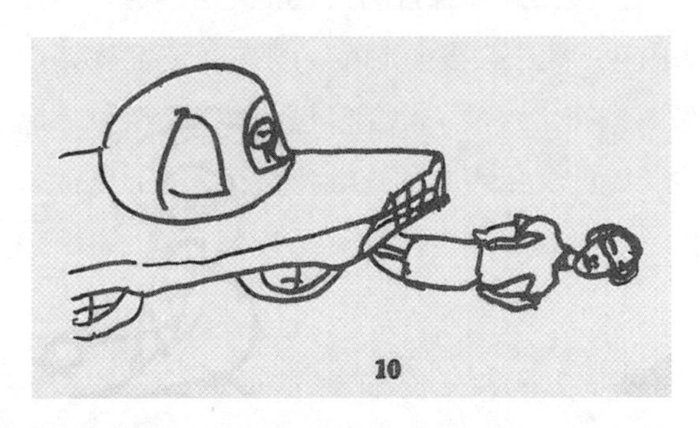

此時，我做了個解釋，說她對媽媽懷有敵意，從她和父母親之間的三角關係這個脈絡來看，是很合理的。

之後，她說出另一個怪夢。

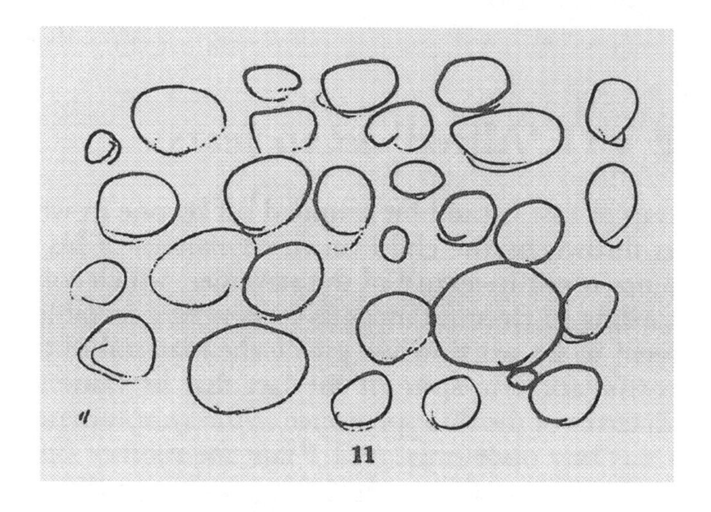

圖十一：她畫出那個怪夢，夢中有很多泡泡湧向她，發出很好笑又刺耳的聲響，且泡泡全是白色的。這個夢有點受到科幻片的影響，和太空中會遇到的彗星和流星有關。

我說，這些發出好笑聲音的白色泡泡意味著，繼夢中媽媽死去代表她「內在」死亡之後，她的「內在」又活過來了。

在這個案例裡，這孩子的憂鬱是希望母親死掉的願望受壓抑的臨床表現。她的父母親共同為她營造了美好的家庭生活，這個死亡願望則是在她察覺到自己對父母親懷有濃厚情感之下所感受到的。

【個案七】阿佛列，十歲大

第一部就藉這個孩子的口吃現象所帶來的啟示，來做個圓滿 110
的總結。這次的晤談並沒把孩子的口吃治好，口吃原本就是視情況而時好時壞的。雖說治療諮詢的價值不在於症狀的解除，但從此次的晤談裡仍然得到了啟發。

我與這孩子僅有一面之緣，也只見過他母親一次。阿佛列有個六歲的妹妹。他之所以前來就診，是因為口吃的毛病。孩子的父親在某家精神病院的辦公室工作，在家庭醫師知曉且表達支持的情況下，夫婦倆的一位朋友把這孩子轉介給我。孩子的雙親提供了良好的家庭環境。這次諮詢必須嚴格遵守一小時又十分鐘的時間限制，而這正是我所提供的。

我來到候診室，徵得母親同意之後，把阿佛列單獨帶到晤談室，開始和他交談，整個過程滿順暢的。他和我之間隔了張桌子，桌上有紙筆。當我詢問關於父親及其職業的問題時，他一回答便口吃了。於是我明白，最好不要問他問題，因為我一問，他會聚精會神地回答，於是就變得口吃。所以我不再直接問他周遭的事，剩下的諮詢時間裡，他幾乎沒再犯口吃。他同意我們玩個遊戲，我繼而著手塗鴉。我向他解說，說我先隨意畫，隨後他根據我的塗鴉任意發揮，之後換他塗鴉，然後我再接手畫成某樣東西，於是，沒有預設任何規則的遊戲就此展開。

圖一：我的塗鴉，阿佛列把它變成一張臉。起先他說

這圖看起來像蜜蜂。他畫臉的時候，每畫出某個五官，就把名稱說出來。我發現，當他用心畫著時，**每次吐氣總會略微使勁地把氣吐出，整個鐘頭下來都這樣**。最後我忍不住和他提到這事，證實它果然是一大特徵。

111

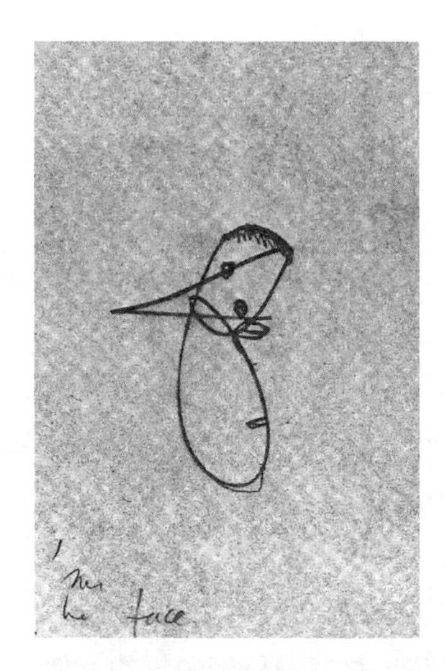

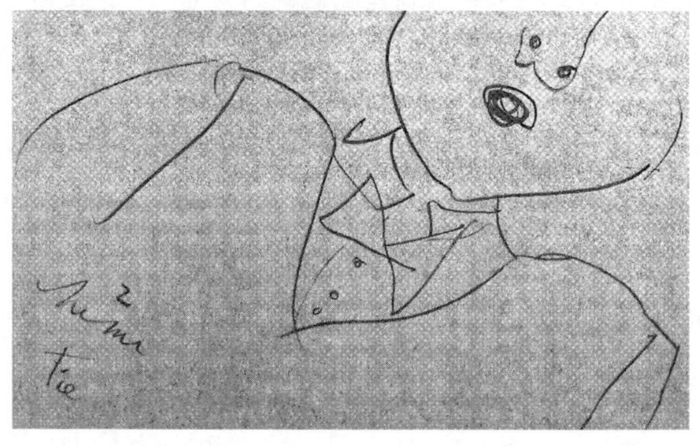

圖二：他的塗鴉，我把它畫成男人的領結。

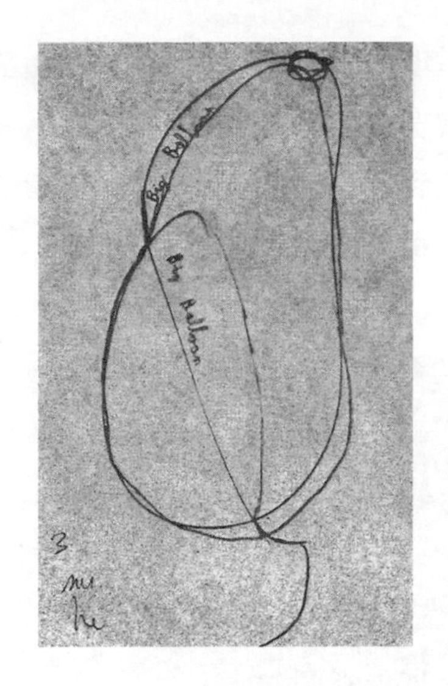

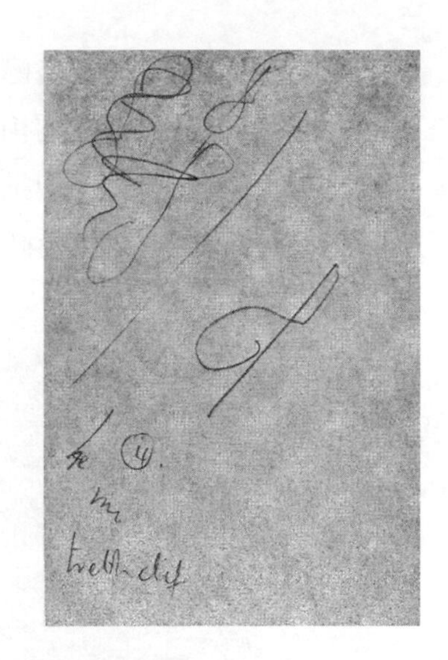

圖三：我的塗鴉，他把它變成兩顆氣球。「我能辦到的，只有這樣了。」他說，好像我對他別有期望似地。（在一開頭，這句話的意義還看不出來。）

圖四：我的塗鴉，他說很像高音譜記號，所以他讓它保持原狀，沒做更動。

圖五：我的塗鴉，他把它變成一條魚，畫的時候顯得相當自得其樂。

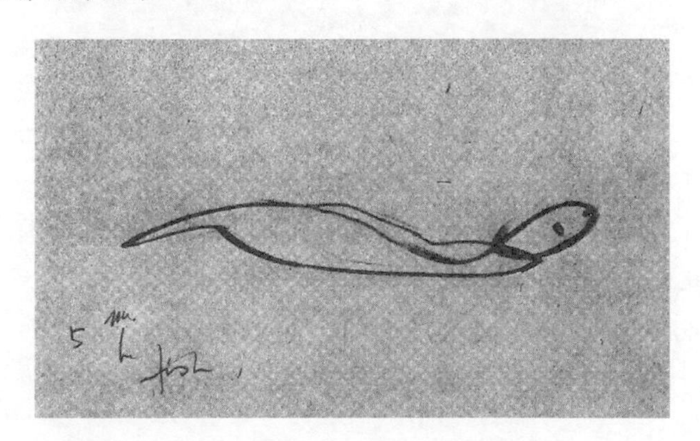

113　我認為，這連續的幾幅畫已呈現出，雙方怎麼透過塗鴉遊戲搭上線，而且我注意到他此刻相當安然自在。每畫完一張畫，我會在紙張背面做些紀錄，再把紙放到地板上；這種塗鴉遊戲有個好處，就是畫畫進行之際你有時間做筆記，而畫作本身就是珍貴的紀錄。

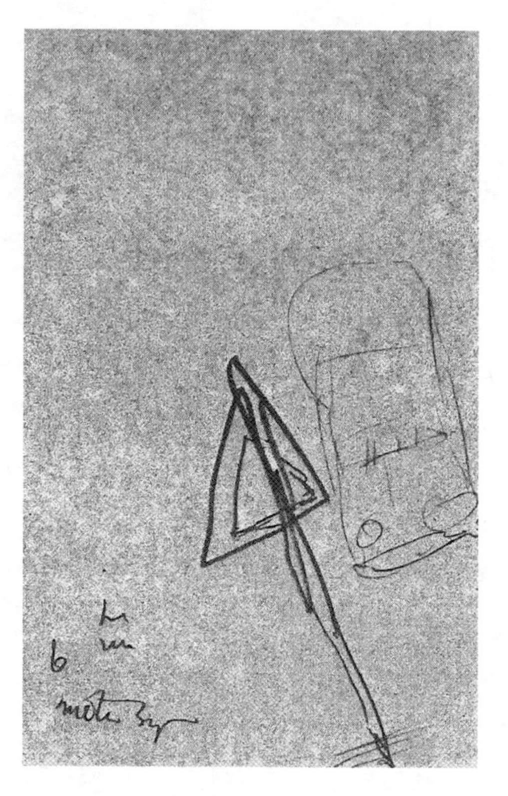

圖六：他的塗鴉，我把它變成汽車行車的道路標誌（這是一種超我的象徵，但我不是有意這樣畫，只是看到他的塗鴉，靈機一動就這樣畫了），這圖逗得他頗開心。

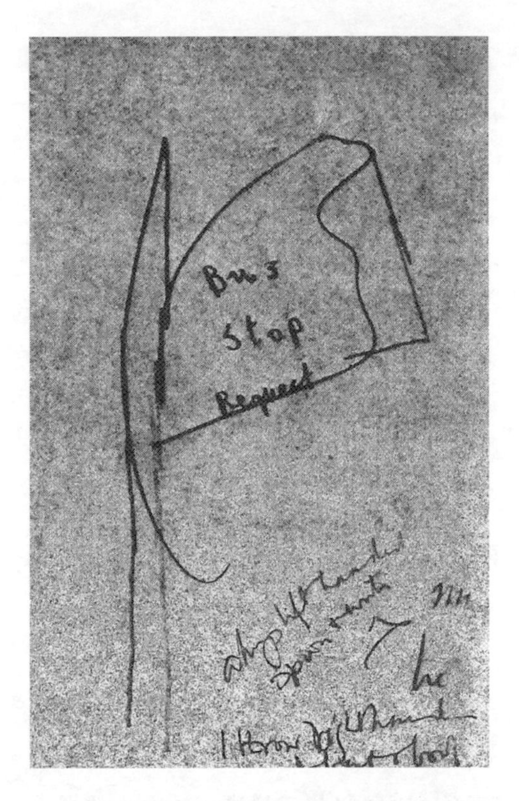

圖七：我的塗鴉，我說：「喔，這個很難哦。」不過，他說：「噢，不見得喲，有了，我想到了。」然後他著手畫出公車招呼站，延續我剛才拋出來的點子。

就在這個時候，我提到他是個左撇子，他說他一向都是用左手寫字，當他還小時，就是用左手拿湯匙。不過，玩板球時，不管是投球、揮棒、滾球，他都用右手，「很好笑，對吧？」他說。（在我追問之下，他回答說，沒有人逼他用右手。我這樣問是因為，有個理論認為強逼天生左撇子的孩子用右手，會造成孩子說話口吃，但這在此似乎不適用。）

115

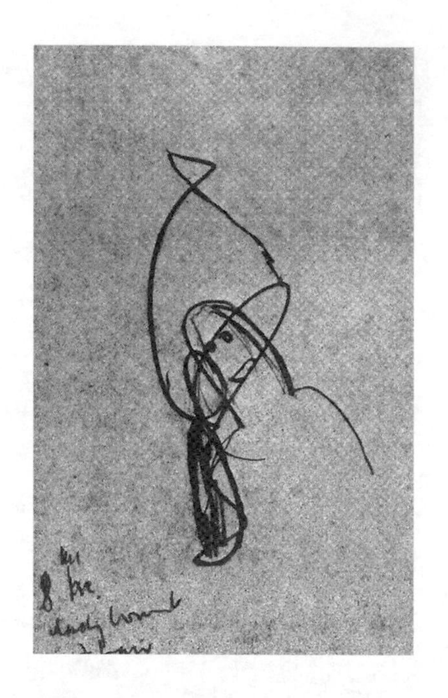

圖八：我的塗鴉，我說，我覺得這個圖太複雜了。「哦，不見得喲，我可以把圖轉一轉看看，搞不好會發現什麼；喔，有了，我可以把它變成一頂女生的帽子，一種呢帽，帽子底下再畫個人頭上去。」於是他在帽子底下畫了個長髮女郎。

這個遊戲的目標之一，是讓孩子放輕鬆之後，進入其幻想世界或夢境。夢可以用在治療上是因為，孩子**會做夢，會把夢記住，並把它講出來**，這意味著，夢中內容雖然會引發亢奮與焦慮，但都還在孩子能忍受的範圍內。

此刻我開始問到夢。他說：「喔，我都夢見自己經常做的事情。我要用右手隨便畫。」這個點子讓他很開心。

116

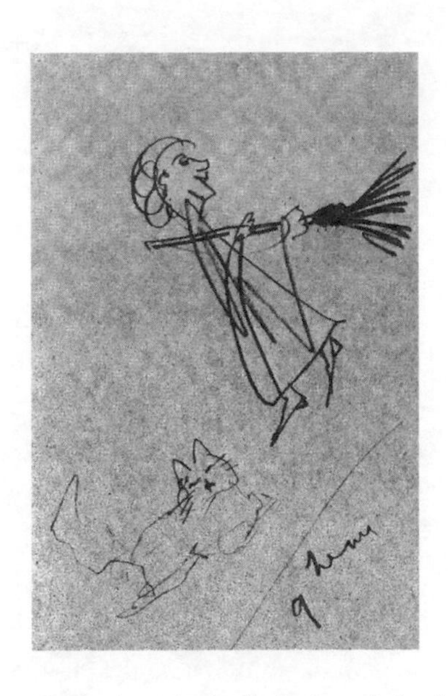

圖九：他的塗鴉，用右手畫的，我把它變成拿著掃帚、頭戴帽子的巫婆。然後他談到賽車，以及夢見過賽車。他嘴裡說著賽車時，一邊把我的塗鴉變成：

圖十：賽車跑道，一旁有看台，台上滿是觀眾。「對啊，我做過可怕的夢，好幾年前做過一個噩夢。」他說。

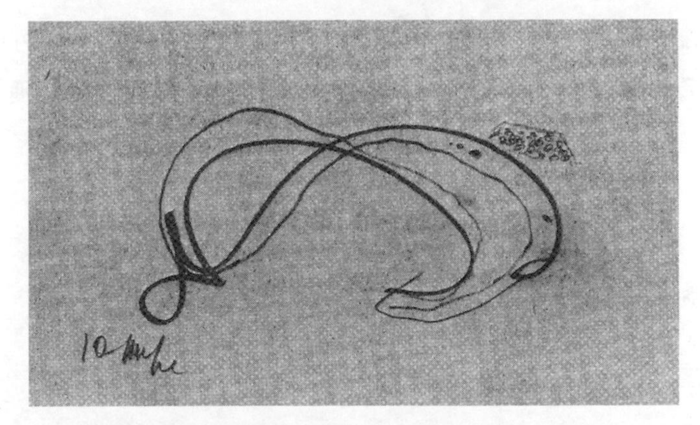

他說這些話的時候，我把他的塗鴉變成：

117

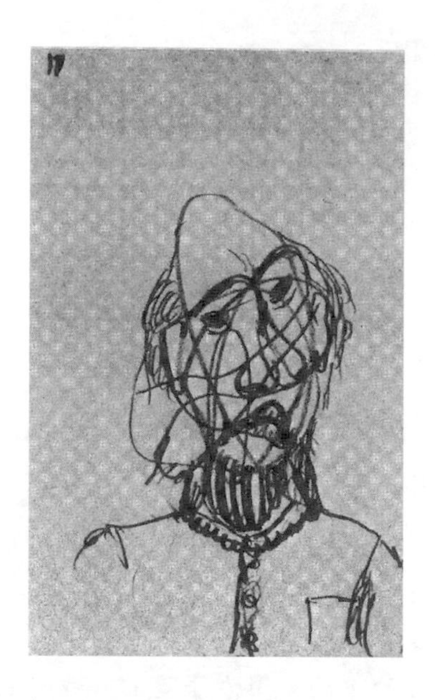

圖十一：有點複雜的臉，他丟給我亂成一團的線條，你可以把它變成任何東西，或什麼也不是（他故意亂畫一通，邊畫還邊盯著我看）。於是我說：「你亂畫，對吧！」他有意亂塗一通來向我挑戰，我把它變成一張臉。

關於做夢的問題，他仍是拖延了一會兒才答話。你可以看出，我問他做什麼夢，是把我對他的好奇從一般性的層面延伸到更深層的自我上，就像夢的目的一般。

這時他告訴我好幾年前做的那個噩夢。「巫婆來把我抓走。」

我說：「真有趣，我才畫了個巫婆呢！」

這時，我真希望自己沒畫巫婆，因為巫婆的意念一直縈繞下

去，我擔心會扭曲了孩子的個人歷程，這麼一來，將沒辦法探到我所尋尋覓覓的最令他苦惱的事。 118

他說：「哦，不，你畫的巫婆跟那個夢沒有關係，那個可怕的夢是好幾年前做的，我從來沒有忘記過。」

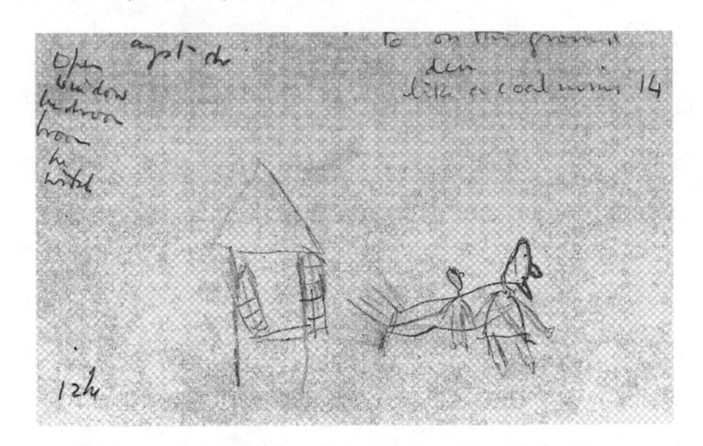

圖十二：他畫出夢中情景。巫婆從打開的窗戶進來把他帶走，帶到像是礦坑的地方。

他說，這個夢出現過好幾次，是在六歲半或七歲的時候做的。他告訴我那是哪一年的事。他說他記得很清楚，是因為那時候他們全家剛從另一個鎮搬到父親現在上班的這個城鎮來。

這段話說明了，孩子提到某段過去時，精神科醫師可要注意了，那段過去就是孩子承受精神壓力的時期，得把握機會確實了解。

他說現在過得很好，滿快樂的，不過剛離開舊家搬到新家時，心情很不好，因為舊家的花園比較大，也不在大馬路邊，他可以自由自在地玩耍，他現在還會很想念以前的無拘無束。

他這樣說的時候，我還沒意會到，他其實也懷念著不必為某件事焦慮的無拘無束。

我說：「搞不好巫婆要帶你回舊家那邊。」

119

我這樣說，不是想做出精神分析式的解釋，而是想表達出，巫婆可能會用一種奇特的方式把他從某個地方帶到另一個地方。

隨後他跟我談到他的兩位祖母，兩位都已去世，還有他爺爺，現在和他們住一起。我很想弄明白，他六歲半或七歲時，到底有什麼事困擾著他，但他說不出口。看起來，離開舊家對他所造成的困擾，並沒有大到需要巫婆帶他回去舊家或離開目前這個家的地步。不過，他倒是一口咬定，這個（反覆出現的）夢就是出現在六歲半左右時。

然後，他又告訴我他當時做的另一個夢。

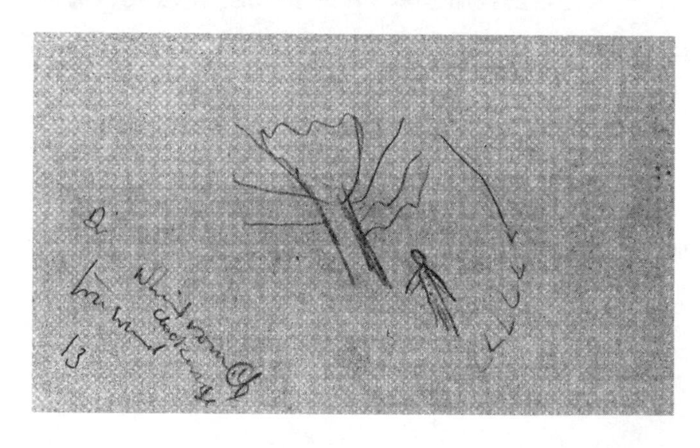

圖十三：這圖呈現他另一個夢，如他說的：「你很難畫出這個……有很多箭頭向右轉……」在這個夢裡，他順時針轉呀轉，好像在床上翻轉一樣。「這個夢其實不恐怖。」

之後，他應我的要求又畫了下一幅。 120

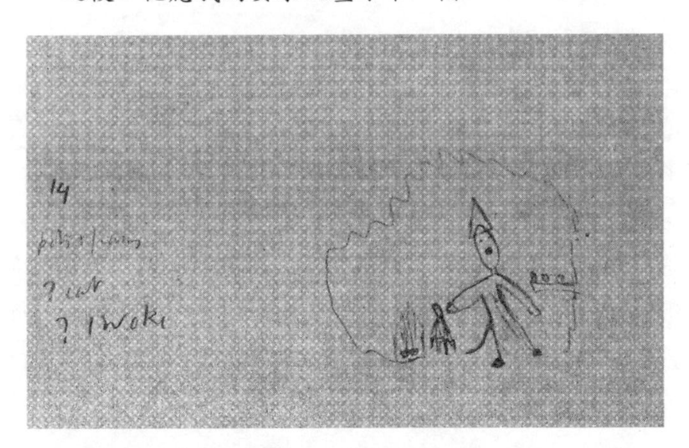

圖十四：他畫出巫婆帶他去的地方——礦坑。礦坑裡生著火，巫婆屋裡的架子上擺了許多瓶瓶罐罐和鍋子，她戴著尖尖的帽子，長了條尾巴，可以看到她就坐在三腳凳上。

這個夢充滿了和神話或童話故事有關的象徵：三腳凳、火、尾巴、戴高帽的巫婆；瓶瓶罐罐和鍋子意味正在煮什麼或調製什麼，黑暗意指潛意識。這一切直指潛意識內容，當然，不是最深層的潛意識，最深層的潛意識內容是無法言喻的。人一旦有辦法描繪出潛意識，那麼便是遠離了最深層的潛意識。我們的社會提供給孩子名稱、口語表達的能力、童話故事、神話，幫助孩子面對無以名狀的無名恐懼。

我問，巫婆會不會把他吃掉（因為出現瓶瓶罐罐和鍋子，還有生火等），他說：「我不知道，我當時就醒了。我很難跟你說這些夢，因為我做夢時，夢一變得可怕，我就會醒來。」他補充說：「有時候我寧願自己不要醒來一直夢下去，看看到底有什麼東西很可怕。」隨後他又自嘲說，繼續夢下去被嚇到也比醒來好。

121　他正邀請我帶他往最糟的情況去，我當時要是知道該怎麼做就好了。

就在這個時候，我提到他呼吸用力的問題。我說，他畫畫時始終都沒有很用力，但他每次吐氣時都很使勁地把氣吐出。他自己也注意到這一點，我問：「我很納悶，你老是這麼努力是為了什麼？」

他自己也不明白。這時他談到自己的口吃。他說：「我一努力就會結結巴巴，如果我不努力，就很好。就好像現在，我一點也不努力，我根本不會結結巴巴。大概是如果我不了解，我就會努力，結果就結結巴巴，如果我對某件事不是很了解的話……」他看起來十分迷惑。

我說：「這就好像你被發動[121-1]了，你得要很用力，但你卻不知道自己幹嘛要這麼用力。」

出乎我意料之外，他說：「一而再，再而三。」（我不知道他從哪裡聽來這個詞。）他繼續說：「不過是最近才開始口吃的。」

121-1　當時仍是蒸汽機的時代。

我們聊到學校，他一直很用功。我說：「聽起來也像是你要努力解大便一樣。」我們花了很長的時間才找到共通的語言。因為用『屎』這字實在不雅，最後我們同意用「上廁所」這個通俗的說法，是我們稱呼排便時最貼近的字眼。（意味一般家庭否認肛門期活動。）

隨後他說：「我想停下來，努力一下。」

於是他畫出下一張塗鴉。

圖十五：他的塗鴉，他畫的時候很自在，把自己的塗鴉畫成一幅畫。

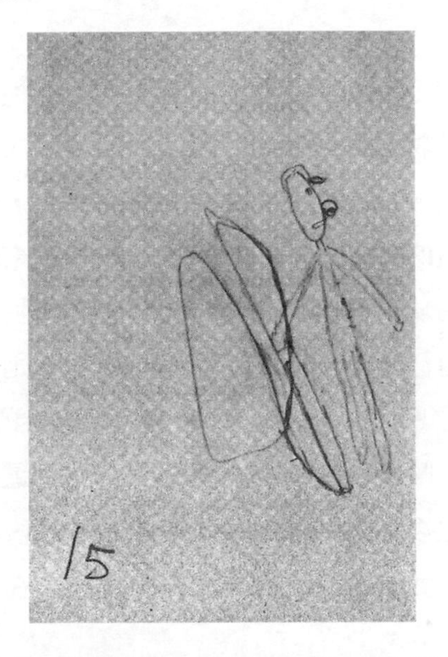

看到孩子用自己的塗鴉作畫時，總是令人很高興，這畫作全然屬於他個人的。孩子從自己的塗鴉所延伸出來的這種畫作，和他想畫畫時所畫的圖，是極為不同的。

圖裡有名男子，提著一具裝小提琴的琴盒，盒上有條揹帶。阿佛列的爸爸會拉小提琴。他很滿意自己獨力完成這幅畫，不過，這個畫裡的特定內容我卻不知該怎麼看待。我跟他說：「如果你不努力，你就得冒險，當然很可能什麼也沒發生。」

我們相處的時間即將結束，前後進行了一個鐘頭。當我和阿佛列的母親簡短交談時，阿佛列心滿意足地前往候診室。我知道自己沒發現什麼線索，但握有能讓我找到線索的重要關鍵，也就是，孩子六歲半左右時的特殊狀態，那段期間他常夢見巫婆抓走他。

123

事實上，接下來的十五分鐘，發生了戲劇性的進展。我和母親見面，並向她說明我刻意把時間交由孩子來決定。我大概和她談了八分鐘之久。她看起來是個很討喜的女人，是那種很想為人妻母、以家為重的女子。她告訴我，阿佛列近來才開始犯口吃。沒有人催他要用功，沒有人逼他用右手，她和阿佛列都認為，問題可能出在他自己身上。他最近獲得獎學金，她說，想表現好並隨時全力以赴的焦慮，是他自己加諸到自己身上的。

我告訴她，晤談中我得出一個想法，就是這孩子從舊家搬到現在住的地方之後，也就是他父親換工作的那段期間，過得很不順遂。我說：「我認為我們得弄清楚，這孩子在六歲半那一年的遭遇。」

母親說：「他有沒有告訴你，他爸爸就是在那年精神崩潰呢？是這樣的，他爸爸覺得新工作很吃力，於是一味想把工作做好，求好心切之餘，變得鑽牛角尖，最後患了焦躁型憂鬱症（agitated depression），成天焦躁不安，結果入院治療了好幾個月。」

我說，這件事肯定是阿佛列生病的線索。由於我們只剩下三分鐘，所以我請她讓我和阿佛列再談一會兒，然後便可帶他回家，之後，還要請她寫信告訴我，阿佛列對這次晤談的反應如何。她輕快地答應了。

阿佛列回到我的晤談室，坐在椅子上。我說：「我和媽媽把前後聊了一遍，我問她你六歲半時的事，也就是你說做噩夢的那段時間。你記不記得那時候爸爸病倒了，是精神崩潰？」

阿佛列大吃一驚，猛然想起爸爸生病一事，**這事他早忘得一乾二淨**。他看起來像是大大鬆了一口氣。我說：「瞧，你一直很努力，但不是因為你本身的需要而努力，而且你也說過，如果你不那麼努力的話，結果反而會好很多。**你一直在替爸爸努力**，你現在仍然努力不休，想減輕爸爸擔心工作做得不夠好的苦惱。這就是為什麼你每次吐氣都很用力的原因，就像你跟我說的，這樣努力、逼迫自己會妨礙你的表現及表達，並讓你說話口吃。」 124

我們於此時相互告別，他隨著媽媽離開，顯得相當輕鬆而開心。

與母親晤談

和阿佛列晤談後兩個月，我和他母親進行了一次一個鐘頭的晤談。（會有這次晤談，自有其必要，不過細節不宜在此多談。）

從媽媽口中得知的阿佛列的生活史，焦點集中在阿佛列小時候的強迫性行為，包括性欲化的、強迫性的四處走動，在他一歲半左右時開始，三歲時最嚴重，似乎從會走路就開始了。他有過各式各樣的強迫行為，所以媽媽老提醒他：「放輕鬆，阿佛列。」

如今這強迫驅力的表現，是在課業上過分用功，但沒有人逼他，也沒人期待他要表現得比能應付自如還好。（大小便訓練這回事他也沒有受到逼迫。）

倘若我們的目標是要安排長期的心理治療，這些細節都十分重要，不過，媽媽描述的成長史卻沒有顯現出關於阿佛列六歲半時遭遇的任何蛛絲馬跡。反倒是這孩子自己透露出來的線索，讓我得以看清楚，阿佛列的努力是替爸爸做的，導因於爸爸的精神崩潰。

媽媽倒是清楚地交代了爸爸生病對五歲大的阿佛列所造成的衝擊。阿佛列當時確實目睹了一場危機，之後爸爸便住院了，爸爸的強迫官能症逐漸演變成焦躁型憂鬱症。事實上，阿佛列就是在這個時間點上開始出現口吃的。

媽媽說，阿佛列在和我晤談之後，一離開便對媽媽說：「你知道嗎，我完全忘了那時候爸爸生病。」而且他看起來像鬆了一口氣，如釋重負的樣子。幾個禮拜後，他們閒聊提到我時，他說：「那個醫生很囉唆。」

結果

125 我跟阿佛列的治療諮詢對阿佛列和他媽媽都產生了影響。原則上：起碼要做到哪一步呢？我毋須再多做些什麼。口吃不再是問題，這孩子也從某些強迫性的過分努力中放鬆了。

有個細節值得留意，就是最後一張畫的涵義。這畫透露出，阿佛列的父親因從事辦公室的行政工作而必須壓抑其創造力，因而常有挫折感。他擁有一把小提琴，琴盒上的揹帶意味他沒辦法一展音樂長才。這樣說吧，倘若我能解開小提琴琴盒上的揹帶，那麼他父親就能發揮創造力，喚起他的深層自我；這麼一來，他父親會變得開心一點，阿佛列就不必為了要幫爸爸把壓制創意、令人厭煩的例行工作做好，逼自己做出無望的努力而過度緊張。阿佛列畫這張圖時，我並不了解這一點，因此我沒有機會說出這段話。不過話說回來，其實也不必要我說出來，因為，這孩子想起爸爸生病這回事也帶來同樣的效果。這次治療諮詢的正面效果已經維持了一年，如果有什麼新的困擾出現，媽媽會再帶阿佛列來見我，如果他的問題屬於兒童精神科領域的話。

進一步的說明

媽媽說：「您知道嗎？阿佛列的好轉不是從你們見面後開始的，而是見面的一個禮拜前，事實上，就在我知道要與您會面的那一刻起。」也許她說得極是，在兒童精神科裡，症狀的改善本來就和父母從絕望窘境轉為希望滿懷息息相關。不過，這也需要孩子的精神科醫師配合，於晤談時做到這一點。

結語

在此描述的治療諮詢說明了如何透過孩子獲取其生活史。在這個脈絡下獲取生活史不是去收集孩子經歷的生命事件，而是治療師和孩子的互動方式能讓孩子呈現出內在歷程，好讓治療師發覺孩子生命中的重大苦惱。

126 追蹤

七年之後，在我的詢問之下，這位母親告訴我，阿佛列的口吃「這些日子以來很少造成什麼不便」，雖然某些情況下，口吃還是有復發跡象，阿佛列也說他討厭講電話。

阿佛列持續穩定發展，喜歡在青年活動中心演出和演講，看來不擔心大學入學考試，目標是攻讀法律。

母親接著說道，阿佛列看來各方面都發展均衡，喜歡偶爾跳跳舞、參加社交活動，和同年紀的朋友也處得相當好。

當然，我無意宣稱一次的晤談就能帶來這麼豐碩的成果，能有這樣的結果，其實是這孩子的自然歷程所致，加上家庭給予他的關懷與照料。不過，話說回來，他來就診時的確需要幫助，而他也確實得到了協助。

第二部　導論

第二部裡所描述的治療諮詢，依然延用和第一部同樣的技 127
法。和我從事類似工作的讀者會發現，這一部分的案例所牽涉的問題層面更廣。第二部的某些個案，其背景問題確實錯綜複雜，不過，孩子的家庭及所處之社會情境的癥結一旦解開，一次甚或高達三次的晤談還是發揮了一定的作用，與孩子達成了溝通。我所謂的這類溝通，和在熟悉的居家環境裡親子之間或孩子之間的談話大不相同，當然也和學校師生間的溝通大相逕庭。

在其中幾個案例裡，相關的社福人員也加入治療行列來協助孩子或父母親本身，所以，此處的治療諮詢必須視為整體個案工作的其中一環而已。然而，屢見不鮮的是，當孩子因接受治療諮詢而漸漸卸下心防，孩子雙親的心情隨而在某種程度上放鬆了，也就更能面對他們自己或家庭的問題。當然，在某些案例裡，即便孩子從治療諮詢中得到了很大的幫助，情況也沒有因而好轉，這通常意味著，問題主要出在父母親或家庭身上，而這孩子不過是代罪羔羊，受困在生病的家庭裡而表現出病症。雖然這些病症出現在孩子身上，但說起來生病的其實是家庭。這些狀況是在處理與家庭有關的社會工作時常會碰到的。

我再度列舉出許多案例，與其說是表達新的想法，不如說是呈現一次次與孩子溝通的範例，這些溝通有時候很管用，而且都不失為予學生思索與討論的好素材。經過討論後，重大議題往往會被提出來，指引學生去探討當前一般所認定的基本或相關理 128

論，關乎個體在特定環境裡的情緒發展。

還是要再次強調，在這類的案例說明裡，讀者（也就是學生）所了解的和該名精神科醫師所了解的，並無二致，所以進行討論時讀者可一點都不會居於下風。如果因為時間或篇幅的問題，該精神科醫師留有一手的話，學生才會處於劣勢。

要提醒大家的是，這些個案雖然呈現了各種足供鑑別診斷的病症，但他們都沒有反社會的傾向。之所以特別說明這一點，是因為我在本書的第三部集結了一類案例，來說明情感性剝奪和反社會傾向之間的關聯。

【個案八】查爾斯，九歲

以下案例說明了掌握細節的必要。主要的原則掌握住，那麼孩子會在晤談中逐步察覺到情緒的態勢，而將內在的歷程展露出來。這孩子是同事轉介過來的，這同事也和孩子晤談過一次。另外，兒童診療中心（Child Guidance Clinic）之前也和孩子接觸過，但沒什麼成果。 129

家庭狀況

姊姊　十一歲

個案　九歲

妹妹　七歲

家庭完整

這孩子常抱怨會頭痛，抱怨腦子裡有「念頭」纏著他。讓他困擾不已是他的腦袋，然後他漸漸有了思考器官這個概念。他說腦子當中的一小塊慢慢控制了他的全身。他開始發很多誓，並且努力遵守誓約，但發過這些誓之後事情根本沒有好轉，即便他對著《聖經》立誓也沒用。

我們坐定玩起塗鴉遊戲。

圖一：我起頭塗鴉，他把圖變成一條魚。〔148頁〕

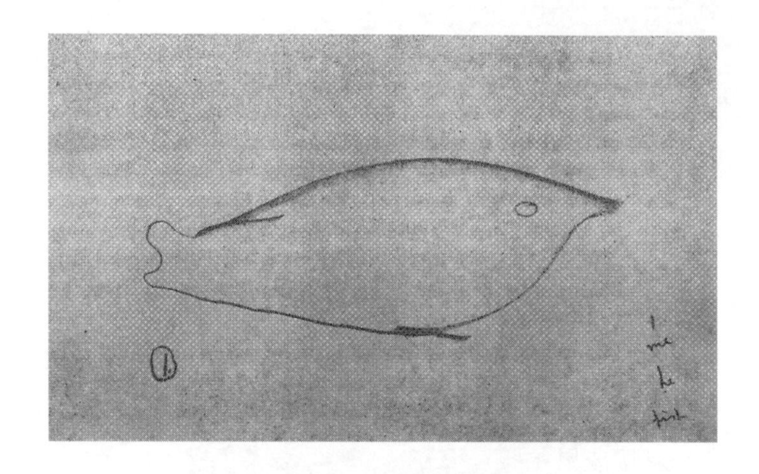

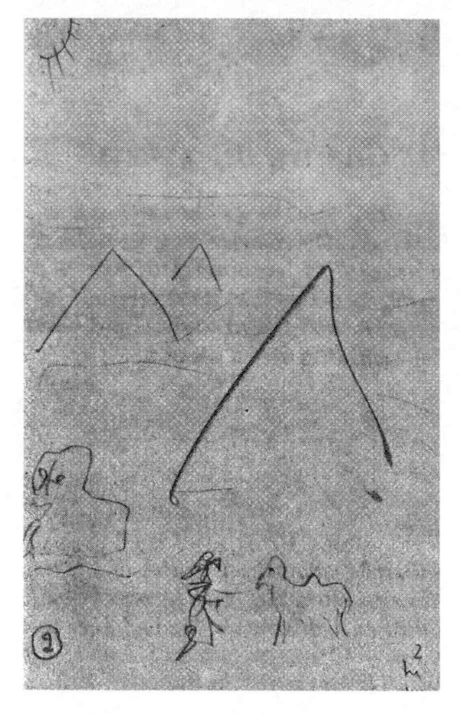

圖二：他的塗鴉，分成三個部分，我把它畫成一幅風景。

圖三：我的塗鴉，他把它變成他所謂的女生，「因為她穿裙子。」「大概是我（七歲的）妹妹。」我們聊了一下女生，我問他，當女生是不是很幸運。他說：「一點也不好，我不想當女生，我常常跟女生打架。」他一邊說，一邊激動地呼吸著。他接著說：「有個規定是『不准打女生！』可是我跟妹妹打架時，這一條不算。」他說他沒有上學，家裡請來女家教老師幫他上課。這項安排是我的同事和孩子晤談後做出的明智建議。他很高興可以不去上學，雖然他很喜歡學校的游泳課。

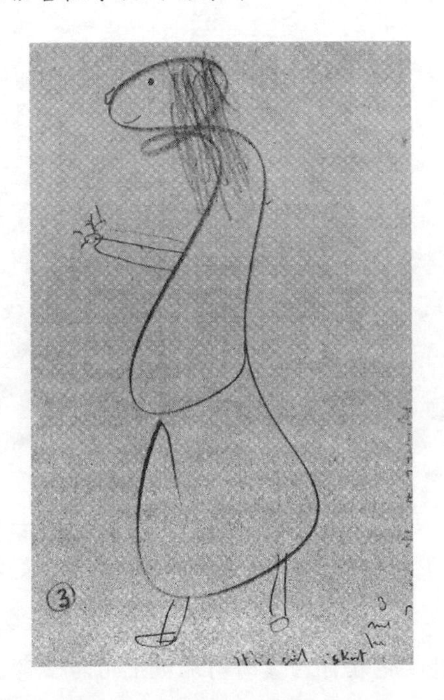

圖四：他的塗鴉〔150頁〕，他一邊畫，一邊說到和妹妹打架的事。如果他和姊妹其中一人單獨在一起並不會打架，但只要他們三人都在，就一定會打架。

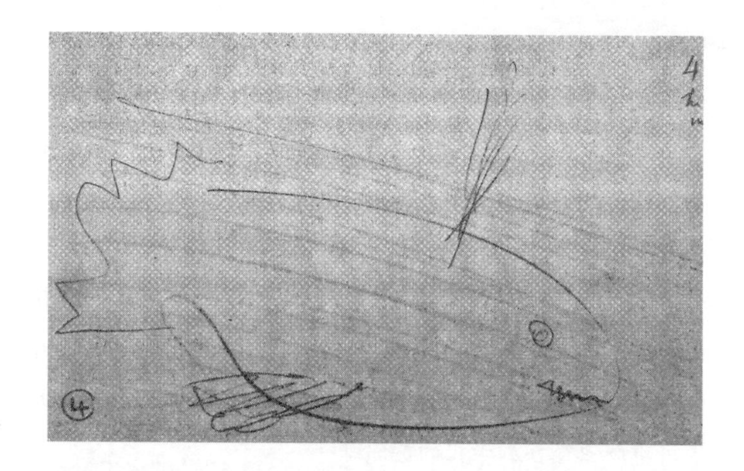

132

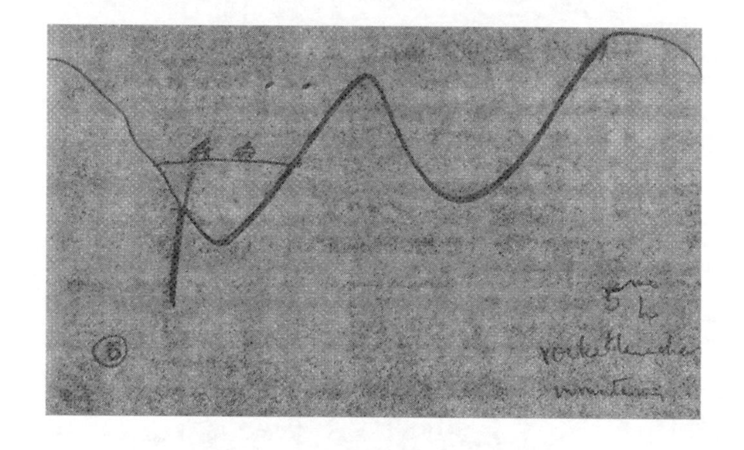

圖五：我的塗鴉，他把它變成山峰，山上有火箭發射器，還有個很大的平台。他很喜歡火箭，可是火箭是最高機密，所以他大概只能開飛機。他說：「我喜歡戰艦。」並提到打仗。他在自己房間的地板上用粉筆畫了打仗的遊戲。

此刻，我尚未意會到他已經談及他的內心世界。

有四或五個國家在打仗，有很多小戰場和小徑，每個戰場都代表某個國家。他說到地雷偵測工事的複雜性，還有在這場戰爭裡，每一國都要回到自己的基地，也許沒有退路。他有好幾百個士兵、迫擊砲和手榴彈。他一面跟我描述這場戰爭，一面還發出符合戰爭場面以及來福槍發射的各種聲響。他的一名手榴彈兵有一具火箭筒。蘇俄軍隊裡只有一名士兵有一具迫擊砲，以及諸如此類的事情。

圖六：他把在自家地板玩的打仗遊戲畫出來。

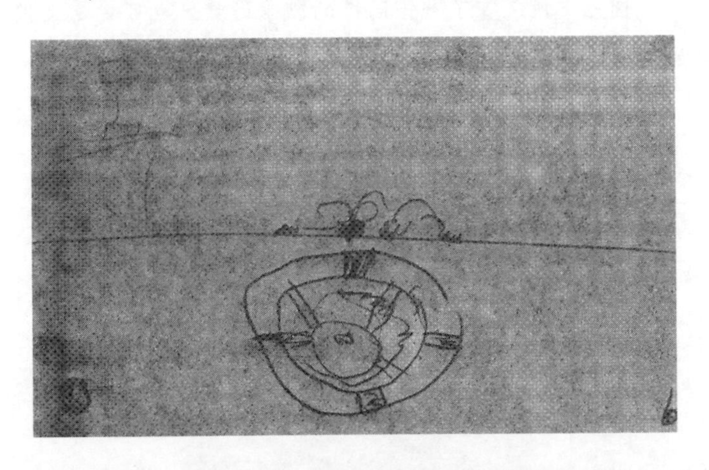

133

我把這張畫的內容，和他一開頭提起的腦袋的情形，兩者兜在一塊。我相當武斷地告訴他，他畫的是自己腦袋裡的情形，其中分成好幾個區塊。腦袋代表所有的「不准」，而這場戰爭遊戲是壞人對好人發動攻擊。他很自然地跟著我搭腔。他說：「這很像開關，一打開開關，所有的東西就發動了。」他又接著說：「腦袋裡只有一小塊地方控制手腳的活動。」他覺得只要這一小塊地方的開關一打開，他就被控制住了。

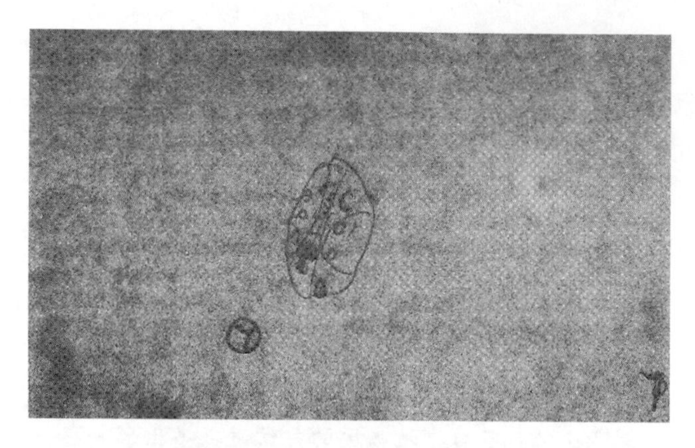

圖七：他又畫了一張同樣的戰爭遊戲，也可說是大腦的圖解，他是有意這樣畫的。

此時我們達成溝通了，這是他一直想說卻說不出口的事，除非對方懂得他地板上的圖和他的戰爭遊戲，對他而言，都代表他大腦的圖解。

我們繼續塗鴉遊戲。

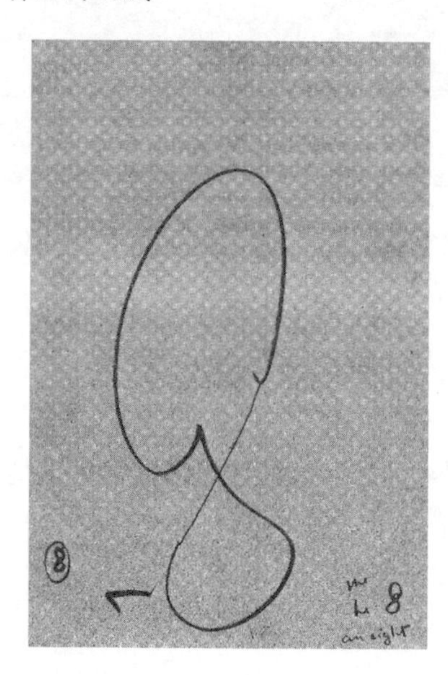

圖八：我的塗鴉。他說這圖很像數字8、7，也像9。我提醒他，他說過他喜歡九歲這年紀，但此時他說十四歲最棒，因為到時候他就不用再上學了。到時他會有一輛超棒的車，也不必工作。那會是他生命中最棒的時候，「也許十六歲時最棒，到時候我可以大玩特完。」隨後他談到學校生活。「待在學校的時間有十二個鐘頭，其中九個半鐘頭都要上課，應該要有四個鐘頭的時間玩耍才是。一年有八個月的時間要上學，相較之下，放假時間只有四個月而已。」他似乎對於玩耍時間受阻一事耿耿於懷。

你可以從這裡看出來，這孩子的智力很有發揮的空間，若給他機會好好玩一玩，對他也算是小有助益，但問題是，他能不能把他腦子的運作這檔事擱在一邊，盡情去玩。

135

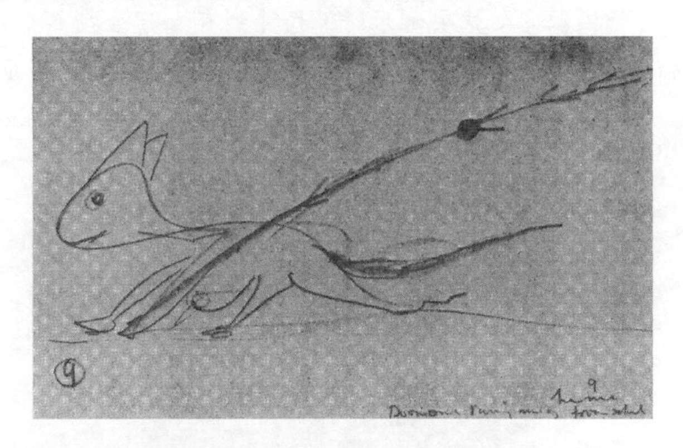

圖九：他的塗鴉，我把它畫成一隻奔跑的動物，他說牠是從學校溜出去的。

隨後我問到他的夢。他說做過很多夢，全是彩色的。「都是噁心的夢，有些超噁心的。我夢過一隻顏色鮮豔的蜘蛛，真是噁心到不行。」

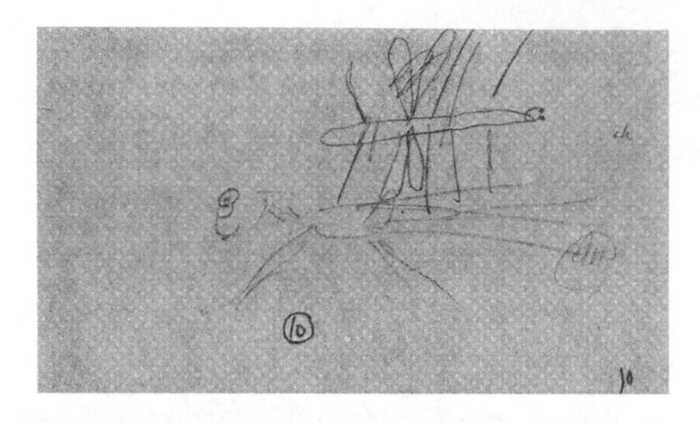

圖十：他跟我說要畫一隻蚊子，於是他畫了蚊子，並在蚊子上方畫了夢中栩栩如生的鮮豔東西，是巨型蜘蛛或者巨蚊。描述夢見這些東西時，他都還很緊張。他說他很怕巨蚊和蜘蛛。「國外的巨蚊和蜘蛛都有毒，我不怕小東西，但有些蟲子有很長的身體和翅膀，我夢見的就是這種。有時候做完夢快要醒來時，我瞥到有人盯著我，老是同一個女人，然後我就醒了，好恐怖，我沒辦法把她畫出來。」

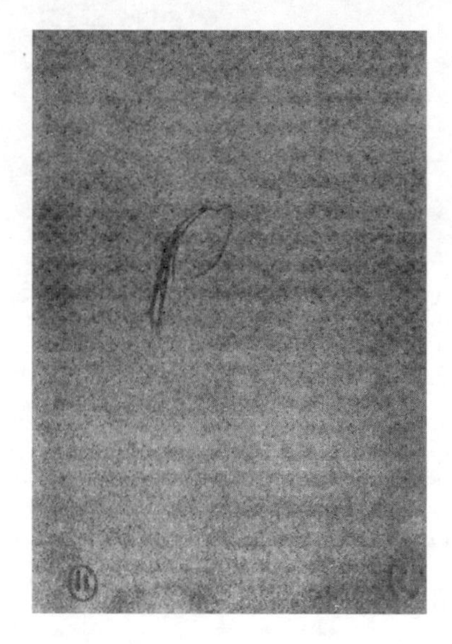

136

圖十一：不過，他還是勉強畫了個頭形以及後腦勺的頭髮。這恐怖的女人留長髮。「對，有可能是媽媽。」

圖十二：他的塗鴉，看起來像勃起的陰莖，他起先把它變成一根手指，隨後又把它畫成飛機。他說：「畫壞了。」這個圖實在太像陰莖了，於是我忍不住問起他的性器官，他說：「它會伸長。」又說：「我說不下去了。」我問他，有沒有和別人談過他的陰莖，他說：「這是頭一回。」

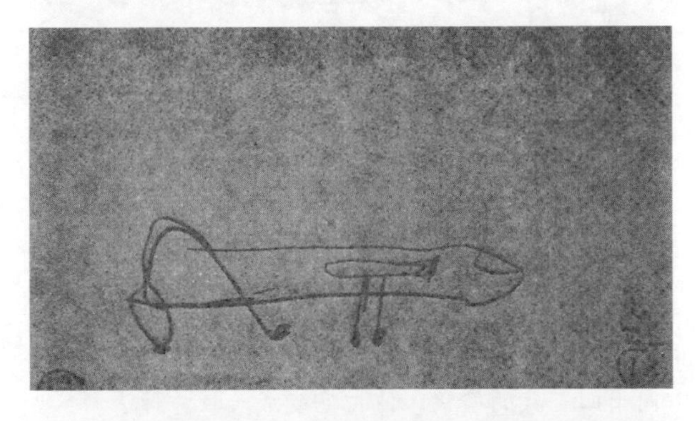

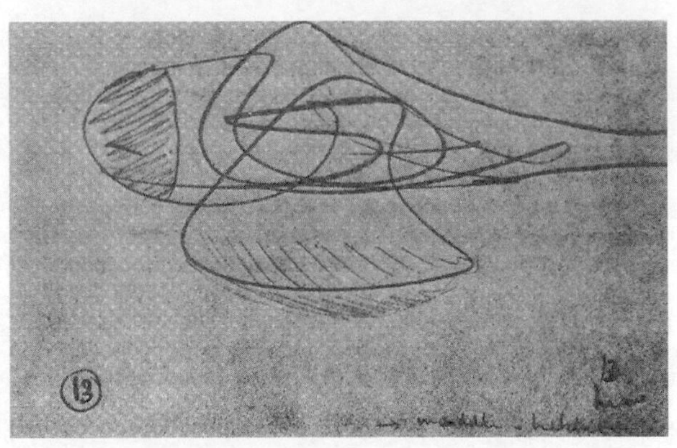

圖十三：他的塗鴉，他故意亂畫一通，我設法把它變成像飛機的東西，好留住他清楚意識到的念頭。

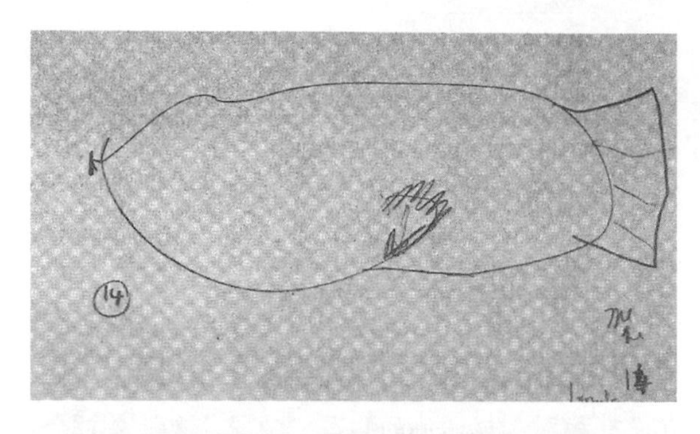

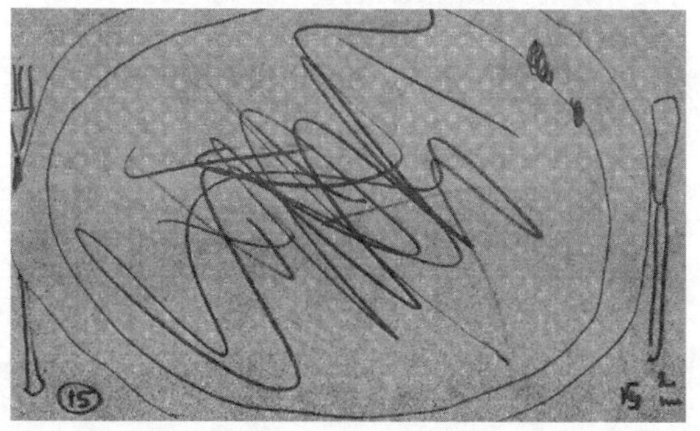

圖十四：我的塗鴉，他把它變成一枚炸彈。

圖十五：他的塗鴉，故意亂塗一氣，於是我把先前起了頭的解釋繼續說完。我說：「這圖還是代表你的腦袋，之前的那一幅，你有意把腦袋整合成好幾部分，不過，真正讓你頭痛的，是你的腦袋一團亂。」（這是急性精神錯亂。）他同意我的說法，並說，當他開始有一些感覺和想法時就很糟。他要爸爸跟媽媽說他的情形，然後媽媽告訴了其他醫生。他說他知道自己分裂成兩半的這種混亂，輸掉的那一塊比較大，屬於思考的一小塊贏了，比較小的那一塊控制了他的手腳……（有些細節遺漏了，不管怎麼樣，他的說法其實變來變去。）

我希望讓他明白，他那如影隨行的巨大恐懼是害怕自己掉入全然錯亂的狀態裡。於是我畫個圈圈把他畫的一團亂包起來，並說，這樣很像一盤義大利麵，可以拿來當正餐吃。他等不及想繼續玩，於是他說：「輪到我塗鴉了。」

圖十六：他的塗鴉，真是「亂得一蹋糊塗」，我接手把它變成一張男人的臉，他說是羅利爵士[138-a]。此刻，我是想讓他稍微分神穩定一下。儘管如此，我倆還是緊扣著混亂這個核心主題，我幫他去覺察急性的精神錯亂狀態，並讓他和這急性精神錯亂相安無事，這個錯亂狀態是他無從想像的焦慮所表現出來的一種形式，不時威脅著他。

139

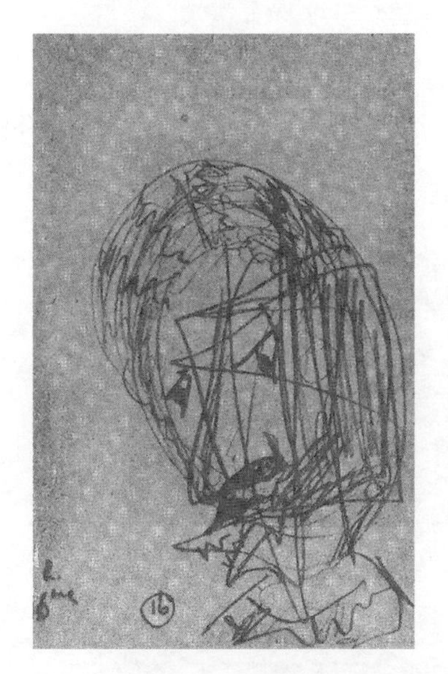

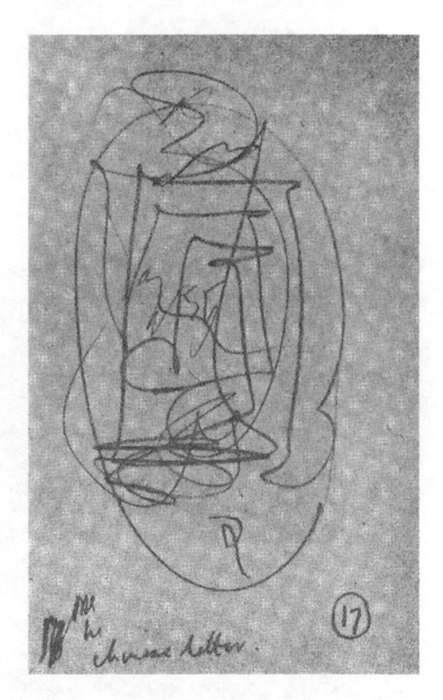

圖十七：我故意亂畫一通，他說是個中國字，並努力想從這一團亂中瞧出什麼來。他說：「我也可以把它變成

138-a 中譯註：Sir Walter Raleigh，英國探險家和作家，女王伊利莎白一世的寵臣，也是早期美洲殖民者。

義大利麵，不過這樣就是在學你圖十五的畫了。」

我問他有沒有夢過亂糟糟的夢。他開始告訴我某個這類的夢，但卻打起呵欠，好像很累的樣子，不過他還是打起精神說：「有一個夢是這樣，我走著走著，走到靠近學校的時候，一陣大浪打過來，把我捲到水裡，我大聲喊救命，我喊『洛威林』，喊了兩聲，洛威林是夢中的另一個男生。」他接著說：「那一次睡覺快醒的時候沒看見那個女人！」這一點對他來說很重要，因為這女人三番兩次地在他的噩夢中出現。他說這個女人在有蜘蛛的夢裡出現。隨後他說了這番話：「我做這個夢的時候大概只有七歲大或更小，所以這個女人還沒來。」

140　此刻，以我倆的關係，我可以很自然地問他，這個夢和性興奮、自慰、勃起等有沒有關係，他說：「沒有關係。」

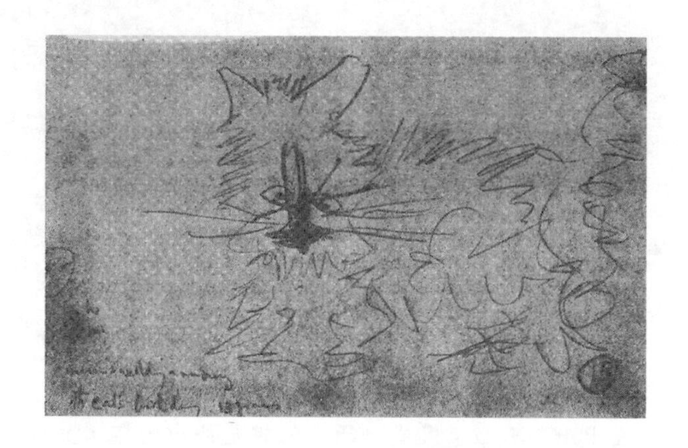

圖十八：他的塗鴉，我把它變成一隻貓。這個圖讓他談到母親的結婚紀念日，因為這也正好是貓的生日。

圖十九：我的塗鴉，他把它變成他所謂的當代藝術。

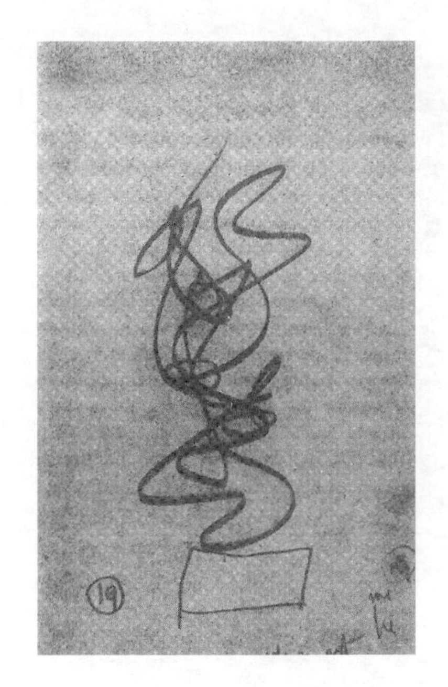

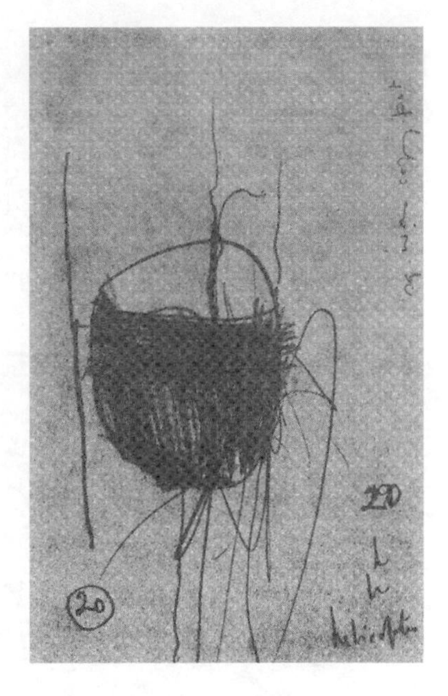

圖二十：他的塗鴉，他把自己的塗鴉變成一架直昇機。他說變成直昇機之前，原本是一只鍋子。也許是他想從鍋子的意念逃開的反應讓我問他，有沒有尿床過，他說：「有尿床過，因為我夢見自己去上廁所，那一、兩次尿床都是因為做了上廁所的夢。」

142

圖二十一：我的塗鴉〔160頁〕，似乎把他給難倒了。他說：「我試試看。」把最上面的部分劃掉後，他畫下「加冕街」[142-a]（正在播映的電視連續劇）裡的伊娜・夏普斯。為何說是伊娜・夏普斯，他的說法是，她的朋友去世了她很難過。這位女士彈鋼琴時脾氣很火爆。講到壞脾氣，他想到家裡以前有位廚子，這廚子對大家很壞，連對

142-a 編著：Coronation Street，英國最受歡迎的帶狀電視影集之一，自1960年播出至今已四十餘年。

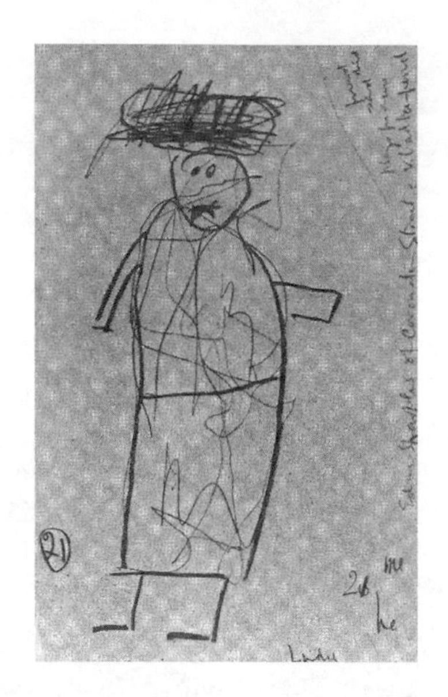

媽媽都很不客氣。這廚子顯然打破了一些孩子的玩具，包括姊姊的計算機。「女生很會發脾氣，真讓人受不了。」於是他開始談起他姊姊怎麼逼人就範的招數。他說：「她會自己發明一些處罰，譬如，如果你不怎麼樣的話，驢子就會死翹翹……結果驢子真的得肺炎死掉了。」

我注意到他很容易想到有魔法的女人，像女神之類的。

143 結果，次要的主題浮現了，這主題也非常重要。討論圖十的時候，他提到在做完夢尚未清醒前，會出現一種很特別的感覺。「我瞥到有人盯著我，老是同一個女人，然後我就醒了，好恐怖，我沒辦法把她畫出來。」我當時沒發覺他對自己這個敏銳的觀察有何意義。在圖十一裡，他設法去捕捉那時瞥到的影像——畫出了那人的頭形和腦後的黑長髮。

到了圖十五時，急性精神錯亂的狀態表露無遺，我現在可以看得很清楚，這種錯亂和沒辦法掌握事實，或沒辦法掌握記憶順序的恐懼息息相關，而唯有憑藉著清晰的記憶，他才能弄清楚自己當時不明白的事。

我們繼續玩下去，到了圖十七，告訴我他做的夢之後，他發現當自己做那個夢並從夢中醒來時，那女人還不存在。於是他可以指出這個夢出現在「七歲或更小」，而且是「那女人出現之前」。

我當時還沒意會過來，置若罔聞地繼續玩下去。

到了圖二十一，透過當時電視影集出現的人物，他想到壞脾氣的廚子，這婦人連對媽媽的態度都很差，對他來說，這婦人簡直是活生生的巫婆。

晤談結束後，我從媽媽那裡得知，這位婦人把家裡搞得烏煙瘴氣，最後不得不把她送走。查爾斯準確地把令他困擾的那段時間定在七歲之前。

晤談結束後我才發現，急性精神錯亂和那位婦人的存在有關，在查爾斯眼裡，那婦人是個不折不扣的巫婆，特別是他剛從夢中醒來時，那婦人現身的模樣，尤其是做了讓他興奮得勃起或很想尿尿的夢時（見圖十二和圖七的內容）。這種錯亂介於夢境和清醒時的生活體驗之間。

這個現象對人類從睡夢中醒來的普遍困難提供了很有意思的說明，很值得研究，就像對入睡這個顯然更困難的狀態所做的研究一樣，而我所謂的過渡性現象就是在入睡狀態中有其特殊意義。（從睡眠中醒來的主題也在下一個案例裡出現。） 144

此時，我覺得我們這次的晤談已經進行得差不多了，但因為還有一點時間，於是我告訴他過渡性客體這個概念。

圖二十二：他畫下「可愛的泰迪熊」，它沒有眼睛。他說：「畫這個簡單啦。」他說，媽媽擔心固定熊眼的鐵絲會弄傷他，因此把熊的眼睛拆下來，所以它沒有眼睛。他說，不過他當時還很小，不知道它本來有眼睛。他還說，他父親也保留了一隻非常大但缺了一條腿的泰迪熊，他在他的泰迪熊旁邊畫下爸爸的泰迪熊。他也提到，妹妹超愛小動物，有時候妹妹還會借用他的泰迪熊。換句話說，他明白我們談的是有壓力時所需要的慰藉，譬如入睡前。

結束前，我們談了一下他和父親的關係。他的想法非常堅決。「那兩個女生應該把爸爸留給我，她們有彼此可以做伴。」他顯然覺得爸爸被搶走了。

他繼而說起另一型的惡女神，談到姊姊怎麼把小狗弄丟，害大家一整天全泡湯，還有她會因為耳朵痛或某些小毛病把什麼都搞砸了。他最後的結論是：「我應該得到最棒的爸爸，可是我沒得到，害我無聊死了。」

我隨後和他母親談了幾分鐘，得知我的同事已經明智地為查爾斯做好安排，讓他休學一段時間了。

後續發展

接下來的六個月，我和查爾斯又進行了四次晤談，不過，最關鍵的仍屬第一次的晤談，那次之後，查爾斯的父母比較知道怎麼安頓他的生活，最後為他找到了一所合適的學校。

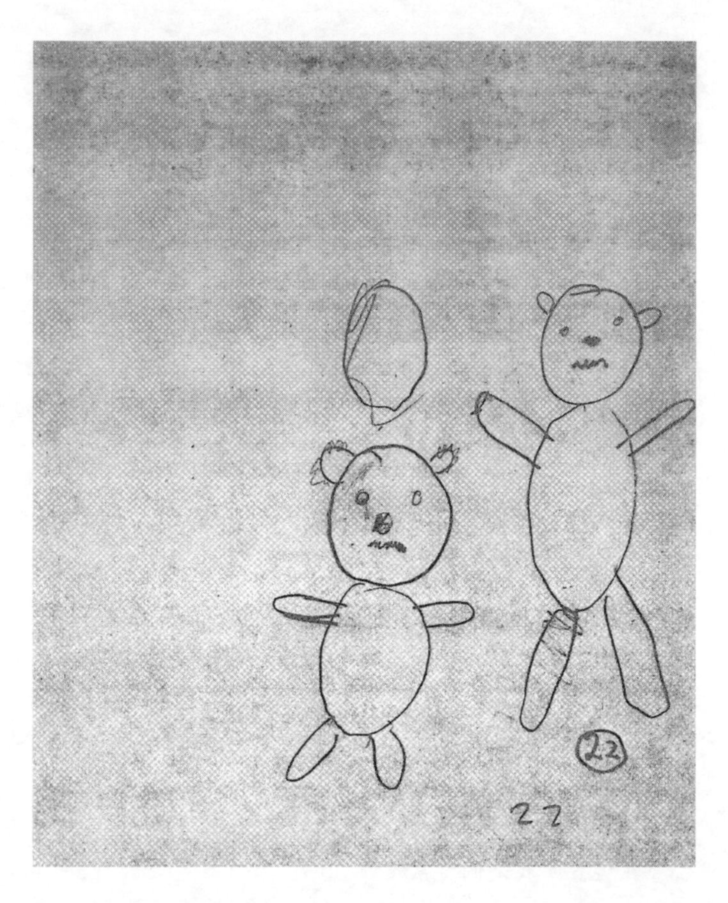

四年之後，查爾斯十三歲，我得知他在公立學校表現良好。初次和查爾斯接觸之後，查爾斯的父母和家庭醫師向我提供了大量細節，這部分有必要在此省略。從他父母眼裡看來，他們後續所做的一切全拜我和查爾斯進行了初次治療諮詢，以及急性精神錯亂狀態紓緩下來所賜。

學校校刊最近刊登了查爾斯的一首詩，我徵得同意後，轉載如下：

146　我得活著

「我得活著，」他們這麼認為，

「但我不想活著。」我說。

「他們從池塘裡把我拉上岸，
給了我生命，
但我想死去。」

「如今人人活著。」

「死去有什麼不好？」我問。

「沒一樣好，」他們說，
「那裡空無一物，只有黑暗，與邪惡。」他們說。

「不是那樣的，」我說，
「我想死去，我做了該做的一切，
在這裡，我是個負累，
在彼端，死域，我將化為烏有。
我已達成目標，
我想見見上帝。」我說。

「何謂上帝？」他們問。

【個案九】阿敘坦，十二歲

我接下來要呈現的案例，是治療諮詢自有其動力的一個例子，這孩子和我走到了令人意想不到的境地。這次的諮詢帶來了重大的成果，原本這孩子的情緒發展已逐漸停頓，步向分裂性人格，然而，晤談之後他的情緒發展得以進一步開展。如今不論在家裡和學校，他都能得到支持與協助。 147

這案例有起色大半得歸功於這次治療諮詢。多虧這次諮詢有效，要不然這孩子得離開他的學校和溫馨的家，搬到另一處有人能照顧他的地方，就近接受心理治療。倘若真是這樣，對心理治療師、治療團隊、特教學校來說，都是十分沉重的負荷，當然對於付出費用卻不知所為何來的父母而言，經濟上也是個重擔。事實上，這孩子善加利用了這次諮詢，而且也有所轉變，他現在更能利用周遭實際可以提供給他的協助。對於要支付我工作費用一事，父母也感到輕鬆自在。他們因為自己對兒子的狀況使得上力而受到鼓舞，也很高興和學校方面配合良好。

若要將這個案在精神醫學上歸類的話，他可能會被貼上早期精神分裂症（incipient schizophrenia）的標籤，不過，在兒童精神科裡對病童貼標籤其實沒什麼用處，特別是孩子處於即將邁入青春期的早期青少年階段。在我和孩子晤談過後，孩子邁向了嶄新的階段，他身上一些精神分裂症的特徵很快就消失了。一如往常，這份工作比一般溝通多一點，這種溝通是全面的，也探觸到很深層的地方，這是孩子在我的診療室裡對專業環境的品質慢慢產生信賴感時，才可能達成的溝通。

阿敘坦是他的家庭醫師轉介給我的，這醫師寫道：

148

……天資聰穎，可惜就像大半的天才一樣，不免有某種缺憾。這孩子易怒、神經質，耽心自己的健康狀況。上學前老是稱病或鬧脾氣。最近他會習慣性抽筋，在家的狀況愈來愈棘手，此外，他也睡得很不安穩，常做噩夢……父母親對如何處置這情形的意見相左……。

我先和阿敘坦晤談（一開頭我和他及父母聊了幾分鐘）。晤談歷時一個半鐘頭。結束時我和母親談了兩、三分鐘，只是簡短解釋一下，我之前沒跟她多聊是因為我要把所有的時間留給孩子。

我發現，阿敘坦是個非常特殊的孩子，且看下面晤談過程的描述。他有個姊姊，已經結婚，還生了兩個孩子，所以他當舅舅了。

注意：這個案的資料我多有保留，是為了避免個案曝光，雖說這樣做不免會喪失很多訊息，但這孩子言談間所顯露的主要特徵依然鮮明。

要和這孩子搭上線並不容易。我很快就發覺這孩子天資過人，事實上這孩子的父母和姊姊也都極為聰明。我在我倆的桌前擺好畫紙，阿敘坦和我就開始玩起塗鴉。

圖一：他把我起頭的塗鴉變成一條魚。

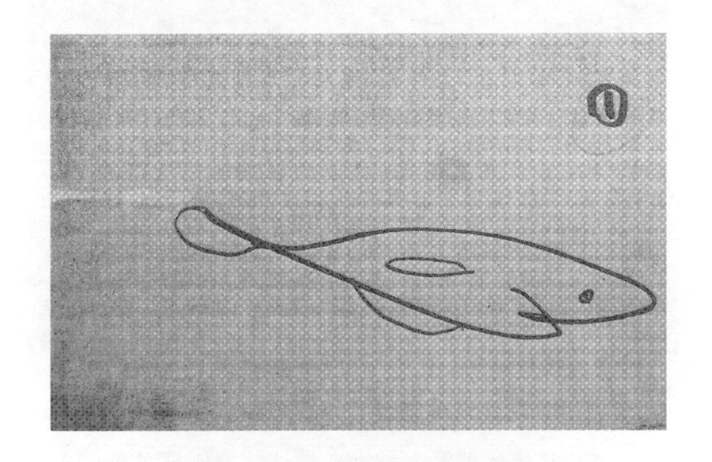

149

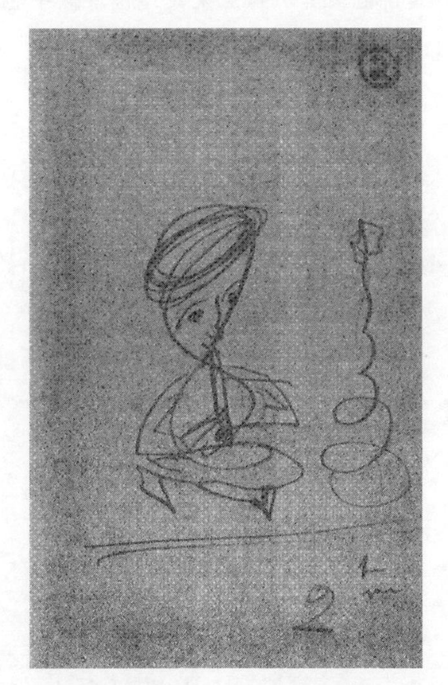

圖二：我把他的塗鴉變成一名弄蛇人和蛇。

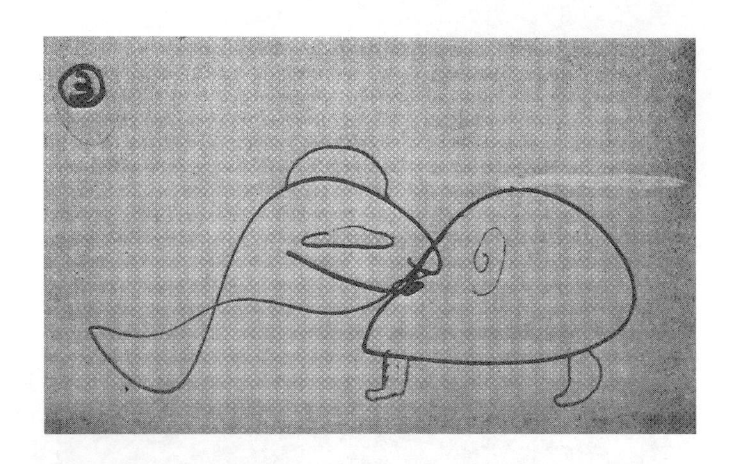

圖三：他把我的塗鴉變成一條要吞下烏龜或大水母的魚，這傑作逗得他很樂，對他來說這幅畫似乎別有意涵。

150 圖四：我把他的塗鴉變成狗之類的東西。

圖五：他把我的塗鴉變成坐著的兔子。

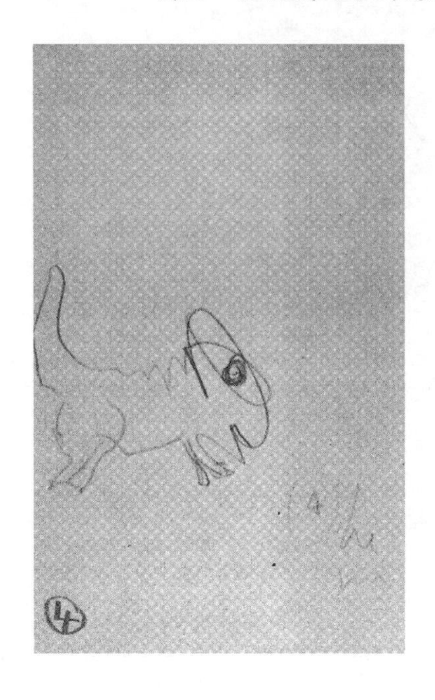

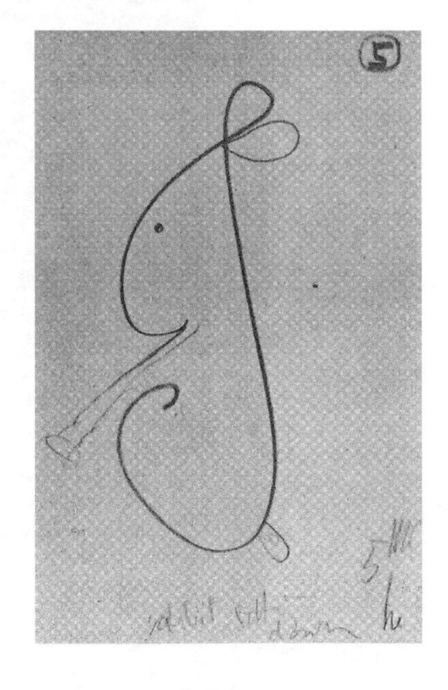

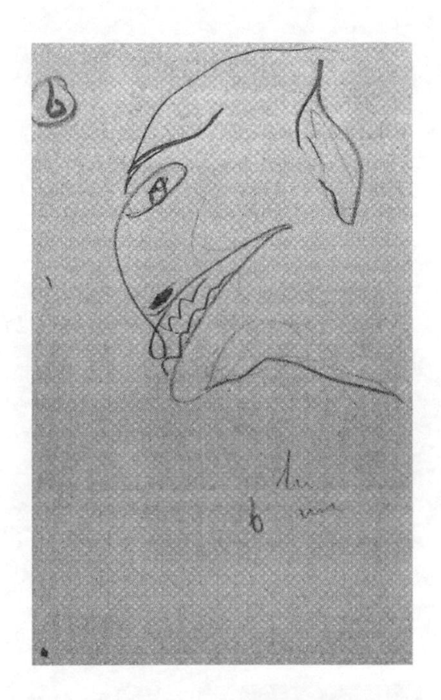

圖六：我把他的塗鴉變成一張臉。

圖七：他把我的塗鴉變成一只木頭鞋。 151

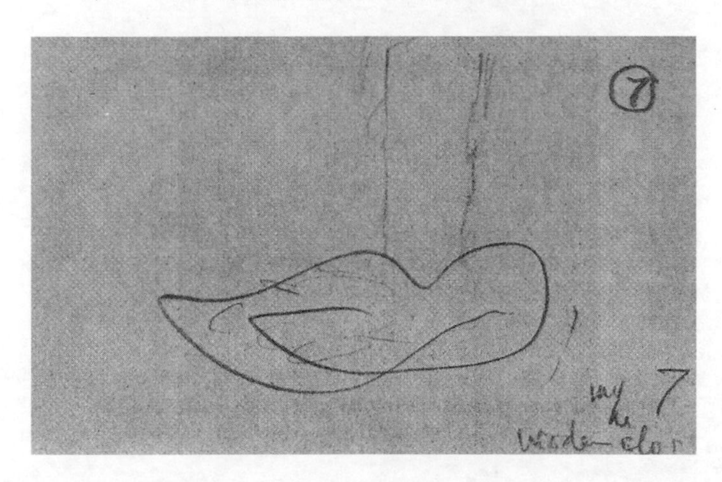

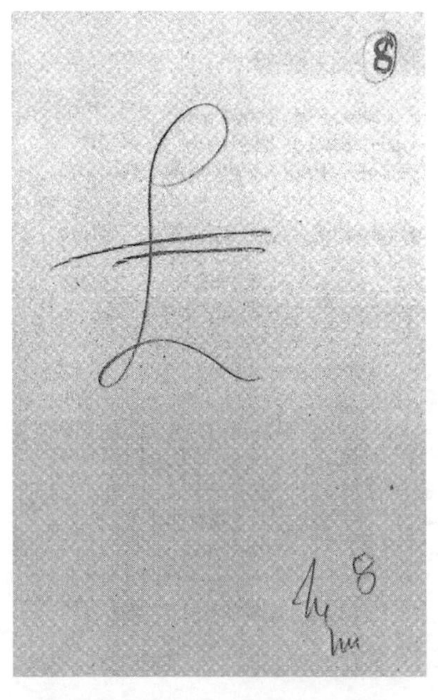

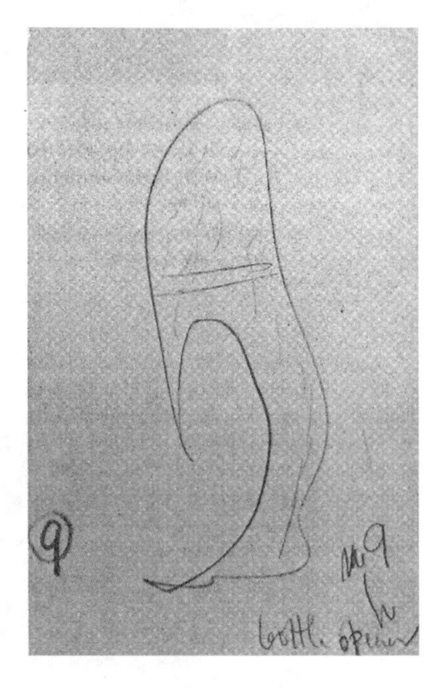

152

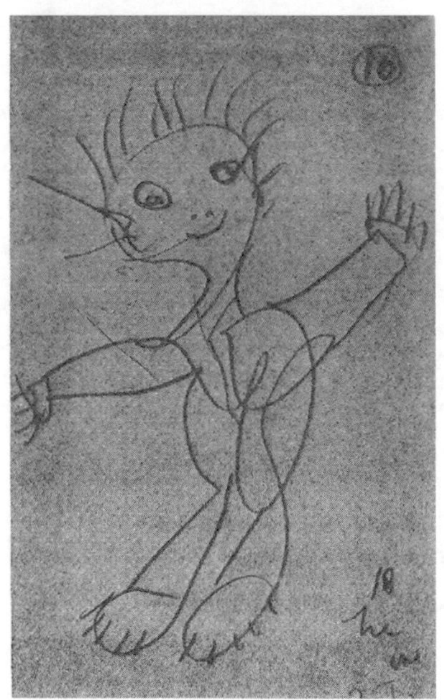

圖八：我把他的塗鴉變成英鎊的符號。

圖九：他把我的塗鴉變成開瓶器。

圖十：我把他的塗鴉變成某種人物或娃娃，從這個圖，我們談起了人會帶上床陪伴入睡的東西。他告訴我他有兩隻泰迪熊。

圖十一：他把我的塗鴉變成魚頭，很像他看過的一則廣告裡的東西。

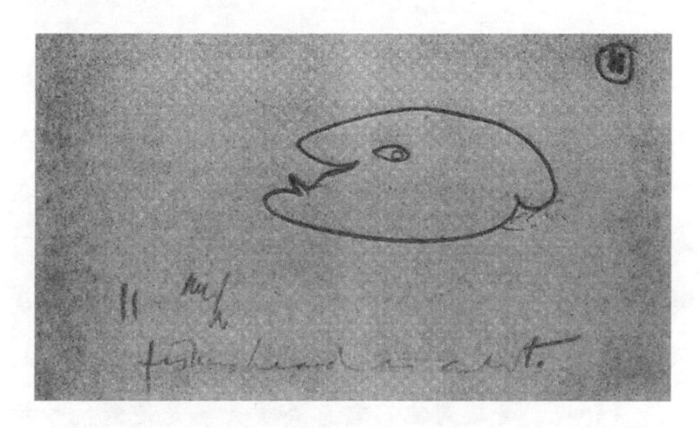

就在此時，我提到了夢。「你做夢的時候，夢見過像這樣（魚頭）的東西嗎？」

153

於是他畫出他的夢。

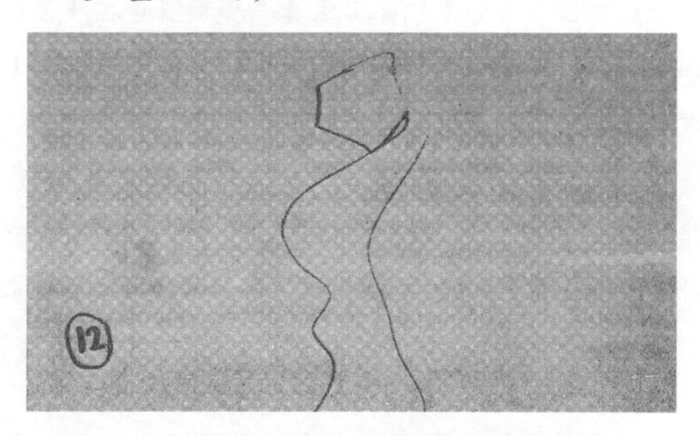

圖十二：「很怪的夢，很難說清楚也畫不出來。」它很像鬼，飄來飄去。「它用一條繩子把我綁起來，當我解開繩子時，它惡狠狠地看著我。」

有點難以描述的是，晤談此時已由阿敘坦主導。他說話的樣子非常世故，相當浮誇，就像年紀更大甚或見多識廣的人講話那般。也就是說，他用智力主導全局，能迅速理解知識上的概念，以及概念和概念之間的關聯性。

阿敘坦接著談到他的夢以及惱人的噪音。「你沒辦法畫出來，那就像房子倒塌的聲音。」「有次經驗很叫人難受。我躺在床上睡不著，便聽起音樂來，也就是說我在腦子裡播放貝多芬的交響曲。後來我一定是快睡著了，因為音樂中斷了一會兒後，突然響起一陣奇怪的噪音，不是原本該出現的樂章。」這種狀況對他來說非常可怕，但此時我卻清楚發現，音樂對他而言意義重大，是他對抗吵雜噪音的方式；他用音樂來取代幻聽。

154

此時我們停頓了半晌，然後他說起他在物理課上曾經製作一台機器，「如果你發出噪音，那機器會在沙盤上畫出圖案。」隨後他又說到一件很恐怖的事。「我在床上翻來覆去睡不著，看見窗簾自動地來回移動，最糟的是，夢裡窗簾被扯動，不過一醒來，我發現它並沒有被扯動。」然後，像是想從這個夢的深層意義裡逃開似地，他說：「作夢嘛，你知道，總是日有所思，夜有所夢。譬如說，有天浴室的電燈泡壞了，隔夜我就夢見浴室的電燈泡壞了。」

他藉這句話給自己台階下。之後他談到用音樂和畫畫來抑制幻視幻聽。

隨後他說：「我最近畫了一幅抽象畫，那幅畫很複雜，不過我可以畫一部分給你看。」這時他畫下：

圖十三：他畫出那幅抽象畫的一部分。

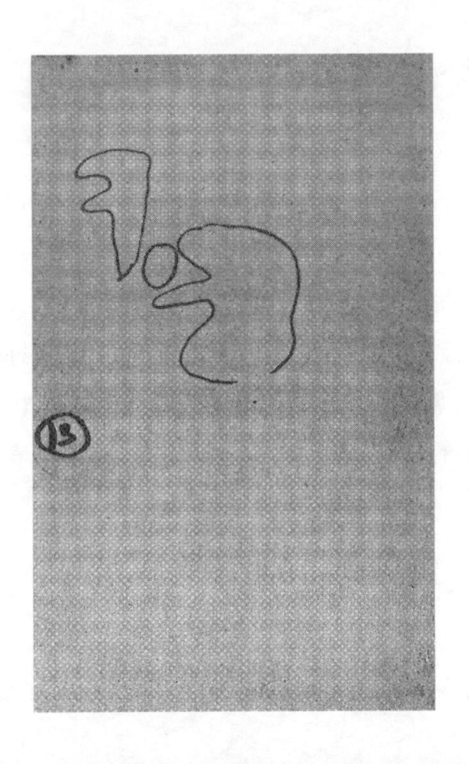

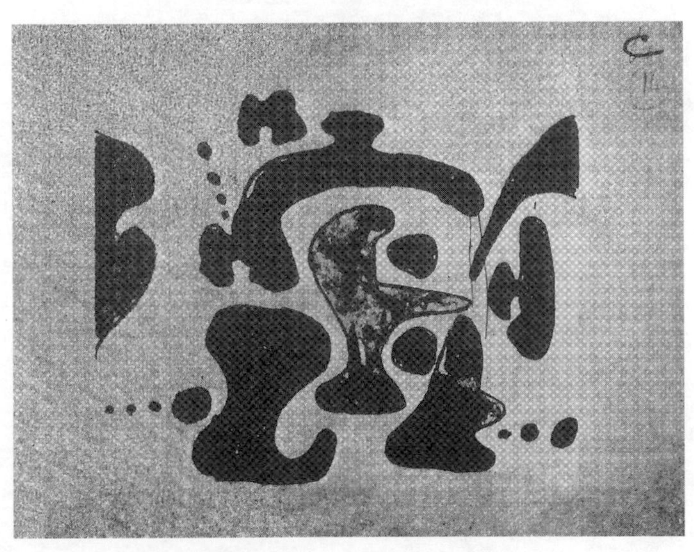

圖十四：這是他畫的整幅抽象畫〔173頁下〕，我知道當時自己不可能自行找出畫裡最重要的特徵。[154-1]

結果，這幅畫變成這次晤談的重頭戲。我覺得他把某個非常神聖的東西託付給我，也就是說，他交給我一條線索去理解他的抽象畫，儘管抽象畫本來就是隱密的藏匿處，也是畫者心靈狀態的表徵。此刻我覺得自己面臨了一項挑戰。我腦裡浮現了某個想法，於是我大膽做了個解釋，希望它或多或少切中要點。我知道我必須從原始的心理機轉來說，我說：「它可能表示接受的同時又想拒絕。[154-2]」

這個解釋令阿敘坦很興奮，他大呼：「我畫這幅畫的時候，沒想到它會有含意耶。我知道這幅抽象畫和我前一天看到的畫有關，那幅畫裡有隻野獸，野獸的舌尖上有位女士。」

於是我又做了另一個解釋，我說：「那幅畫刺激你做了那個夢，而那個夢對你別有意義，且和你對母親的愛有關，你對她的愛含有原始的特性，譬如你想吃掉她。那隻野獸就是你自己。」我說，抽象畫裡的東西可能是乳房或乳頭，接受的同時又想拒絕的狀態可能意味著他（阿敘坦）內心的衝突，由於他對媽媽的原始的愛，他想保護媽媽不被吃掉或摧毀。

154-1 他的父母後來才把這幅畫寄給我。

154-2 我原本可以繼續說，要接受或拒絕的客體，就是夾在意見相左的父母中間的他自己——參閱轉介的醫生寫的信。

花了好些時間我才把這段長長的解釋說完，但不怎麼指望他會明白。

> 叫我吃驚的是，阿敘坦竟然說：「我完全明白你的意思，不過我還是第一次聽到這種說法。」然後他接著說到他看過小外甥拿奶瓶喝奶。我發現沒人告訴他哺乳一事（或者他腦裡還沒有這個概念），他很高興有人跟他談餵母奶這回事。彷彿要總結這話題似地，他說：「這讓我想起爸爸告訴過別人的一個故事，我實在不知道它哪裡好笑。故事是，有個小孩說：『只要是我喜歡的東西，我就要把它吃掉。』」

由於他理解概念的能力實在太強了，我因此受到鼓舞，想繼續往下說，於是我把我所知的口腔施虐和早期客體關係的理論，一古腦兒全說出來，包括罪惡感的發端源起於原始的愛的冷酷無情。我知道他聽得津津有味，把我一場小型演講全聽了進去。

> 阿敘坦此時熱切地想隨性聊聊令他感興趣的事。他告訴我他曾夢見有棟屋子裡有鬼。為了驅鬼，他唸出有魔法的咒語，他一字一句說給我聽。有些詞聽來很熟悉（「隱形、假的、成熟」），另一些詞是他自己掰出來的，我沒法一字不差地把咒語記下來。
>
> 接下來他告訴我之前做過的夢，夢中有輛行駛中的車，車上有個男人。「車裡還坐著另一名男子，不是坐在前座就是後座，然後其中一名攻擊另一名，我衝上前去幫其中一人。恐怖的是，赫然間我發現那兩個男子都是我自己。」

157

我知道他一直牢記這個夢，他特地對我說了出來，希望我解釋這個夢。

> 我說：「這個夢巧妙地把你從你和爸爸之間的爭鬥中解救出來，這爭鬥是因你們都愛媽媽而起的。你是爸爸，爸爸也是你，你們各別的身分都不見了，但你們不必非把彼此殺了不可。」

從他接下來說的早年的夢來看，我知道這樣的解釋正合他意。他夢見平交道。

> 他說：「一列火車衝出平交道，撞死了一隻動物。」

就我看來，這個象徵十分明顯。這夢表示，在孩子眼裡，父母性交會帶來的危險。但我沒說什麼。

> 他把他自己的想法直截了當地說出來，這些想法顯示他個人的防衛機轉是怎麼建構出來的，以及它的特點為何。他說：「我現在明白，重點是那隻動物死了，不過，我至今依然記得很清楚的，不是動物死了，而是火車行進的噪音；後來我忘了那噪音，只記得可以把噪音趕跑的音樂。」

這段話清楚說明了他用音樂來對付噪音，以及他只記住噪音是為了逃避動物（孩子）死掉。此處的死亡意味著受孕。

> 我和阿敘坦一同把這個噪音和他父母性交的聲音兜在

> 一塊兒。他聽過爸爸性交時發出的粗重呼吸聲。這個聯想進一步引導我們探究父子之間的對立。他好奇而誇大地說：「到底是兒子忌妒爸爸和媽媽之間的大人關係，還是爸爸因為孩子霸佔媽媽並和媽媽很親密而吃醋？」他接著說：「我想，以我的狀況來說，後者的成分居多。」於是他重新定位孩子在父母床第之間的地位：「孩子會霸佔住媽媽一段時間，一段時間後，爸爸會奪回他和媽媽的大人關係，孩子會被冷落，就像在火車和平交道夢境中的動物一樣。」

158

毫無疑問，這孩子的領悟力和舉一反三的能力十分優異。從這次的晤談可以推論的，可不只是這孩子的智力活動而已，他整體的人格結構也因而受到深遠的影響，怪異的性情逐漸消退。

我不得不結束這一小時又十五分鐘的晤談，一方面是我已筋疲力盡，另一方面則是這晤談看來不可能順其自然畫下句點。阿敘坦很樂意離開，對這個過程顯然很滿意。

後續發展

四個月之後，阿敘坦與我進行第二次晤談，我們再次透過塗鴉遊戲來溝通，不過那次的遊戲沒什麼重大發現。那次晤談確有其必要，因為孩子需要領悟到我沒有他們以為的那般神通廣大，也就是說，除非孩子提供給我一些線索，否則我也是一籌莫展。經過這一次不了了之的晤談之後，孩子總算不會把我看成魔術師了。

孩子的父母後來和我有過一次長時間的晤談，雖然他倆都絕頂聰明，但對自己的兒子狀況如何，並沒有深入的了解。不過事後他們善加利用了我透露給他們的晤談情形，他們也提供給我很多重要的細節，但為了保護個案以免曝光，這些細節我不便在此透露。所幸，我也沒必要呈現這些額外的細節，因為這不是一篇個案報告，而是關於何謂治療諮詢的描述，在此次諮詢過程中，出現了關鍵的現象，使這孩子的主要症狀和妨礙他從家庭或學校得到幫助的障礙，得以浮出檯面。

假使把完整詳實的紀錄在此攤開來看的話，將會看到阿敘坦（如同我一開頭所說的）有很多分裂型人格的一般特徵，而且，他簡直是個天才。接受諮詢之前他明顯有退化現象，但初次晤談之後他各方面都有進展，尤其在他極具創造力的藝術天分——音樂方面；此外，屢屢讓他無法上學的狂熱發作也不見了，課業方面
159
進步神速，各方面都領先同儕。

就這類的個案來說，晤談並非萬能，充其量只是把勒緊病人發展的繩索鬆開罷了。就此案例而言，我讓父母知道孩子在晤談中的表現之後，父母對孩子有更多的理解其實是最關鍵的，另外同樣重要的是，學校也特別用心去了解、包容這個奇特的孩子所做出的個人努力，並能欣賞他特殊的才華。

對父母來說，在這個過程裡，孩子能一直住在家裡，更是令他們鬆了一口氣。

案例總結

一、男孩，十二歲，臨床上呈現分裂型人格，有良好的家庭照

顧，學校配合度高，智力高。

二、遊戲的初步階段。

三、想像引出夢境。

四、夢境引出幻聽和幻視的內容。

五、在第二階段裡，孩子冒險將他的「抽象畫」這個核心主題呈現出來。從衝突的角度切入來解釋，證實是此次晤談最具爆發力的一刻。

六、後續的階段裡，孩子拋出許多豐富的內容，孩子從沒料到有人會懂得這些內容。這些內容引出了伊底帕斯情結。

七、這孩子藉由此次晤談的機會讓自己的症狀浮出檯面。他的人格型態依然有些微分裂的傾向，但精神退化的趨勢大逆轉，穩當地步上情緒發展的軌道。

結論

焦點要再次拉回精神科裡初次晤談所提供的獨特機會。這次初步晤談的立即效果，是阿敘坦不再鬧脾氣，臨要上學之際也不再有身體不適的情形發生。他回到學校繼續上課，很快融入了當地社群。學期末時，他在學校音樂會上完美地演奏了貝多芬鋼琴協奏曲的其中一個樂章。

事實上，阿敘坦在學校裡很快便表現得和其他孩子沒兩樣，沒有因為他性情上的怪癖而遭到孤立。音樂上的才華有所發揮，160 可以說，只有一個主要症狀殘留下來，就是他對生涯的猶豫不決：不曉得自己該當一名演奏家還是作曲家？

六年之後阿敘坦要求再和我談談。再次見面時，他已經是科班的音樂系學生。他大概不記得初次晤談的細節了。他帶著衝突登門造訪，這衝突和當年還是中學生的他所留下的困擾是一樣的，就是到底他應該當演奏家還是作曲家。在這次的晤談裡我所做的，就是提醒他，這個衝突早在他還是中學生時便已萌芽，事實上在他初次的治療諮詢時便已浮現。就我看來，這個衝突出現在他夢見自己既是司機也是乘客的那個噩夢裡，在他不知自己或父親何者比較成熟的困惑當中露了餡。我滿意地把這個問題留給他，讓他自己的人生替他解答。

【個案十】亞伯特，七歲九個月大

我想在此舉另一個例子，說明藉由生活史這種自然方法獲取了頗為明顯的內容：這孩子討厭他哥哥。 161

這個案例的特色是，遊戲的初始階段絲毫沒有困難。他單槍匹馬走進診所，當時媽媽正帶著弟弟在附近找停車位。

從他母親事先寫給我的信，我已得知亞伯特除了做噩夢等少數困擾之外，各方面均發展良好；而且我也得知，對於好與壞他自有定見。「不惹麻煩得過頭了。」

這顯然是塗鴉遊戲大有可為的個案。於是我們立即坐定，玩起遊戲。

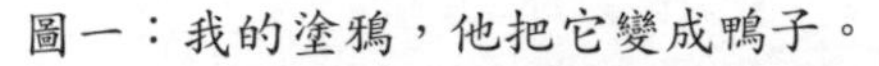
圖一：我的塗鴉，他把它變成鴨子。

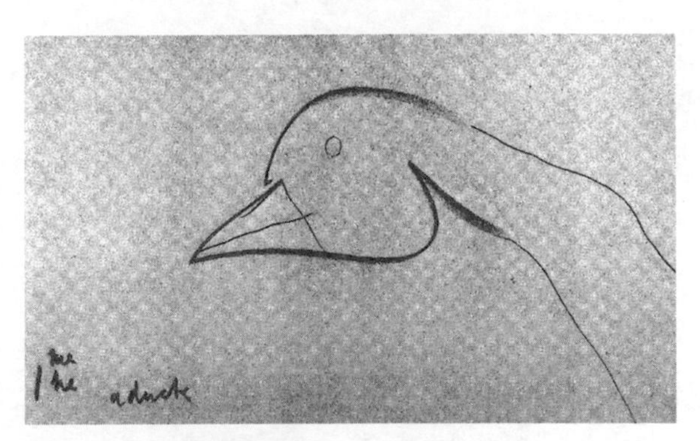

他告訴我家裡的成員：

哥哥　　　八歲九個月

亞伯特　　七歲九個月

妹妹　　　五歲半

弟弟　　　三歲半

162　談到學校時，他說好笑的是，前一陣子他還是低年級裡年紀最長的，現在在高年級裡他年紀最小。

此時，他正坐在一張藍色的成人椅上面，是我把他安置在那裡的，我則坐在兒童椅上，因為這樣比較方便記筆記。

他對這個狀況做了一番解釋：「你最好坐藍色的椅子，因為小椅子你坐起來會不舒服。」

既然他這麼說，我們便交換了座位。他的這分體貼，雖然很窩心，但似乎呼應了「不惹麻煩得過頭了」這句話。

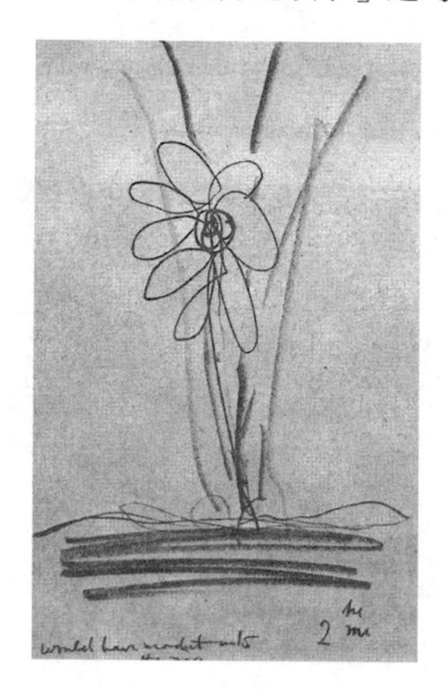

圖二：他的塗鴉，我把它變成一朵花，他說本來是要畫一片海的。

此刻我還不曉得重大的主題已然浮現，心裡還在納悶那幅塗 163
鴉怎麼變成海。

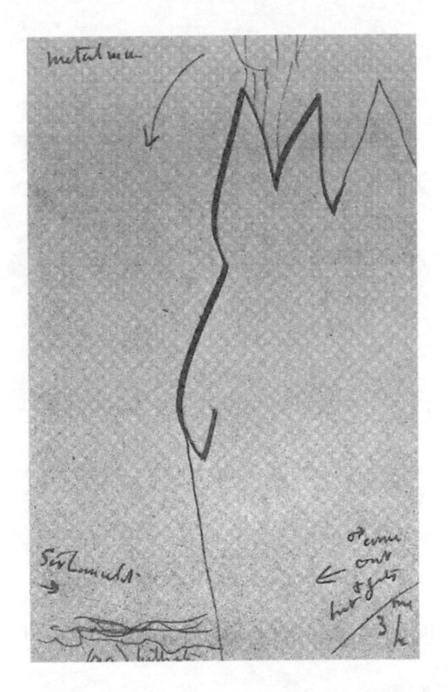

圖三：我的塗鴉，他以此編了一個故事。最頂端的部分是鐵人。他把峭壁的最底端畫成海，蘭斯洛[163-a]和亞瑟王正在決鬥。在這個故事裡，鐵人不知怎地墜落到峭壁底下，殺死了某個人，並且撞上另一個打仗中出現的人。

就在此時，我得出一個結論，就是海、山丘和低地一定有特殊的意義，一方面是因為很難從塗鴉看出這三樣東西來，另一方面則是因為這些意念一直在他腦中盤旋不去。但這些東西之於他有何意義，我毫無頭緒。

163-a 中譯註：Sir Lancelot，英國亞瑟王傳奇中以最勇武著稱的圓桌騎士。

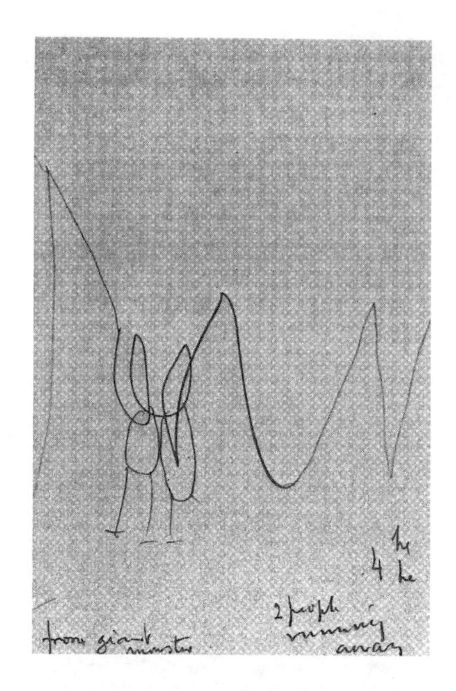

圖四：他的塗鴉，他隨後把它畫成兩個「從大怪物」身邊逃跑的人。

圖五：他著手畫下一架飛機。

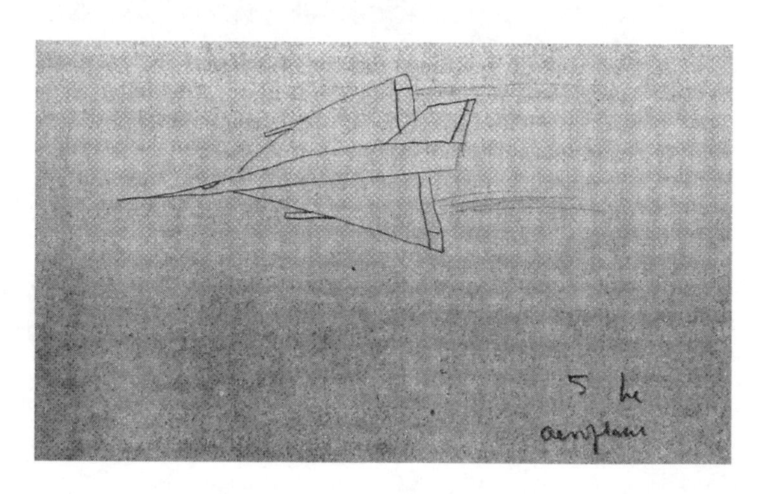

165 從出現怪物開始，我試著把話題拉到夢上面。我們談起夢，他說的是噩夢。不過他很快說到和表姊一起玩的事，這位表姊似乎很中性化，好像很想當男生的樣子。而且這表姊也說她想當兵。她說女生也會打架，如果她是男生的話，在學校就可以打拳擊，她想打拳擊是因為她很在行。然後他補上了個安慰獎，說：「但她真的很會跳芭蕾舞。」他們有很多變裝的道具，是某個朋友給的，他們經常玩變裝遊戲。玩變裝遊戲時，他妹妹喜歡扮成公主或仙女。有人起鬨說要把她放到特拉法加廣場的樹梢上供大家欣賞。變裝時，他什麼都扮過，「只差還沒扮過龍。」他當過巨人也當過王子，然後他的心思突地一轉，跳到扮成女生的念頭上，並畫了出來。

166

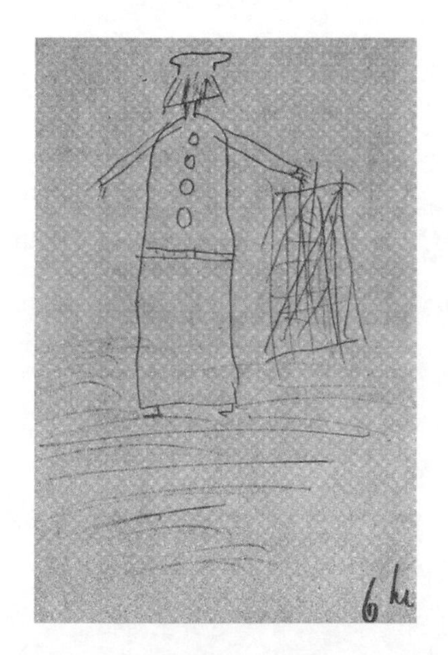

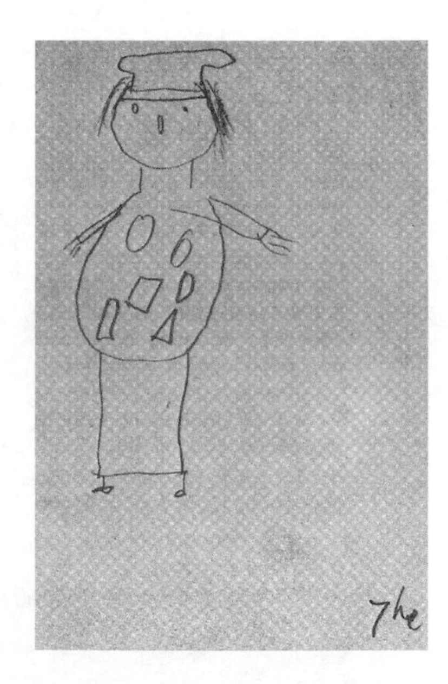

圖六：這是背影，頭上包著一塊布。上衣的鈕子的確扣在背面，因為是反著穿的。他手裡拿著網子，這一點似

乎很重要，「你用網子把人套住，把他關進貯藏櫃裡。」接著他說到煮魚，暗示被抓到的人會被冷藏起來，直到下一餐。這個想法似乎和打扮成女生的意念有關聯。

圖七：他想要畫在圖六的背面，因為他畫的是圖六的正面。圖中的上衣有許多補丁，表示是舊衣服。你可以看見他穿的是裙子，他說，他的腳從裙子的下擺伸出來。「這就是我的正面。」他解釋道。

此處這女生看起來很好笑，讓人想到巫婆，而他也的確滿腦子巫婆。「她們很邪惡，有很多寶石。她是在另一個遊戲裡出現的，有個壞女人偷了寶藏，而且把寶藏藏起來。哥哥要來殺我，我是好人，他是壞人。」

167 這是頭一個明顯的證據，證實他和哥哥之間的感情，含有拚得你死我活的殊死關係。

「另一個夢也很好笑，有個壞巨人。」亞伯特的哥哥追打這個壞巨人。他們在花園裡打打殺殺，衣服全扯落了，哥哥還騎到他臉上，手中握著一支矛、兩把匕首以及一把劍，一邊喊「呼！呼！呼！」一邊揮舞著刀劍，「然後我被一把武器刺中，就死了。」

他覺得竟然在自己的夢中死掉實在很好笑。

我問他好和壞怎麼分。一回，夢中他是「半好半壞」的，因為他是假扮成好人的壞人。有個穿得像公主型洋娃娃的巨人，擄走了公主，把她關起來當人質。這公主是他扮的。他哥哥救了公主。某個遊戲裡，他弟弟把足球當炸彈丟。「我是壞女人，炸彈丟到我，然後我死了。」

我說：「你好像常常死掉。」

這時他脫掉外套，嚷著好熱，然後他心血來潮說，我可以瞧瞧他穿的制服。他說：「我長得最高。」意思是全家他最高，「但不是年紀最大的，這樣還不錯，哥哥告訴我學校的情形，所以我到學校就知道該怎麼做。」

我再度問他好與壞該怎麼分，他說壞就是發脾氣時亂踢人、亂打人。他發脾氣的時候見人就打，尤其他的朋友最倒楣。

圖八：他把自己的塗鴉變成一艘太空船。

168

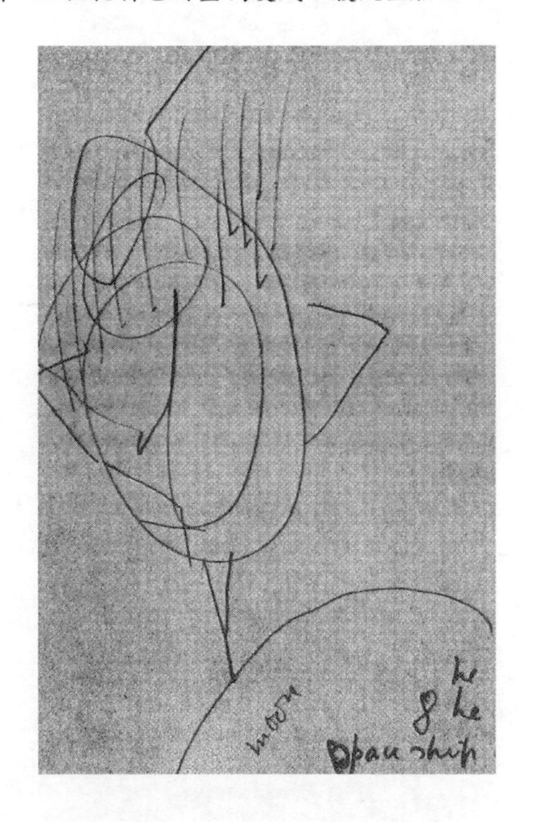

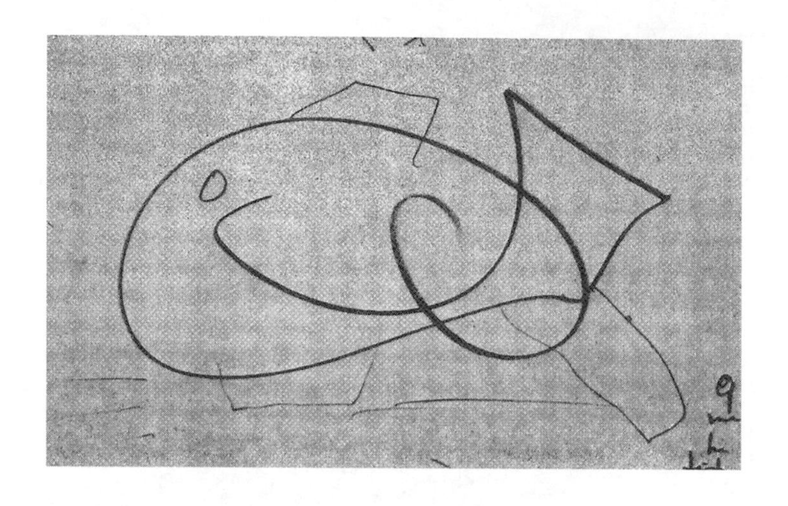

圖九：我的塗鴉，他把它變成一條魚。

169 圖十：他的塗鴉，我把它變成某個東西。

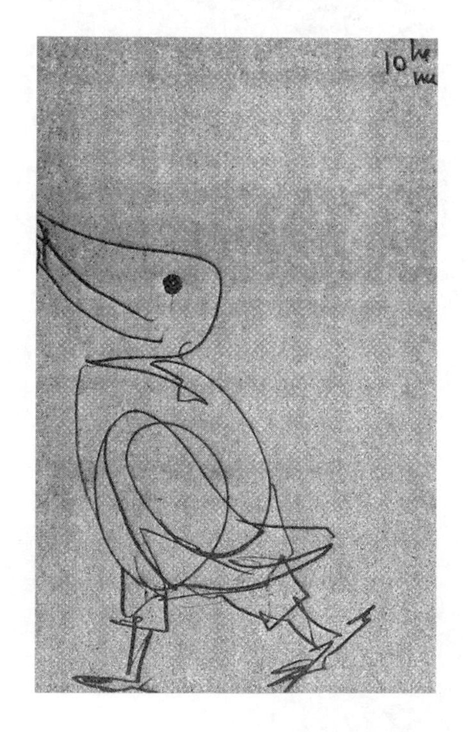

於是我們更貼近了真實的夢，其中一個討厭的夢和巫婆有關。

170

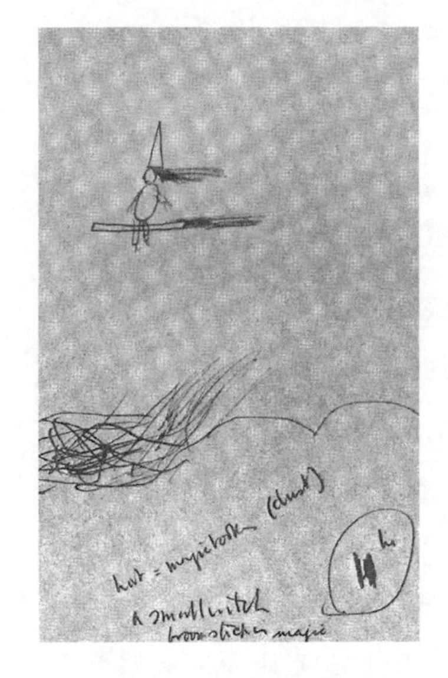

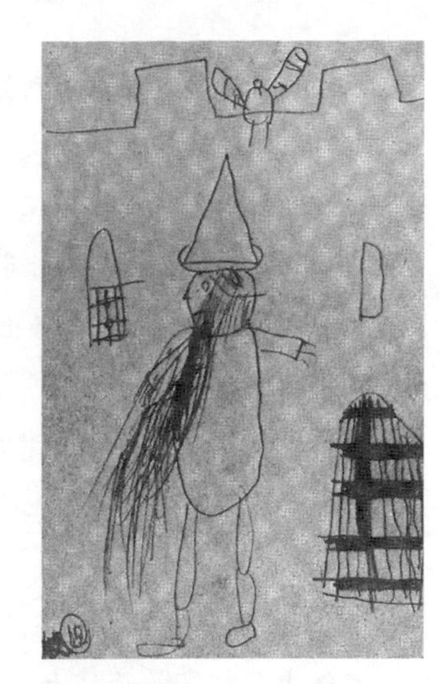

圖十一：這就是他想要畫出來的巫婆，巫婆很小，但也有大型的。巫婆戴了頂大帽子，因為她把所有的魔法書都藏在帽子裡。我說：「我覺得你把她畫得那麼小是因為你實在很怕她。」她騎的掃帚可以施魔法。

圖十二：這是男巫師，他把他畫得很大，好像比較不怕他（在我看來）。他滔滔不絕地說起這男巫師的故事。他住在城堡裡，古堡陰森森的，因為裡面有很多死人骨頭。（以鬧鬼的古堡來取代人類給他的毛骨悚然之感。）這男巫師的頭撞到了門，由於他有魔法，門因此起了變化。那是很大的木門，用鐵製的門栓鎖上，沒有人知道門把在哪裡，他的魔法把門打開了。圖的最上方你可以看見有隻長翅膀的魔猴，牠們會抓人。男巫師有很長的鬍子。

171　我試著把男巫師和他父親實驗室的工作兜在一塊兒，不過他對這個聯想不置可否，所以這個想法便不了了之。

他談到巫婆老是想飛到男巫師那裡去。就這一點，我認為，他對巫婆這個象徵沒有深入的了解，不過，我無從得知巫婆想飛到男巫師那裡，是因為他極度害怕巫婆，還是巫婆與男巫師令他聯想到男人與女人，或他的父母親。

「巫婆繞月亮三圈，只花幾秒鐘的時間。她在拿破崙死掉的那個島上住了五年，對，厄爾巴島，她喜歡拿（意指拿破崙），」這時他開始裝神弄鬼地講話，還怪腔怪調地說出拿破崙的名字，「她也想死在這個島上。」顯然男巫師也住在這島上。

隨後他說到關於仙女的好夢。他畫下：

圖十三：畫的是仙女。「男生不是仙女；他們是天使。」最後他讓仙女穿上衣服。魔棒是變魔法用的，你想要什麼都可以變出來。

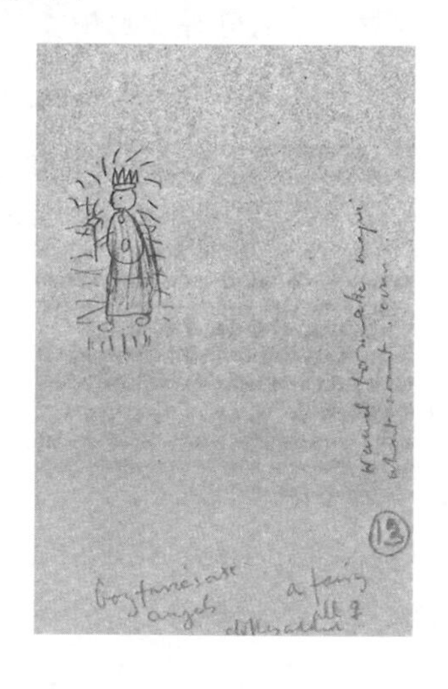

這時，他想改玩別的遊戲——「帽子遊戲」，於是我們玩了一段輪流畫出「頭、身體、腳」的接龍遊戲。 172

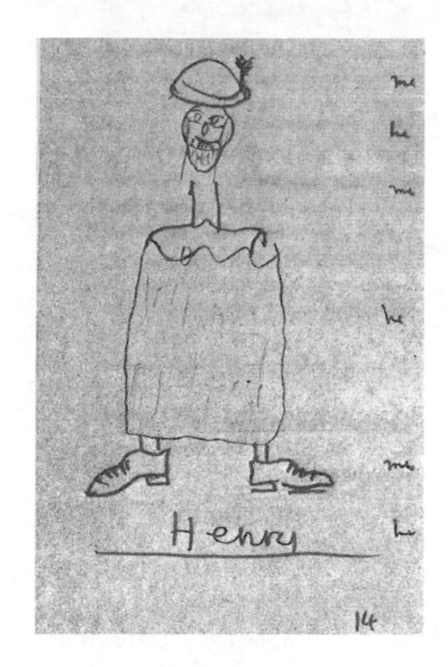

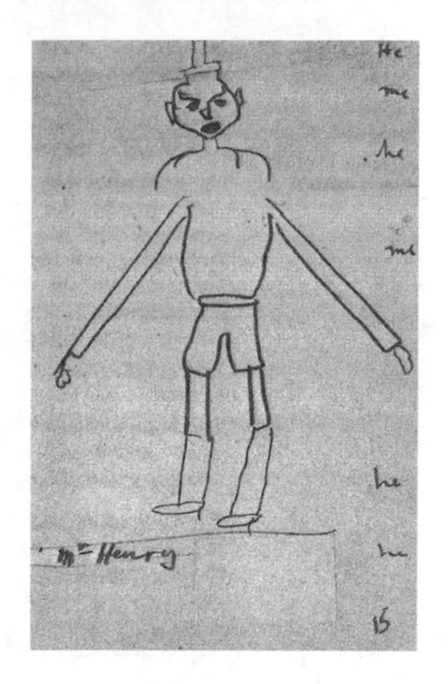

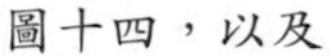

圖十四，以及　　　　圖十五

結果，當我們要為沒名沒姓的傢伙取名字時，我倆異口同聲說亨利——他哥哥的名字，我們哈哈大笑，一起取笑他哥哥。

我問他知不知道為何要來見我，他似乎不清楚。但對他來說，重要的是，來見我他就不必上歷史課，這是他讀得最不好的一科。

> 他說：「我很想來，這樣我就不必上歷史課。」隨後他跟我解釋他想玩的另一個遊戲叫「吊死鬼」[172-a]。

172-a 中譯註：其實hangman是執行絞刑的人而不是被吊死的人，是很流行的英文拼字遊戲，出題者先想好一個字，再告訴猜題者這個字共包含幾個字母，然後猜題者利用A到Z二十六個字母來猜出正確的答案。每猜錯一次便逐步踏上絞刑台，若猜錯十次以上便要被處以絞刑，變成吊死鬼。

173

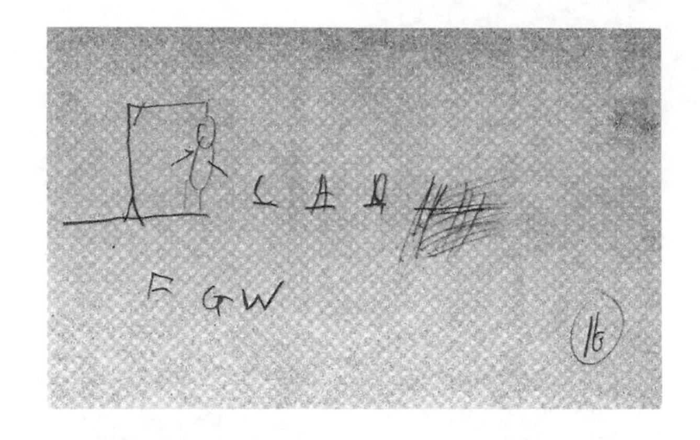

圖十六：他畫出這個遊戲，不過他其實不知道該怎麼玩。

看來我們的遊戲接近尾聲了，特別是他瞥見窗外停了媽媽的車，但我再次問他所謂的好與壞怎麼分。他說好就是很滿足，壞就是很恐怖。隨著很恐怖這字眼出現，他說出了生命中最恐怖的一件事。他似乎記得很清楚。

174

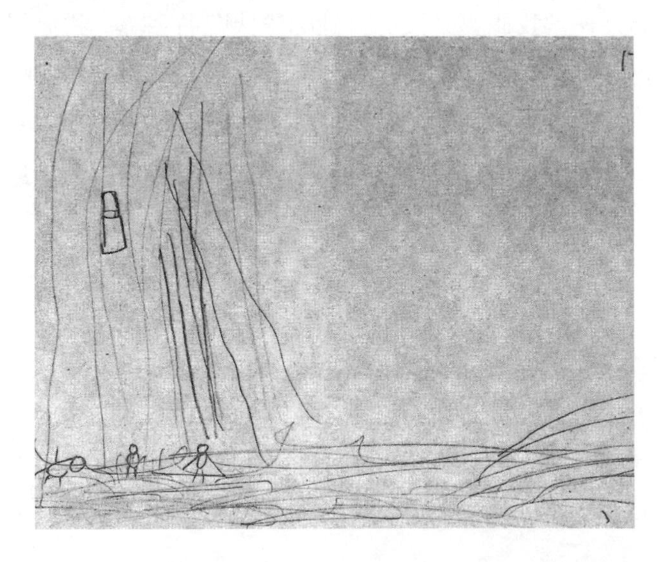

> 圖十七：他畫出恐怖的事。「就是我快被淹死了。」他說出那條河的名字，此處的內容在一開頭的塗鴉冒出來過——河流、島嶼、山丘、低地，以及一座橋，有個鐵製的東西正在過橋，是一輛貨車。他談到他父親救他的經過。他畫的不是真實發生過的事，而真正發生的那件意外並不太糟，就算他爸爸沒來救他，他也不會溺死。這幅畫是他以真實事件為雛形，再添加一些想像的情節而成，其中貨車翻覆掉落橋下，壓死了亨利。此處清楚顯示了他對哥哥的敵意和爭奪父親有關。

我逐漸掌握到描述得像是一場夢的真實事件。

> 我引導他多說一些他對父親的愛，以及他對這個「愛捉弄人」的哥哥的嫉恨。他滿愛瞎掰的，說著說著，我們都同意如果他哥哥不知怎地被殺掉的話，倒也滿省事的。現實中真有個玩具鐵甲武士，意外掉落砸到亨利，這件事和蘭斯洛的情節相呼應。

175

他把想做的事做完了，於是跑去拿了一冊《亞歷歷險記》漫畫故事書，若不是我催他回家的話，他還想好好讀一讀這本書。他似乎知道這個卡通故事，並說他會說法語但看不懂法文。他說：「我想，他們想幹掉羅馬人。」他確實一語道破了整部《亞歷歷險記》的重點。我問：「怎麼說？」他答道：「因為他們不想（向羅馬人）繳稅。」

候診室裡，母親正喝著冰咖啡，弟弟開心地吃糖，亞伯特加入他們，吃起了餅乾。這樣的結束簡單又親切，沒有太多的回顧和冗長的道別。

這次諮詢之後，亞伯特對自己性別認同的不確定似乎消失了。兩年來亞伯特的父母與我保持著聯繫，他似乎沒再回到「不惹麻煩得過頭了」的老狀況裡。課業方面進步很多。晤談內容清楚呈現他對哥哥的憎恨，不但他自己沒察覺，其他人也沒發現，這是因為影響他的全面人格的攻擊趨力平日受到壓抑的緣故。

這案例有意思的地方是，水這個主題在第二和第三幅塗鴉裡冒出來，並在尾聲時，透過描述得像一場夢的真實事件，出人意表地再度浮現。

【個案十一】海斯塔，十六歲

這是專業晤談特有的溝通之另一則範例。我和這女孩共同完成的工作，沒讓她的症狀消除。我們做到的是，諮詢過後，她的父母親和熱心負責的家庭醫生起碼能去做他們認為需要做的事。之前，他們因這女孩拒絕接受自己生病一事而束手無策。諮詢之後，她似乎願意接受幫助，也覺得有必要。她不再自以為有能力處理一切，但也變得十分孩子氣，甚或可以說，儘管她十六歲了，卻像八歲大的娃兒一般。她父母僱了個女孩來照顧她，這女孩雖沒受過精神科的看護訓練，但很有同理心和包容心。這個做法奏效了，海斯塔願意讓人把自己當成病人看待。不過，她依然堅稱所有醫治她的醫生都是她的朋友。 176

我目前仍與這女孩有進一步的晤談，我發現，她一直以特殊的方式對待我，好似我可以任她隨傳隨到一般。目前，她非常依賴父母親和家庭醫生。這個案的前景尚不明朗，不過，此次治療諮詢之後，整個病情有了重大轉變，而這就是我想在此描述的。

海斯塔在家中的四個孩子裡排行老三，家庭完整。我將詳實呈現此案例，希望帶領諸位與我一起經歷這次治療諮詢。我從她的家庭醫生來信裡得知這個案的狀況。主要的問題是，現年十六歲的海斯塔，自從十四歲那年初經來潮之後，就變得很神經質。那段期間她父母親的感情出了問題，但目前已度過了感情危機。

十五歲時海斯塔開始失眠，對別人的眼光太過敏感，不管在學校裡或私底下的生活，她都覺得自己不如人。她很擔心自己是女同性戀。在這期間，精神失常的現象開始一波波地顯現出來，上一波的症狀不是看似消退，就是衍生出下一波症狀。情緒在躁177 鬱兩極之間擺盪，到了病態的地步，但她卻聲稱自己沒有哪裡不對勁。

十六歲時，她病況加劇，出現許多怪異的症狀，家人擔心她會自殺。她拒絕住院治療，在家接受看護之下，廣泛的敵意漸漸消減，也變胖了。她的行為舉止會讓人覺得她只有十歲大，且還會對著不存在的人擠眉弄眼地說話。她的智商之前測量過，是一三〇。

海斯塔母女倆看起來很和善，我們三人聊到家庭的狀況，談了幾分鐘，隨後母親決定到附近散步，留下我和塊頭不小的十六歲女生獨處。她懷有潛在的敵意，而且稍微打扮過，給人一種她被叮嚀要穿上最好的衣服去看醫生的印象。

那天天氣很熱，我剛結束休假，無心工作。我不避諱讓她知道我的心情，而我提不起勁的樣子似乎頗合她意。她談了一下自己的事，說她在學校裡出了點狀況，可能會搬家。看來是她沒參加考試的緣故，而且，有沒有考試都沒有差別，因為她根本沒交作業，所以鐵定會被當掉。到目前為止，這些就是我覺得有異狀的地方。海斯塔的態度擺明了自己很好、很正常，唯一的問題出在她的「父母不正常」。她告訴我，問題全在她父母身上。她說：「如果大家可以不要管我的話，根本不會有事。」她接著說：「我十三歲或十二歲的時候，爸媽有一度處得很不好，不過，主要的問題是，我十四歲的時候得了很嚴重的憂鬱症。」而當初是因為初經來潮才發病的這個說法，她並不訝異。

我們坐定要開始塗鴉時，一切進行得很順利。她和鄉下一位男生玩過塗鴉遊戲。她喜歡鄉下，討厭回到倫敦。塗鴉遊戲一開始我便發現，只要是她感興趣的事，做起來可是很認真的。

我想再次提醒諸位，塗鴉遊戲不是晤談的重點。塗鴉只是技巧的一部分，其優點是，它本身就是紀錄，有助於重現晤談的原貌。

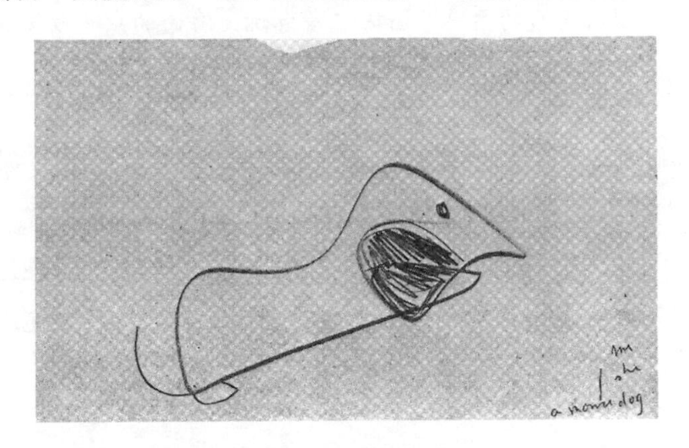

圖一：我的塗鴉，海斯塔起初看不出個所以然來，不過她說：「我會慢慢來。」然後她花了點心思去想，不久便畫出一隻老鼠或像老鼠的狗來。

178

你會發現，大半的畫她都下了註腳。這些註腳是她最後回顧整系列的畫作時，想記住每一幅的內容而寫下的。

重要的是，海斯塔可以專心做事，和我相處時很有興致，而且自在。也就是說，她有能力工作。

圖二：她的塗鴉〔199頁左上〕，由兩個筆畫所構成，她先畫了個圓，隨後加上V字形。我把它變成一個大叫「救命」的女生。我們從這個圖聊到了披頭四。

畫成呼叫救命的女生是我的點子，從她的塗鴉看不出任何端倪可以變成這女生。做這份工作時，我任憑自己想到什麼就畫什麼，這樣做並不會干擾到孩子的內在歷程；至於我當時腦裡在想什麼，以致畫出這樣的內容來，諸位可以自行解讀。

圖三：我的塗鴉，她把它畫成跳出海面的魚，最後她對這圖下的註腳是「跳舞的魚」。

這圖顯示出海斯塔有天分玩需要發揮想像力的遊戲。她能把我的塗鴉的某些特點轉為這條魚的特點，這個表現可以從「自我支持」的角度來討論，自我支持當然也有過度的時候。從這個圖我發覺，在成長過程中，海斯塔有一種勇氣，有助於她運用本能經驗，而不會被本能經驗嚇到。

180 圖四：她的塗鴉，之後她把它畫成一張臉，後來她下的註腳是「邪惡的男人」。

這圖無疑是她一手畫成的，所以很重要，因為它呈現出她自身的關注。邪惡的男人可能指的是她眼中的我。諸位也可以把它看成是做為性欲對象的父親，或者是不懷好意的男人，比方說，代表她的父母親來醫治她的醫生，也就是說，以一種威脅到她的個體性的方式來治療她的醫生。我沒有做任何解釋，這麼一來，各種不同的意涵都可以同時並存。

181 圖五：她的塗鴉，我把它變成一具電話機。我們玩得很起勁，兩人都很放鬆。其間我還一度狀似調皮地說：「真希望媽媽以為我們都在辦正經事！」

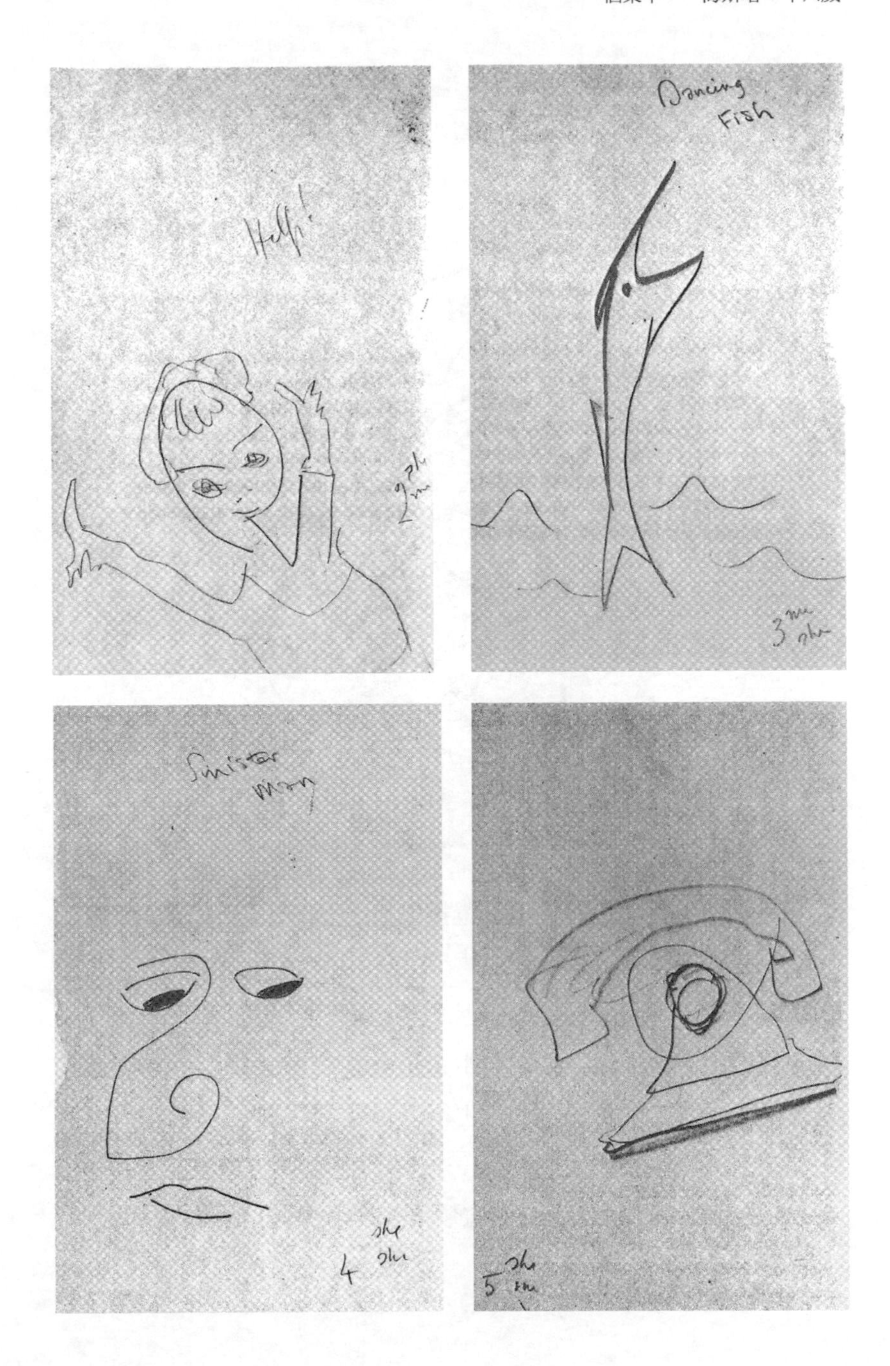
Help!
Dancing
Fish
Sinister
Man

圖六：我的塗鴉，她把它變成「長雀斑的橄欖球員」，後來她補充說是「美國人」。她堅稱這是男的，但這次多了點幽默和嘲弄。

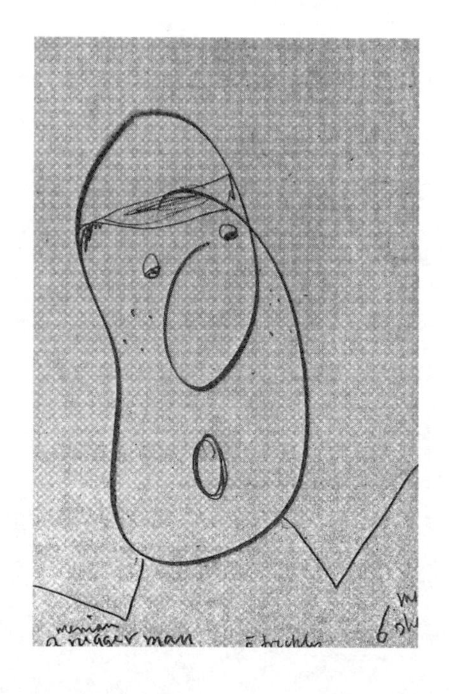

此刻，我問她，如果可以選擇的話，她想當男生還是女生。她似乎想過這個問題，於是以哲學式的口吻談論了一下，主要的論點是，人都喜歡做真正的自己。她這個回答留有幻想的空間，然後她問我：「那你喜歡當男生還是女生？」我說：「喔，這就像我本身的情形，我是男的，也很喜歡當男生，不過我知道轉換到另一條軌道會有什麼感覺。」……

182 這裡，你會再度發現我在這類晤談裡怎麼讓自己隨性揮灑。

圖七：她的塗鴉，她看出了什麼，不過卻沒說出來，而要我自行從圖裡看出什麼來，我最後把她腦子裡想的畫出來，是一隻小恐龍，「好蠢哦！」後來她給牠取了個名字，叫希瑞爾。這個畫逗得她很開心，並說這是我們最棒的傑作。這又是對男性的幻想，也許是陽具傾羨（penis envy）也說不定，但我還是沒有做任何詮釋，因為我不想把我們的談話侷限於某個特定的象徵。

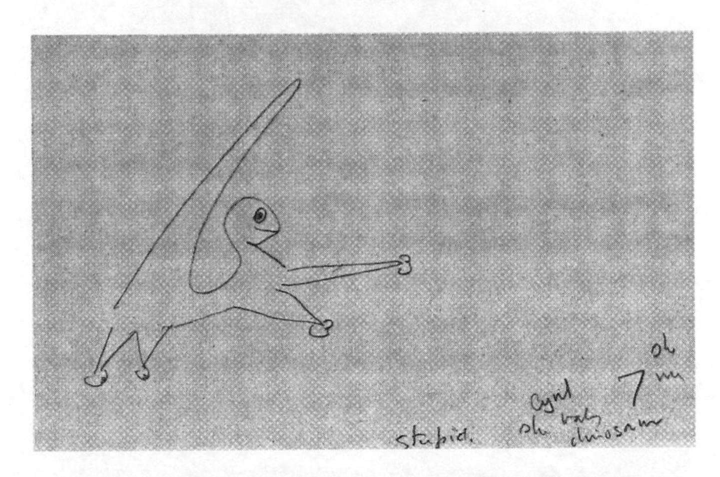

圖八：我的塗鴉〔202頁〕，她很有想像力，把它變成傑克與豌豆苗。隨後她替傑克補上嘴巴，並在最終回顧時，添了一些豌豆莢上去。

有人會說，海斯塔的想像力愈來愈活躍，在這一點上，女生的表現比起男生絲毫不遜色。所以說，陰莖不見得必要。她讓傑克完成了一項男性成就，爬上了豌豆莖，也許最後還凸顯這個主題的前性器期或口腔期特色（補上嘴巴和豌豆筴），以挫挫他的銳氣。我沒有做任何詮釋。

183

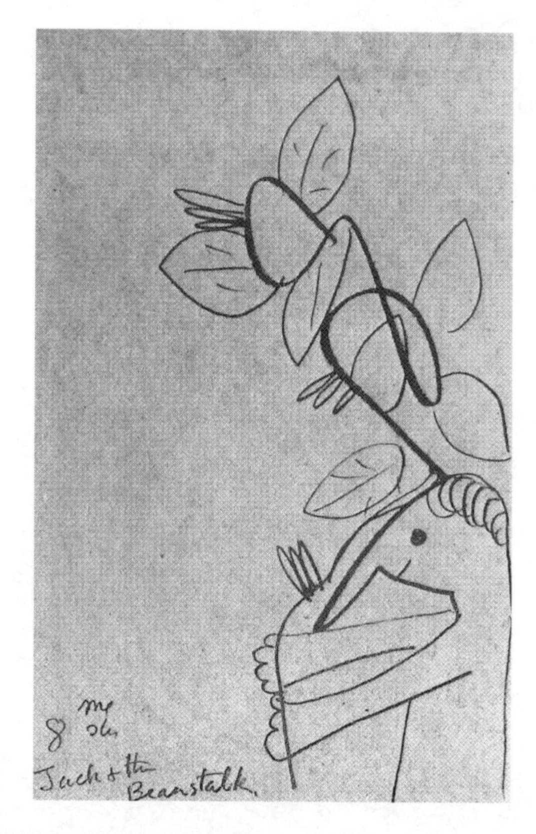

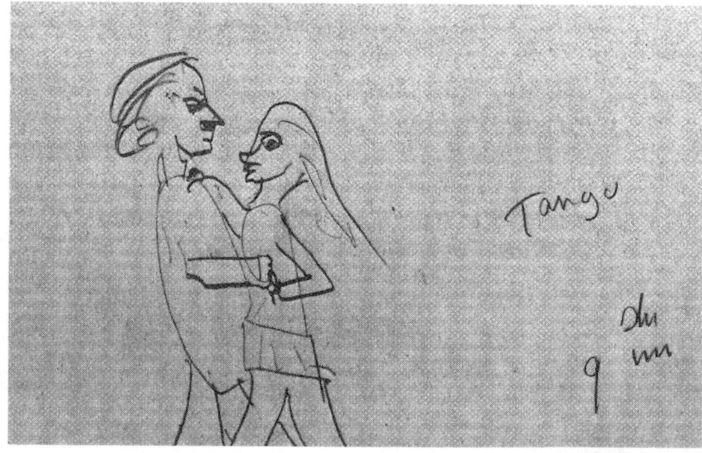

圖九：她的塗鴉，又是分兩個筆畫畫的。我把它變成相擁的一男一女。她認為這幅「很棒」，最後下的註腳是「跳探戈」。

184 諸位可以說，我把它看成一男一女就是一種詮釋，反映了我對她兩種筆畫的塗鴉的看法。

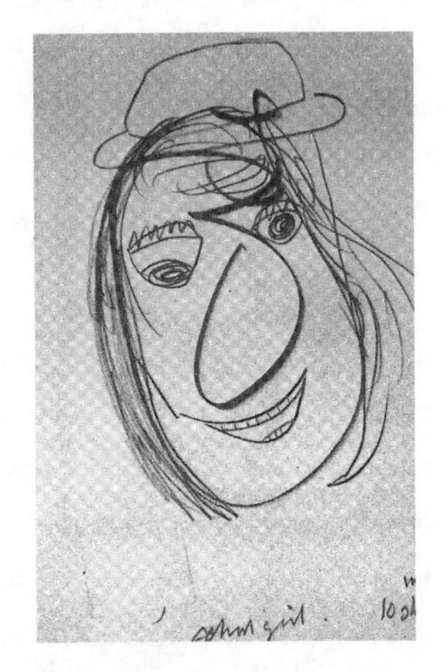

圖十：我的塗鴉，她馬上看出了什麼，於是畫出戴帽子的女學生。最終回顧時她說，這女生可能是她，我端詳圖中的女生，發現這是相當棒的一幅自畫像。令我驚訝的是，我倆竟不知不覺合力完成了她的自畫像。

185 大約此時，她說她非常喜歡我牆上掛的某一幅畫，於是我們起身瀏覽室內所有的畫。她顯然很有畫畫的天分，她筆下的某些線條弧度真是優美，就我看來，這些線條反映了她自己的身體曲線，如果留意，就會發現，她很魁梧、很豐滿沒錯，但不是真的胖。我認為，她自然會察覺到自己的身材，就某種程度上來說，這曲線意味著她的自我接納。

我們也可以把海斯塔畫出帽子的舉動，解讀成她接納自己身為女生這回事，她的陽具傾羨已經降低到可以拿帽子和其他代表男性性器的象徵來作樂，而陽具象徵會自然展現在女人的衣著上、智識的成就上，以及向男性喊話的上百種方式上，大聲宣告說，隨著女人充分意識到怎麼善用女性的身體和特質，她們愈來愈不把陽具傾羨當一回事了。

此刻，我愈發確信，海斯塔有能力迎接青春期的到來，蛻變為成熟的女人。

> 她認為自己將來會當幼稚園老師，當然她也想試試演戲，不過她不認為自己能在這方面闖出什麼名堂來。
>
> 186
>
> 圖十一：她的塗鴉，我注意到她很多幅塗鴉都是由兩種筆畫構成的，並思忖著如何利用這個特性。由於腦裡正轉著這個念頭，所以我遲疑了半晌，於是海斯塔建議我們另立規則：如果一方想不出來能把對方的塗鴉畫成什麼，可以向對方挑戰，要對方接手來畫，對方可以隨意畫成任何東西。於是我向她挑戰，然後她把兩個筆畫的塗鴉變成一個人帶著孩子乘獨木舟。「這個人顯然很開心，那個小孩可一點也不高興。」

又是一幅她一手完成的圖，所以別具意義。我知道這個圖表達出海斯塔的母女關係很重要的一面：媽媽很開心、很陶醉，海斯塔卻覺得被排除在外、很孤單。這也可能是她對這個遊戲的看

187

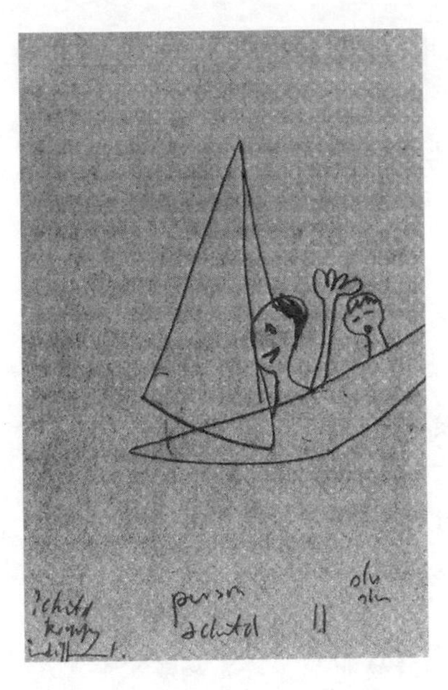

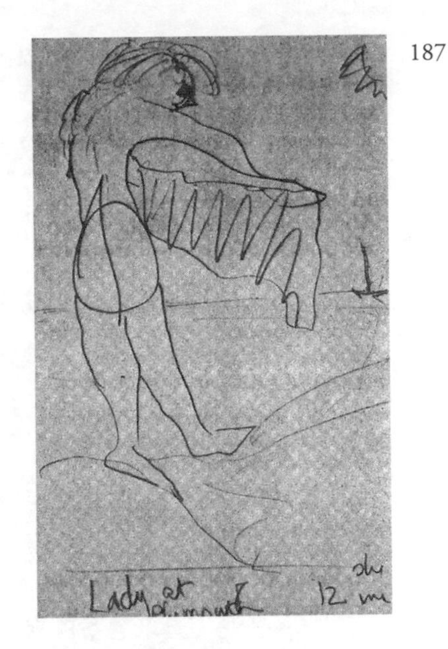

法，由於海斯塔很投入，所以我倆可以說是玩得盡興，雙方都有機會發揮創意。我曾在「遊戲」（Winnicott, 1968）這篇論文裡談到這個情形，我說：「當病人和治療師遊戲時打成一片，心理治療便完成了。」

圖十二：她的塗鴉，又是一幅同樣由兩種筆畫構成的圖，畫得相當刻意，一個呈尖形，另一個呈圓形。我把它變成一位女士洗完澡正擦乾身子，這一幅令她很開心，最後的註腳是「在普利茅斯的女士」，她知道我剛從那裡度假回來。她覺得這個圖畫得好極了。

大約此時，我問起她的夢，想藉此往更深層探去。如果時機對了，也就是說孩子已經進入了非常私密的幻想，我往往發現，孩子會急切地想告訴我一些夢，也許是「昨天夢到的」，彷彿是為

188

了諮詢而特地夢的一般。所以，這時我們談了一點夢。

一個好笑的夢：她和吉米正在考學測，現場的座位不但沒有隔間，考試的桌子還被命名，譬如「烤牛肉」和「鱈魚子」。她大概坐錯位子了。

另一個夢裡，她有對孿生父親。

第三個是飛機失事的夢。「飛翔的夢很不幸中斷了，因為我赫然想到自己根本不會飛。」

我們稍微聊了一下她不能真的飛翔實在可惜，也談了一點現實原則及其無趣之處，相形之下，夢真是海闊天空。

她說，是跟爸爸聊到小鳥的時候想起了飛翔的夢，所以說，她和爸爸相處的時候，真有那麼一刻她是幻滅的。

我察覺到，存在於夢境和清醒的現實之間的分裂，讓她難以忍受。我沒做解釋，也沒向她提及這一點。

圖十三：我的塗鴉，她把它變成哈波．馬克思[188-a]。她非常喜歡他，一度還以他為偶像。他已經去世，出過一本書：《哈波脫口秀》（*Harpo Talks*）。他幾乎頂上無毛，永遠戴著一頭捲捲的假髮。

此處，她又透露出她對男性的認同，看出了哈波的成就、逗趣，以及稚氣的可貴之處；而且他的假髮和傻里傻氣，是她陽物崇拜時期自慚之感的遺痕，這個困擾也顯現在學校的課業上，儘

188-a　中譯註：Harpo Marx，美國音樂劇諧星，亦是喜劇丑角、影星，擅長演奏豎琴。

管她的智商頗高。

189

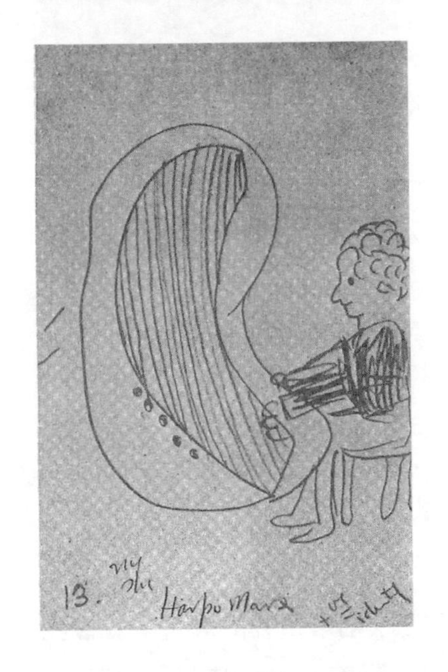

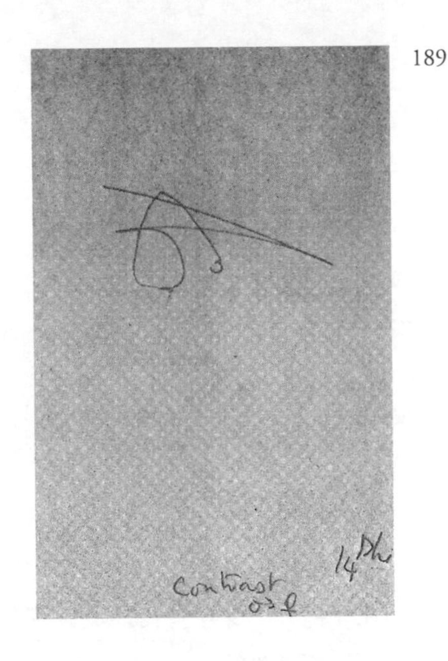

圖十四：她的塗鴉，這又是由兩種筆畫構成的塗鴉系列之一。我只簡單說：「我們就別動它吧，就我看來，它結合了男性和女性的特徵。」她明白我的意思，樂於讓它原封不動，並說我們可以下個註腳：「對比」。

190

圖十五：她的塗鴉〔208頁〕，另一幅由兩種筆畫構成的塗鴉，我迅速把它變成附有時鐘的床頭燈，她發現我可以「化塗鴉為神奇」，非常開心。最後她註明這幅畫是「時間」。

若有人問起，為何此刻會冒出時鐘來，我會說，當時我倆的腦子裡想的都是：時間差不多要到了。但我們也是在處理時間這

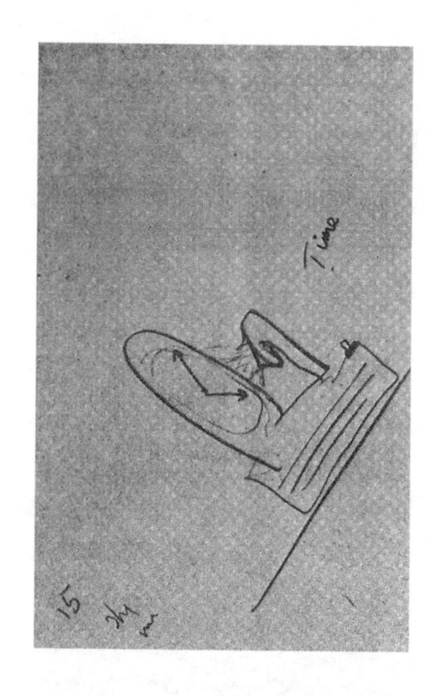

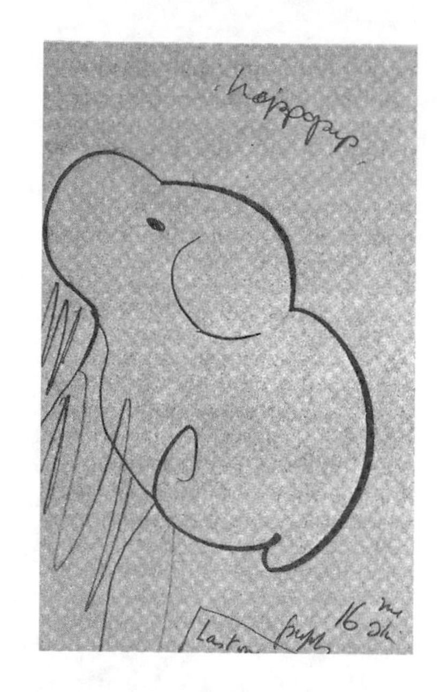

個因素，青少年覺得時間因素是現實原則最重要的展現，就像我在別處說過的：「治療青春期的唯一良藥，就是時間的流逝。」（Winnicott, 1965）

我們相處的時間接近尾聲了，她問我認不認得她認識的一些人？我說認識幾個，然後我們聊了一下這幾個人。這世界充滿了好人，但有三個人例外：她爸媽以及她在青少年科看的醫生。這醫生起初還不錯，後來她去就診時，兩個人不發一語，相對無言地耗上一個鐘頭，浪費彼此的時間，她感到厭惡。顯然，一旦她決意離開，我就得讓她走，否則我會落得和那醫生同樣的下場。再者，不管怎麼說，時間也快到了。於是我們畫下最後一幅塗鴉。

191

圖十六：我的塗鴉，這讓她有點為難，她說：「喔，天啊，它可能是兩種東西，駱駝或女黑人。」

這又是另一個版本的基本兩難情境，一如躁鬱之間的擺盪。她似乎很了解遇上兩難困境時動彈不得的滋味。當然，我會特別想到的，是她的塗鴉手法裡兩個分別可能代表男性與女性的特徵。

她嘆了一口氣說：

192

> 「它應該是別的東西才是。」她先說是黑駱駝，後來把它變成幼犬，最後標明為「幼小的河馬」。從某方面來說，她用幼畜解決了兩難問題，另一方面來說，她是岔開注意力，藉此迴避了問題。結束前，她說她夢過失火的可怕噩夢。

時間到了，我們回顧了整系列的畫作，並加上註腳，我們對自己感到很滿意。

> 她長大後想要生小孩——生兩個或四個；「你不能只生一個，這樣孩子會被寵壞，生超過四個孩子對世界不公平，因為有人口爆炸的問題。」

她以為我會跟她母親談一談，不過當我說，我將跟她母親說沒有談話的必要時，她鬆了好大一口氣。我說：「我當然可以聽聽媽媽的看法，她的看法肯定和妳的很不一樣，不過，目前我只對妳的看法感興趣。」她媽媽很快便同意我的想法。隨後，在我讚美媽媽戴的項鍊後，我們的會面畫上句點。我們相互道別，她母親或許還沉浸在我個人對她的注意裡，不過，在我和她母親真正坐下來談之前，她母親有得等了。

之後我收到家庭醫生的來信，信上說：

> 我認為你的晤談相當成功，不只對海斯塔而言如此，她媽媽也不再因為多少受到冷落而生氣。你所勾勒出來的做法讓我相當高興，但我認為我會這麼高興是因為海斯塔比以前進步太多了，目前就算把她當「正常」人來看也不為過，甚至可以說她是對的，而其他人是錯的。十二個月之前，對她父母、她朋友或我來說，這根本是不可能的事。她當時病得很重，也壓根兒不認為自己有病。當時所有人都覺得，努力讓她認清自己生病才是對的，而且，如果她能向別人求助，才是病情好轉的契機。
>
> 我其實不很確定為何要告訴你這些，也許我只是想說，你在她大有起色之際還能持續見到她，還真幸運！不過，我期待將來你也能見識到我的能耐。

193　父母也以感激的口吻寫信給我，欣然同意我的做法——只跟海斯塔見面，而且可能的話愈少見面愈好，最好是不再見面。見面與否，不急著說定，不過，要是海斯塔希望見我的話，我會盡快安排時間與她見面。她母親說：

> 就我看來，她和您談過一次後整個人都改變了，尤其是她對我的態度不一樣了。譬如說，她對我說：「我想跟妳一起出去度週末，（頓了半晌）喔，還是不要好了，因為到時候我們會處不好，對吧？」這是幾個月以來她頭一次（多少）看到我和她之間的關係，起碼我是這樣覺得。
>
> 我也很了解您不喜歡替別人出主意，所以我只是想告

訴您我們怎麼安排她的學業。我們決定（在家庭醫師的幫忙之下），海斯塔這學期不再回學校上課，我已經找了個家教老師來教她，每星期來個一次或兩次，就看海斯塔覺得怎麼樣比較好。

至此，大勢底定。我的想法是，做到的很有限，要做就要講求效益（一個鐘頭）；而且父母和家庭醫生不會有個案被搶走的感覺，不像一般的心理治療裡治療師不免會把個案佔為己有。

初次晤談之後，媽媽說：「這是這孩子十四歲生病以來頭一回有人能夠跟她溝通。」

追蹤

在家庭醫生和看護她的女孩協助下，這個案持續接受居家照護。海斯塔「視需要而召見」我，所以一年內我見了她六次。狂躁的表現減少了，憂鬱經常是最主要的臨床症狀，但仍在可掌握的範圍內。她自願回到學校上課了。

我這裡所描述的初次晤談，一直是處理這個案的團隊工作的基石，而這團隊工作至今頗有成效。

青春期快速而激烈的變化依然左右全局，其結果是難以預料的。

【個案十二】密爾頓，八歲

194 第二部以這個案例結束。這孩子的情緒發展障礙在初次治療諮詢後移除了，家人也發現這孩子事後變得比較放鬆，也更能自在地和他們相處，而且他們對待這孩子的方式也和之前大為不同。家人確實可以在初次晤談之後的數個禮拜至數個月內，治癒這種狀況的孩子，儘管沒有治療諮詢的介入，家人沒辦法發揮療效，但他們還是會陪在孩子身旁，只是使不上力罷了。

家庭狀況

密爾頓　八歲
雙胞胎，一男一女　六歲
妹妹　四歲

這男孩的母親寫信給我，信中提及她認為的問題所在。依她看，最大的問題在於，長子密爾頓始終無法真正接納他的雙胞胎弟妹，他們出生時，密爾頓兩歲大。她寫道：「他們的出生讓密爾頓陷入澈底的混亂，混亂的狀態表現得既明顯又慘烈。打從那時開始，他變得非常依賴我，整天黏著我不放。」還有其他病態的徵狀，譬如：偏好虐待與被虐的情節、開始從鞭笞的意念裡得到樂趣；再者，他也表現出倒錯的傾向，比方說，他會強迫地想看並伸手摸女生的內褲。雖說他在家裡老是很霸道、會欺負弟妹，在學校卻是個乖乖牌，很神經質，而且人緣不太好。課業方面他表現得非常好，對歷史和英文特別感興趣。這位母親還補充道，她自己曾接受過治療，雖然治療後她處理其他孩子的問題比以前得心應手，但對付起密爾頓的這些狀況，還是沒輒。

心理治療性晤談

195

父母親帶著密爾頓來接受治療諮詢。我們四人一起談了幾分鐘後，爸媽便回到候診室，耐心等了一小時十五分鐘，時間匆匆而過，密爾頓和我都覺得時間不夠用。父母親沒能和我再聊一聊便得回家了，但我事先告知過他們可能會有這種情形。幾個禮拜後我再度和這對父母見面，那次我才能把全副心思放在他們身上，若上回和密爾頓一談完便立刻和父母親談，反而不好。

個人晤談

我發現密爾頓非常有活力，幾乎可以說是熱切地期待著什麼。他很焦躁，塗鴉遊戲全程下來，大半的時間他都是站著，根本坐不住，而且，遊戲往往淪為誰贏誰輸的局面。我的目標是引導他（可能的話）塗鴉，不過一開頭我得先讓步，玩了幾局井字圈叉遊戲，（我很快發現）他根本不會玩這個遊戲（參見預備階段的圖）。

196

從一開頭來看，我覺得我們要利用這次會談，玩這類彼此能自然而然深入溝通的遊戲，似乎機會渺茫。不管怎樣，我還是繼續進行，最終滿載而歸。

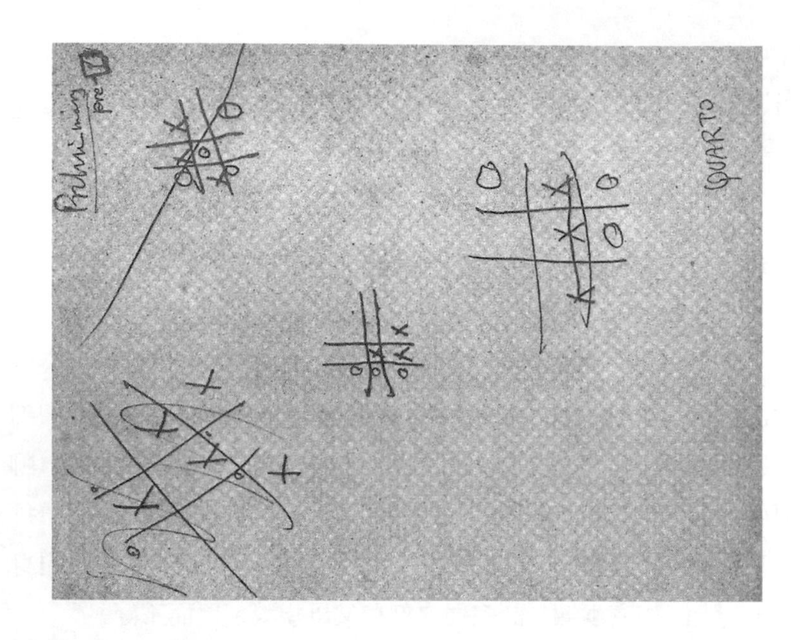

塗鴉

我向他說明遊戲怎麼進行，說我會先著手塗鴉，之後，如果他願意的話，根據我的塗鴉隨意發揮；接著換他塗鴉，我再接手改造他的塗鴉。於是我畫出第一個塗鴉：

圖一：我的塗鴉。他說：「好像8。」無意把它變成別的東西。

在這種情況下，他變不出東西來也許是因為焦躁不安，所以
197
我覺得應該要馬上接一些話，這些話也許會使我們之間的薄弱關係有所進展，也許不會。

我說：「那是你。」因為他才剛告訴我他八歲。他馬上進入狀況，並畫下：

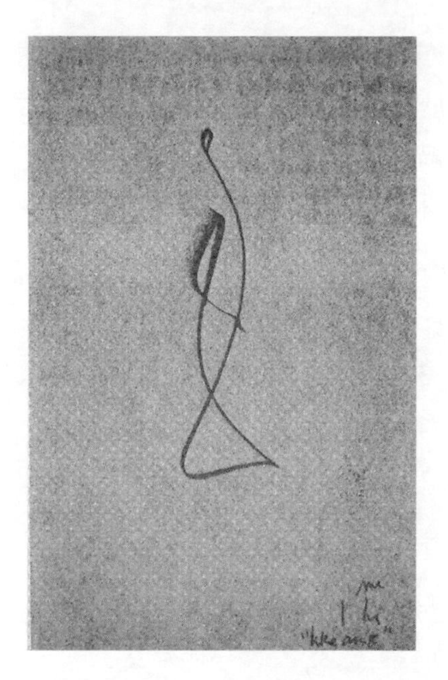

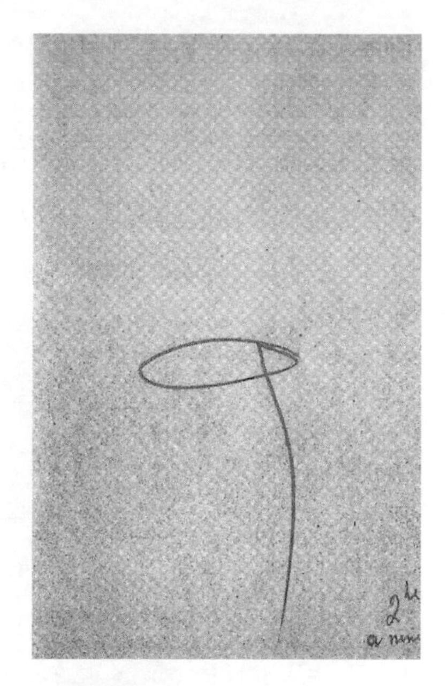

圖二：他的塗鴉，筆畫很有力道，是學我畫的，雖乍看之下好似不受我影響也不是刻意畫的。他看著它，很快說道：「這也是我，是9，再過一個禮拜我就九歲了。」

就遊戲的角度來說，我們正進行溝通，不過他依舊焦躁不安。我開始感到希望無窮。

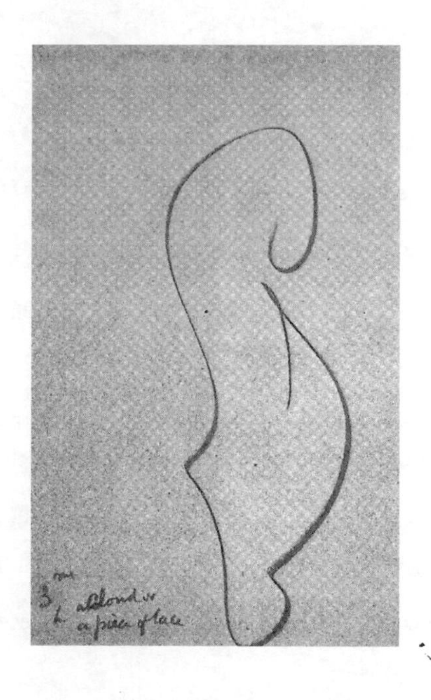

圖三：我的塗鴉。他還是無意更動它，也不想把它變成別樣東西。他只說：「是一片雲或一塊蕾絲。」

198 我不禁想到幻想這塊領域，亦即我所謂的**過渡性現象**，也就是由清醒轉為入睡的過渡狀態，於是我往這個領域去探，希望捕撈出他記得的過渡性客體或使用過的策略，但我毫無所獲（從其他案例身上是可能捕撈得到的）。不過他倒是告訴我，他三歲的時候有一隻泰迪熊。於是我們繼續玩下去。

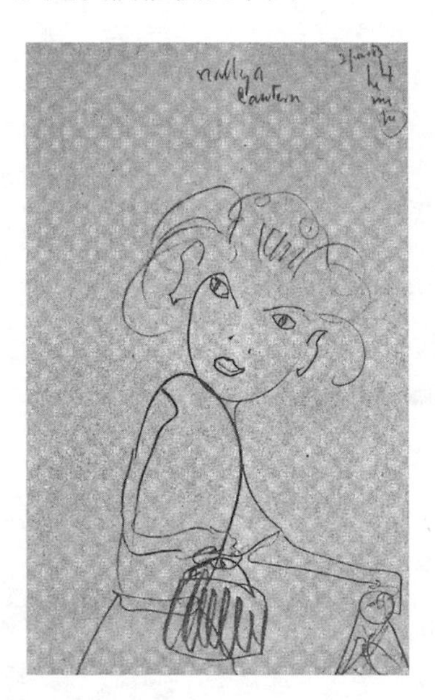

圖四：他的塗鴉，我注意到他的塗鴉分成兩個部分，於是我把其中一部分變成頭，把其餘的部分畫成人形，最後畫出了拎著包包的女生。他說出他的看法，話中有兩層含意。表面的一句是：「你畫得真不賴！」比較令人信服的一句是：「它其實是燈籠。」

199 他的意思是，如果我讓他自行發揮的話，他會把它變成燈籠。他其實是暗示說，原來我並不神通廣大，不知道他在想什麼。他順手把包包和提把連接的地方描畫得穩固一點。此時他很不安，走來走去，對著矮桌子彎下腰來畫，沒有坐下來。

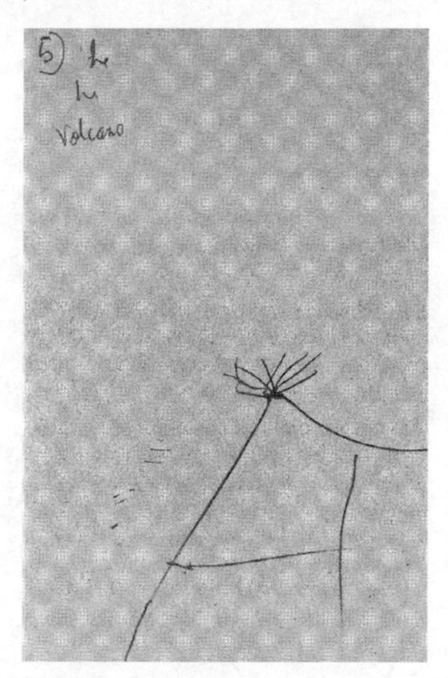

圖五：他的塗鴉，他坐下來畫的。簡單地畫了四條線，他立刻說：「我知道它是什麼。」然後著手把它畫成火山。我說：「喔，那又是你。」他欣然接受這個說法。

200

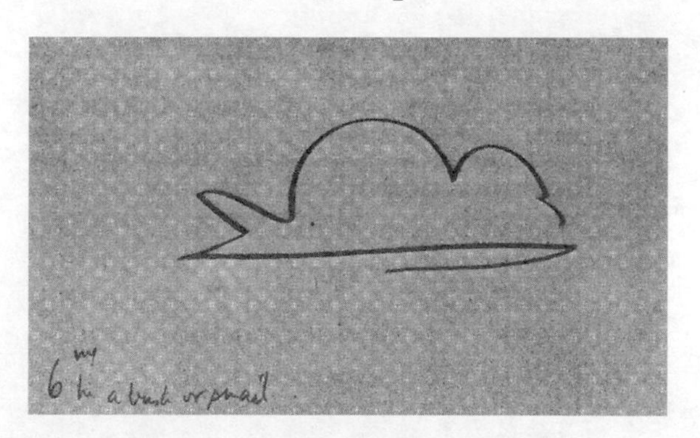

圖六：我的塗鴉，他說是矮樹或蝸牛，他要做的唯一一件事，是決定哪個方向應該朝上。

201

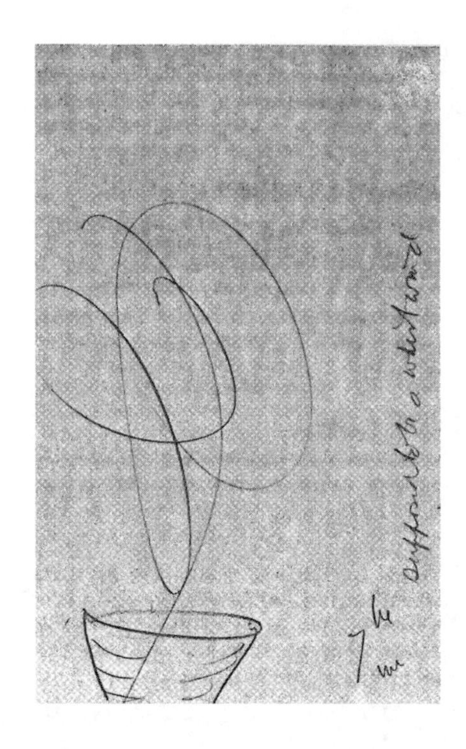

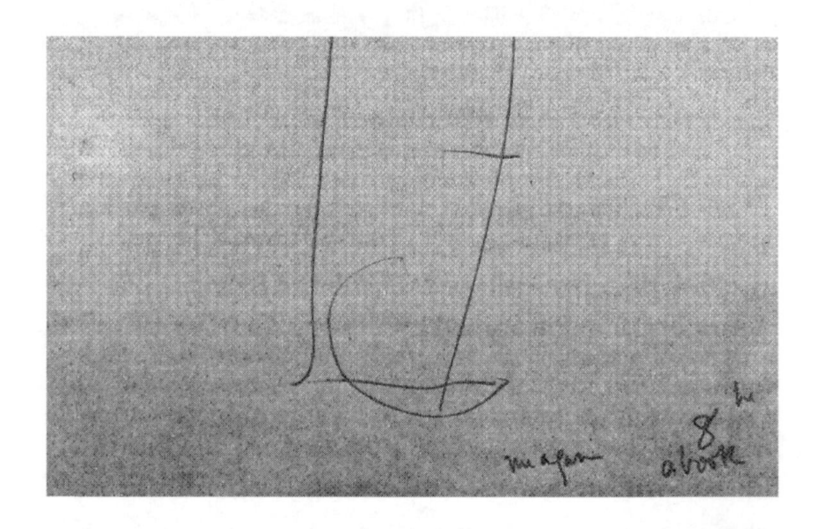

請注意他的懶隋，這一點透露出，他認為結果會像變魔術一般變出來，不是靠努力或技巧得來的。塗鴉遊戲讓變魔術的想法有存在的空間，直到孩子開始想積極參與，這想法才會消失。

圖七：他的塗鴉，我把它變成一盆盆栽，不過他說這樣子錯得離譜。他說：「它是旋風耶。」我說：「那麼，那又是你。」我接著說：「這些圖全都跟你有關，也許那女生除外，不過，當然啦，那女生是我畫的。」我們聊了一下他是男生還是女生，以及他喜歡當男生或女生。他極其偏好當男生，問他原因時，他非常理性地說：「喔，女生也很好，只是我恰好是男生。」

圖八：他的塗鴉，這時，我提議的塗鴉遊戲，他玩得相當起勁了。他說：「這是書，這又是我，因為我喜歡書，我一直都在看書。」

圖九：我的塗鴉〔221頁左上〕，他說是一棵好笑的植物。我說：「那麼，如果這是你的話，你也一定有好笑的地方。你哪裡好笑呀？」他答道：「哦，我妹妹常常取笑我。」沉思了半晌之後，他問：「你說它可以變成什麼呢？」我說：「還沒想到耶，我畫的時候根本沒有多想什麼。」

202

我認為此處透露出兩件事：一是他對自發性表達和自由幻想懷有某種恐懼，其次，他需要我給他意見，並從中得到支持。

圖十：他的塗鴉〔221頁右上〕，他說：「它有領子哦。」這句話給了我靈感，於是我添上一張臉，我們認為這個圖畫的還是他。

重新評估階段

我們正處於多數這類治療諮詢都會進入的階段，在這個階段裡，晤談好像只是原地踏步。從前我一度還認為，來到這個階段就是溝通進入了尾聲，不過後來我了解到，在這個看似毫無進展的階段，孩子會重新評估情勢。孩子會（不自覺地）根據先前所發生的一切來衡量專業關係的可信度，並且花一點時間確定是否要接受更深入的關係所帶來的風險。這就像開車換檔一樣，倘若諮詢持續下去，你會發現，通常會進入更深的層次。[202-1]在這類的諮詢裡，這種重新評估的階段可能不止一次。在這期間，我們玩了以下的遊戲：

圖十一：從這圖可以看出，他把圈叉遊戲改了，他稱它是「縱橫填字遊戲」。我發現，他此刻的狀態極貼近夢境，遠離了生活現實，因此我讓他主導全局，且讓他贏。他大喊：「我贏了！」樂不可支。

圖十二：他的塗鴉，持續這種改編的遊戲。

這時我開始捕撈他的夢，清楚知道我們正在節骨眼上。雖說他的不安很容易讓他從尚可掌握的談話中游離出去，不過，他這時已經貼近了幻想和夢的邊境，我可以趁機邀他往內端詳自己，就像他之前往外瞧著畫中的自己一般。果然，他積極回應我關於夢的問題，從這一刻起，諮詢一路開展，我不再焦慮這次晤談會落得慘不忍睹。我可以把這晤談交由孩子的內在歷程來推動，他

204

202-1 參見第三部，個案十三（手的例子）。

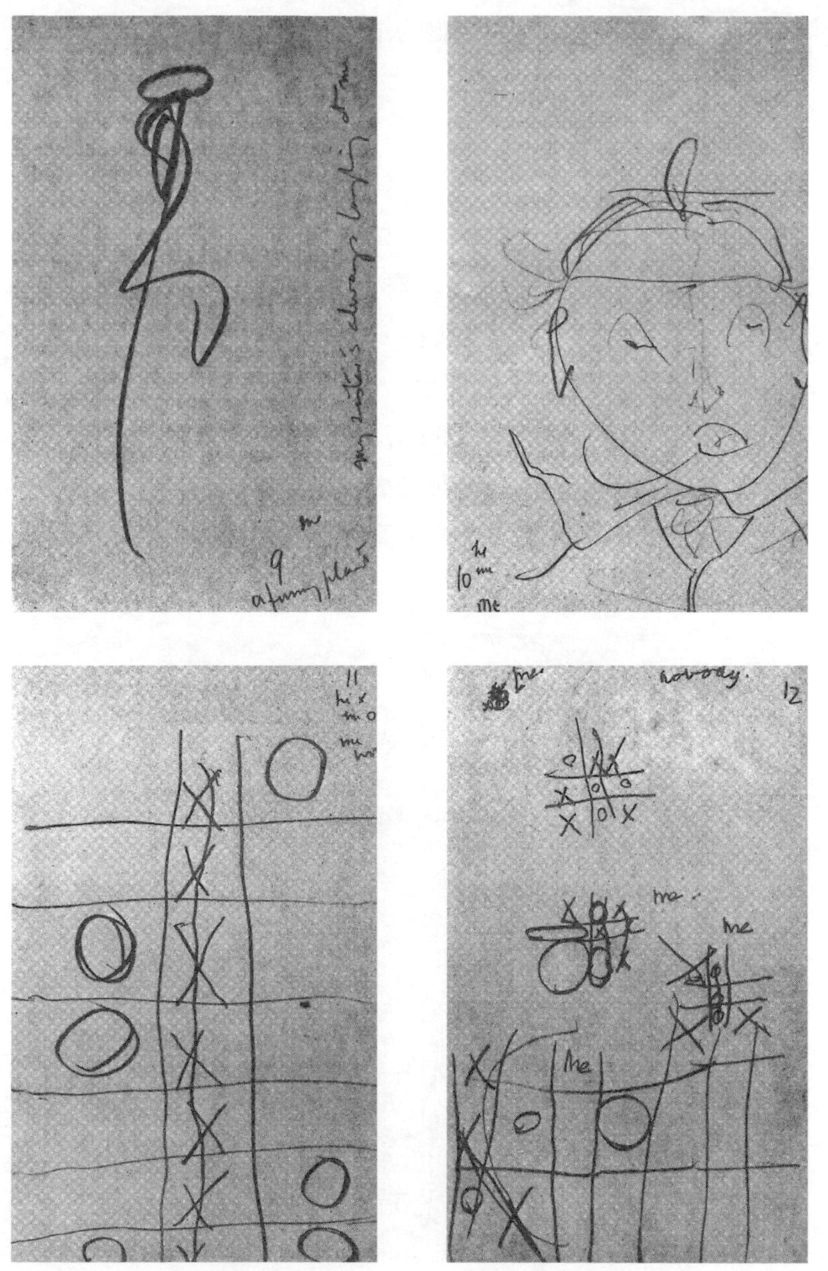
9
a funny plant
10
me
11
me
nobody.
12
me

的內在歷程會驅使他和我溝通他的主要困擾。

深層溝通

回答夢的問題時，他說：「我每晚都作夢，但我不記得夢見什麼，我只能告訴你一個好笑的夢。」我提議用大張的紙來畫，他覺得我的主意很不錯。他先從一面畫起，然後翻到背面繼續畫，好像想在背面重新來過似地。（我的經驗是，這些小細節都得嚴肅以對，而且他這麼做意味著，他背著自己吐露這些事。事後我從他母親那兒得知，密爾頓會強迫地詢問寶寶出生的情形，他認定寶寶是從「後面」來的，而不是媽媽屢屢告訴他的，是「從前面」來的。）

205

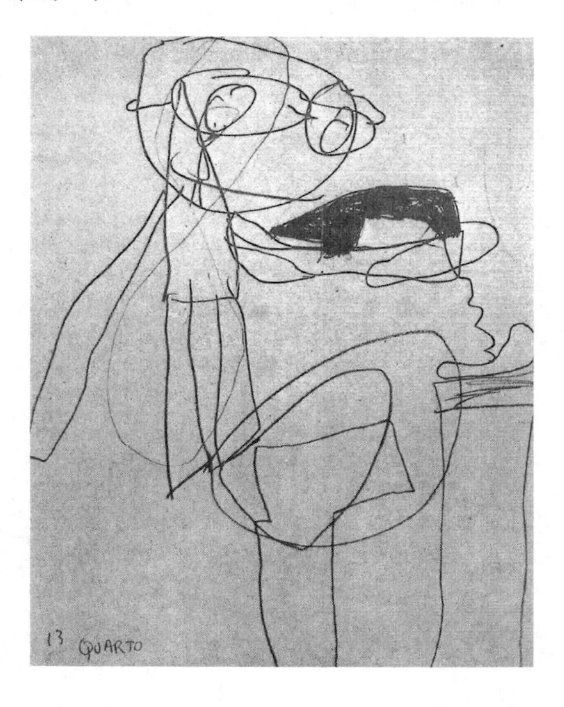

圖十三和十四：這個夢的重點是，做這個夢時他「很小，大概三歲大」。他說：「做這個夢時，我覺得很恐怖，不過經過這麼多年下來，它變得很好笑。」我試圖把他早年的這個夢和雙胞胎的出生這兩件事兜在一塊兒，雖然我知道雙胞胎出生時他才兩歲大。

他此刻說的夢很含糊。首先，有盞大吊燈，吊燈上垂掛著一位「紅女士」。隨著夢的發展，沙灘上出現一些平底橇，一路滑到海邊、滑進海裡——「它們全降落在海面。」

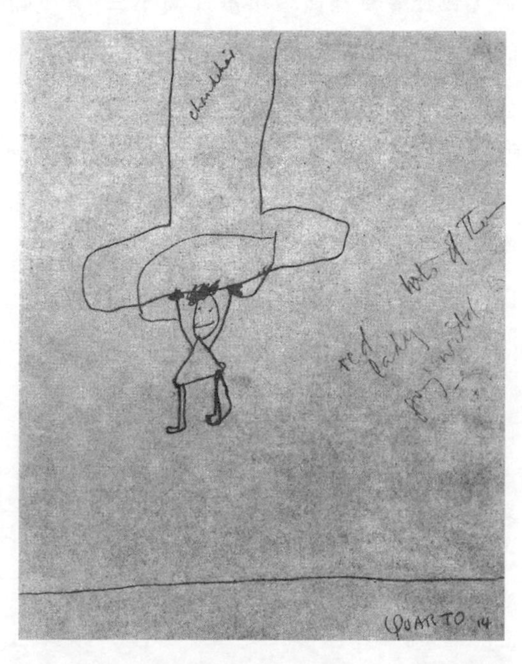

後來夢中出現很多很多紅女士。他說，紅色是血的顏色。他不停地說夢裡的一切都很可笑，從他的話我可以推論，他知道雖然這個夢後來變得很好笑，但它原本一點也不好笑，而且意義重大。他繼續說：「夢裡的人會表演空中特

206

技，還有用跳繩表演。不過夢中本來沒有這些，那是後來夢變好笑時才跑到夢裡面去的。一開始我做這個夢的時候，我還很小，這個夢一點也不好，只會嚇到人而已，所有的東西都是紅紅的。」

此時，我有個感覺，就是他一直記得自己做過這個夢，這個夢一直讓他很害怕，而且做夢當時他還很小。

207

這時，他把畫紙翻面繼續畫（圖十三）。（翻回他一開始畫的那一面，也就是他翻到背面畫之前的正面。）他先畫了個8（由於被壓在後來添加的線條底下而變得模糊）。我說：「喔，又是你。」然後他添上臉部的細節，給自己加了副眼鏡。我對這一點說了我的想法，他答說：

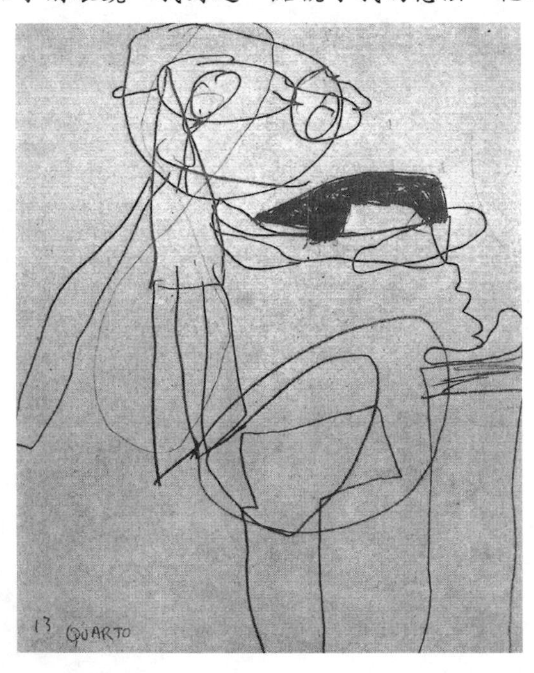

「也許我有一天會戴上眼鏡，因為，你知道，我看那麼多書，我真的很愛看書，我總是在晚上看書，讀歷史故事，還有歷史上有名的男生、女生的故事。」他繼續說到納菲爾德勛爵[207-a]，「他捐了三千萬英鎊，所以他賺了多少錢我不知道。他是技術老練的工程師。」

我暫時不再追問他的夢，我覺得目前為止，他所再次體驗到的恐怖感受已經到了極限。於是，接續納菲爾德勛爵是工程師這個話題，我問他長大後想做什麼。「這個嘛，也許會當科學家，不過在學校我對自然科不是很有興趣。」隨後他告訴我他爸媽從事文學工作，顯然很以他們為榮。他一邊說話，一邊把圖十三的某部分塗得很黑。我問他在畫什麼，他說：「瞧，我拿起了電話筒。」不過，在我看來，他原本只是想把某個東西塗黑。我認定這個動作意味著反啟蒙，是壓抑的象徵，根本是為了否認某個駭人的東西，譬如說血紅的女士，而刻意塗黑的。不過，話說回來，電話筒是具有正面意義的溝通象徵。

諸位可以看到，我沒有做任何解釋。我想讓這些豐富的內容自行湧現，我有信心病人會利用他對我以及對專業情境的信賴，重新喚起被夢嚇到的恐怖感受，就像他三歲時做這個夢的感覺。

我們二度進入原地踏步的階段，但我猜想還會有另一個階段到來。我問他「你最愛誰？」藉此消磨時間，我緊

207-a 中譯註：Lord Nuffield，本名威廉・莫里斯（William Morris），英國汽車工業的開創之父，創立莫里斯汽車（Morris）工業，是企業家兼慈善家，受封為納菲爾德勛爵。

208

接著逕自答說：「我知道是誰。」我這樣做是因為我看出他有點迷惘，所以想趁他拿不定主意該怎麼回答這件事時攻其不備。如果我等他回答，他會給我一個合理化的答案。當我說我知道是誰時，他似乎非常困惑，於是他要我告訴他。隨而我說：「你自己。」我的答案自然是受到他在畫中呈現出多面的自己所影響。他忿忿然地回答我：「不是，我一點也不愛我自己，我誰都不愛。」不過，他還是繼續談這個話題，並告訴我他大概最愛爺爺、奶奶，此外誰也不愛。他談到家庭生活，說雙胞胎妹妹跟雙胞胎弟弟玩，這雙胞胎弟弟很沒用。「他從不跟我玩，沒有人跟我玩。」然後他提到一位男性朋友，他們的友誼似乎建立在他被這朋友欺負的基礎上。所以，在受虐與施虐的防衛機轉裡，我們現在是一面倒地偏向受虐的一端。顯然這兩個男生經常玩在一起，但他們玩的方式已淪為某種反社會行為。他舉了個例子說：「有次我闖了禍，因為我從窗戶爬進教室，打開老師的桌子，不過裡面什麼也沒有。」我接著他的話問他：「你有沒有順手拿（偷）過東西？」「沒有，不過我玩過偷東西的遊戲，但我都有把東西放回去。」原地踏步的階段告一段落。

此時他興頭一起，回頭說起夢來，他說：「我每天做夢，但我老是看不到夢。」這是他表達能意識到自己做夢卻不知道夢見什麼的說法，或者說，他記得自己做夢，但當他完全清醒過來便忘得一乾二淨了。他繼續說：「我只看過兩個完整的夢，一個跟馬和馬車有關，是好夢，跟《黑駿馬》(*Black Beauty*) 這本書有關；另一個夢我看了一半，也是好夢，夢見『北歐眾神』變成真人，棒透了。」然後他繼續告訴我他看過北歐神話。顯然，他從臨睡前的閱讀裡吸取了大量的知識。

情勢依然膠著，我問：「你是快樂的人嗎？」他答道：「我在學校不快樂，會被欺負。」隨後他說起男同學對待他的一些惡劣行徑。但話說回來，他和我見面的這一天，這些男生卻選他當班刊編輯之一。我問：「他們有沒有真的把你弄傷？」「喔，沒有，」他誇口說：「他們傷不了我；我會柔道，不過他們會說很難聽的話，我說的真話他們都不信，他們到處說我是騙子。」接著他坦承道：「我以前很會吹牛。」

我們聊了一會兒學校的事，但我一邊伺機而動，想把話題拉回他所畫的夢上。最後他主動回到夢的主題。他說：「雙胞胎出生時我嚇壞了。你知道，我那時還很小，才兩歲，後來我的生活全變樣了。」他說：「我其實不太記得了，不過媽媽認為這件事還是對我有影響。」——這句話透露出，他尚未真正回到過去被雙胞胎所打擊的不堪時光裡。但他繼續說：「我不喜歡這個世界，也不喜歡活著，學校生活真的很可怕。」隨後他以興奮的口吻說到學校篤信上帝的存在，但他沒辦法接受這個想法。

我問：「你相信任何事嗎？譬如說，你相信自己嗎？」

「什麼意思？我不懂。」

這時，他很認真地思索我所說的相信他自己和相信上帝這兩者間的關聯。為了幫他解圍，我說：「這樣說吧，

> 你有沒有覺得自己對某個人來說很重要？」他答道：「沒有。」隨後，為了替自己找台階下，他吹噓說：「喔，我會自己找樂子，我知道電視節目哪一台好看。」然後他又一本正經地談到上帝以及相關的哲學問題：如果上帝是天父，那麼誰是上帝的父親，以及誰是上帝的父親的父親？最後他總結說：「這個問題你可以一直問下去問好幾百年，一直問到你死也不會有答案。」於是我問：「你爸爸對你很重要嗎？」他回答說：「這個嘛，他自然會想要有個兒子，不過我很會煩我爸爸。」然後他又回到信仰上帝的問題上。

210　我後來發現，他爸媽幾乎可以同意任何事情，但唯獨對宗教及信仰上帝這檔事極不能苟同。也許就是出於這種無法苟同的態度，他才會用**縱橫填字遊戲**這個詞來稱呼他自己發明的遊戲。

> 他告訴我，他讀完了百科全書裡所有關於宗教的章節，「書裡他們盡量以科學的角度來談。」此刻，他進入了一種狀態，可以說，儼然以上帝自居。有好一會兒他談論著：「關於所有的事情，我都是自己去找答案，像是行星如何運行，還有一切是怎麼形成的。」諸如此類。於是我接著他的話說道：「所以就某方面來說，你就是上帝，上帝就是你。」他十分尖銳地回答我：「不，我不想當上帝！我幾乎什麼都不懂！我知道的連這世界的一兆分之一都不到！」如此極端地從以上帝自居的狀態抽離之後，他跟我談到達文西，如他說的，達文西是世上最聰明的人，

因為他發明了超越他的年代的東西。他談到達文西的歷史地位，談得相當好。然後他話鋒一轉，回到更私人的層面，他說：「我弟弟從來不跟我玩，我很寂寞。」

我有必要再做最後一次努力，找機會分析他的夢，而且，我知道我得讓密爾頓轉換到施虐－受虐機轉中的施虐那一端，因為就我們當下所處的狀態而言，他最主要的防衛機轉是讓自己容易被欺負、被虐待與被冷落。

回答我的問話時，他告訴我他以前常常捉弄弟弟，所以，弟弟從不跟他玩可以理解成弟弟為保護自己不受他欺負的自衛手段。他繼續說道，他小時候常常毆打弟弟。密爾頓此刻回到了自己三歲大，弟弟一歲大的情境，他說（這次沒有引媽媽的話來說）：「瞧，我很想當獨生子。」

此時，他已準備好再度檢視夢境，進入了由施虐這一端所操作的狀態。他似乎明白這一切的意義，只是沒辦法完整表達出來讓我知道罷了。「那個大吊燈——哦，也不是真的大吊燈，只是垂吊下來的燈而已。不，它是乳房，像人的乳房。」他把所謂的吊燈看成是，躺在腿上的小嬰兒由下往上看時所看到的男性或女性的上半身。這時，他能夠也願意談「紅女士」了。他說它們是被撕裂的乳房，這話幾乎是脫口而出。我想，他借用了弟弟吸吮母乳的狀態，來表達他自己對母親真實的乳房最原初的施虐幻想，這施虐的意念盤據了三歲大的他全部的心思，當然這些意念源自他的嬰兒期。

211

他這時顯得極為焦慮，只能表達出部分而非全部的夢中幻想內容。坐平底橇滑向海上跟小孩的出生有關。所以這個夢混合了小孩的出生以及對乳房的施虐。他的腦子轉得飛快：「喔，對了，夢裡還出現另一件事，就像電影會切換場景一樣。我其實很討厭蛋塔，不過，你知道，當我還是嬰兒時很愛吃蛋塔。」(也就是說，雙胞胎還沒出生，他對媽媽的態度還沒改變之前。)「夢中有個服務生走過來，那裡還有一架鋼琴，很好笑，對不對！一些人在吃晚餐，他們喊『服務生！』然後那女士說了一些話，只有在夢中可以沒有語言，然後服務生端來蛋塔。」(他回到了前語言期的狀態裡。) 他自我解析道：「我！噁！蛋塔！」他繼續說：「然後他們突然來到吊燈下；看到肚子上隆起一些乳房；一個大乳房。」他指著畫說，他曾經把懷孕隆起的肚子想成大乳房，而這個乳房就是他夢中攻擊的對象，結果海面上飄著血水或血塊（他把對懷孕肚子的攻擊，重疊在乳房的施虐攻擊上)。他說：「總共有六個還是八個女士，全都是紅紅的。」

他此時回到了幼兒時與母親身體之間的關係狀態裡，他繼續說到乳房，隨後談到男人，他說：「(男人) 把所有的東西聚集在陰莖裡，那裡面有精子。」

所以，在他腦裡，前後順序清晰了起來：乳房、懷孕的肚子、沒有乳房但有陰莖的男人。由於施虐攻擊，所有的東西都是血紅色的。

212

他繼續說：「對了，那些是乳房，我現在想起來了。」於是我感覺到，他回到了三歲大時做的恐怖夢境裡，這個夢隨著時間過去漸漸變得好笑。他充分體驗到自己的施虐幻想和施虐衝動，所以我不再憂心他的受虐癖。他重新感受到自己憤怒的攻擊，而且也了解到這個攻擊的背後，是他的口腔施虐作祟，而口腔施虐則源自最初始時想與客體發生關聯的想望（primitive relating）及對於乳房的亢奮之感；此外，回想起自己小時候最愛吃的蛋塔，如今竟淪為他最畏懼的東西之際，他也喚起了自己對乳房產生愛恨交織的情感之前，想與乳房發生關聯的愛意。

至此，我們已經相處了一個小時又十五分鐘的時間，我們很高興地結束晤談。

後續

一個月之後，父母雙方一同前來和我談這孩子的情形。我把諮詢的細節大致說了一遍，聽了我說明之後，他們覺得對孩子有了更豐富的認識。我有理由可以確信，這對父母夠成熟，不會把我告訴他們的內容輾轉透露給孩子知道而壞了事。諸位要記住一點，父母對我們和孩子之間所進行的心理治療若一無所知，他們很容易會覺得整件事情很神祕。他們聽到諮詢過程的事實陳述後，就能利用這些透露出孩子某些面向的訊息，而這些面相於平常家居生活裡並不明顯。父母還能順道說出一、兩個重大的細節，讓我對這案例有更多的了解。

有件事令這對父母印象特別深刻，那就是，雖然他們向來知道，在密爾頓心裡雙胞胎弟妹的出生著實是個嚴重的打擊，但密爾頓卻在和我諮詢完回家後首度鬆口說出來。而且爸媽也發現，家庭氣氛不再那麼緊繃，尤其是密爾頓和弟弟之間的對峙緩和下來了。諮詢結束的當晚，他們就發現密爾頓和弟弟在沙發上邊打邊玩，像男生平常打打鬧鬧一般，這可是前所未見的情景。至今，父母對結果依然非常滿意，很樂意等待孩子的進一步發展。

213 又過了一個月之後，我發現父母對所發生的一切極為開心。父親說，密爾頓從和我的一席晤談裡不知怎地「開竅了」。母親說，她早已經習慣壞事接二連三地來，常覺得不曉得又會出什麼亂子，但不知怎地，整個情勢竟一百八十度大逆轉，而這一切全歸功於密爾頓和弟弟的關係大幅改善。

諮詢回家後不久，密爾頓又驚又氣地跟媽媽說：「溫尼考特醫生竟說我只愛自己！」母親以「他簡直變了個人似地」來描述密爾頓的轉變，她解釋說，從前的密爾頓老是愛吹噓自己會什麼，但現在的他口裡說的全是確實計畫要做的事，整個人變得相當實際。他們生平頭一遭敢放心地調侃他，不必擔心他會翻臉。他在學校的表現和以前一樣優秀，不過他現在比較不會覺得有壓力，似乎也比較不在意成績和排名等一些次要的事。父母也了解到，到目前為止不過兩個月的時間，他還是有可能故態復萌。但他們也不得不注意到，密爾頓的改變對他周遭的整體環境帶來了正面的影響，他首度能利用家庭給他的支持與幫助。尤其和母親的關係這方面，他似乎輕鬆多了。

一年內我被密爾頓「召見」了四次，而且我和他母親一直有密切聯繫，大半是透過電話。這一年內歷經了很多事，這些事談一談無妨，只是此處不適合提起。再者，儘管所有合理的保護措施都用上了，但說得愈多，個案愈可能曝光。

媽媽的話倒是值得引述，一則是因為她很敏銳，再者，她自身接受過分析，所以對分析流程相當熟悉。她說：「你對密爾頓採用的方法，雖然看似極偏離正統，但在他身上似乎很管用。」

我得補充一句：到目前為止還滿管用的。這些案例不會有終結的時候。不過，總會有那麼一刻，孩子長大成人，甚至成為社會化的獨立個體時，我們起碼可以做個評估，看看他終究健康不健康。

結語

214

這個治療諮詢說明了這種適合在兒童精神科進行的工作。它和心理分析或長期的例行心理治療大不相同。在兒童精神科裡，我們的口號是：**在診間只須做到哪一步即可？**顯然這口號只適用於某類案例，就是孩子的家庭和學校已經準備就緒，一旦孩子跨越了發展障礙而能運用環境資源，便能全力配合的個案身上。就密爾頓這個案來說，諮詢一開頭便出現了壞兆頭：他的侷促不安意味著孩子對內在深層的感覺極為恐懼。透過我所採用的技巧，孩子一步步從互動裡得到信心，漸漸能放手去玩。這麼一來，他不僅回想起意義重大而恐怖的夢，而且他還能**再度經歷他做這個夢時的那段時光**，也就是說，退回到他因為雙胞胎弟妹的出生而大受打擊的兩、三歲的年紀。最終，他花了很大的心思來理解這個夢，並且有了一番領悟，他那發軔自原初愛的衝動，特別是源自口腔施虐的莫大焦慮，這時才終於得以紓解。他甚至回到愛恨交織的情感出現之前，也就是早期與母親（蛋塔）之間的良好客體關係裡，而這個良好的關係在他三歲時失落了。此次諮詢立即的臨床成效很令人滿意，表示孩子的人格真正有所轉變。孩子的改變也順道牽動了環境的正向轉變，整體而言，人人受惠。

這是治療師趁孩子對人產生信賴之便所進行的一份工作。治療師依然是「主觀性客體」，所以這份工作與心理分析之不同，在於這份工作不處理移情式的精神官能性內容。

詮釋愈少愈好，詮釋本身並沒有療效，不過它卻能加速療效，也就是說，促使孩子重新喚起駭人的經驗。孩子的自我在治療師的支持之下，首度將這些關鍵經驗同化為整體人格的一部分。

第三部　導論

我將在第三部繼續說明「與孩子溝通」這個主題。 215

在此我集結了一些案例來說明反社會傾向的心理成因。這些案例身上所表現的反社會傾向，是以**偷竊**為主，但也不乏其他**妨害、騷擾他人**等主要徵狀。

反社會傾向的理論

我此處的用意，在於說明我為解釋反社會傾向所提出的理論。假使個案處理不當，或者說，個案在其他方面的狀況變得複雜，比方說個案身上出現了明顯的次級症狀，這個理論就會相形失色。研究反社會傾向最好從單純一點的案例或早期發現的案例下手，尤其是孩子接受諮詢後性情、人格好轉，且所處環境供給能自行調整以因應改變的個案尤其適合。因此，在第三部的個案（案例十三至二十一）身上，你會發現，偷竊或其他反社會行徑是一大特色。我就是以這類的臨床素材為基礎發展出我的理論，這理論我以前說過，此處將再重述。這類的臨床素材也是我所援引的證據。當行竊的孩子在接受治療諮詢之後不再偷竊，那麼我們便可以篤定地推論，這份工作確實有效，其所依據的理論就不會錯。然而，情節重大的反社會案例何其多，我並不寄望此處描述的做法能為這種案例帶來什麼樣的改變，但我一點也不氣餒。當務之急，就是建立一套理解、處理反社會傾向的可能做法，並從相對上家庭環境較良好的孩子身上著手，或很常見地，從朋友和同事的孩子身上下手。

216 這理論並不難懂，打從四〇年代初期這理論在我腦中首度成形時，我便發表了好幾篇論文，煞費苦心地闡述過。在我看診生涯的某個時間點之前，不管是在醫院或我的私人診所執業，我都會避開反社會的個案，深知自己力有未逮，也毫無頭緒。我會例行和有反社會傾向的孩子會面，但都只是為了提供評估報告給法院而交差罷了。不過，在某個時間點之後，我發現自己對這些主要症狀是反社會傾向的孩子似乎使得上力了。打從那時開始，我便敞開心胸去接觸這類個案，他們即便在大家費心幫忙並容忍之下，依然麻煩不斷。

我的理論是這樣的：反社會傾向，不論是偷竊，或是違法犯紀，皆是性格混亂所致，在這類孩子身上，屢屢會發現其早期的環境都能讓他們在個人的發展上有好的開始；換言之，由於他們有良好的促長環境，所以，其成熟的歷程有機會開展到某個程度。不過，這類個案裡，也有例子是環境上出了差錯，以至於成熟的歷程停滯了，也許是突然中斷。成熟歷程停擺，或者說，孩子對新生的焦慮的反應，切斷了孩子的生命歷程。孩子也許會復原，不過，**在孩子的眼裡**，其生命的連續歷程出現了斷層。在環境疏失之後、走上復原之路之前的這段期間，孩子身上會出現急性的精神錯亂。只要孩子尚未復原，其人格相對上仍是崩解的。從臨床上來看，孩子會焦躁不安，而且很依賴別人的指引，或者受體制所管束。只要孩子復原了，我們可以這樣說，孩子通常會：一、經常帶有幾分憂鬱，感到不明所以的無望；隨後，二、孩子開始覺得有指望，也許是因為周遭有好事發生了，所以他覺得有希望。就是在這一點上，亦即出現了希望，孩子才又活了過來，起而跳過斷層，回到環境疏失之前曾經擁有的滿足狀態。行竊的孩子（在一開始偷竊時）會輕易地跳過斷層回到從前，對重拾失落的客體或失落的母性供給（maternal provision），或失落的家庭滿懷希望，或不至於全然無望。

217

每個家庭皆不免會發生這種小狀況，在小地方上照顧不周，而讓孩子遭到剝奪，日後父母（自然而然、毋須人點醒）會察覺到自身的疏忽，而給孩子多一點所謂的溺愛，孩子便不藥而癒了。溺愛在這裡的意思是，給孩子機會暫時放縱、依賴，享受一下退化回比當時年紀更小時，可以全然依賴母性供給的狀態。父母往往能成功治癒這類受到輕微剝奪的孩子，這一點讓醫生滿懷希望，覺得趁孩子尚未衍生出次級症狀之前進行治療，其反社會傾向便能有所改善。隨時切記一點，剝奪情事會在孩子所遺忘的過去裡不斷上演，活躍在孩子清醒的生活之外，不過，讓這個領域的工作者大為驚嘆的是，在這類生病的孩子身上，這些剝奪情事和意識裡的衝突之間，竟只有一線之隔。溝通是唯一的辦法。

反社會傾向可以粗略地分為兩大類。一類是，表現出偷竊，或藉由尿床、邋遢或其他讓母親額外費心費力的輕微不法行徑，博取別人的注意。另一類是，激起他人想施以嚴格管教的破壞性行為，也就是說，嚴加管教的出發點不是報復。粗略來說，前一類的孩子所遭受的剝奪，是失去母性的關愛或「好的客體」所致；後一類的孩子所遭受到的剝奪，是失去父親，或者說，母親身上缺乏男性特質所致；這男性特質包括她的嚴格，或者她遭受攻擊後依然安然無恙的能耐，以及修復傷害的能力，譬如衣服或地毯被弄髒、家裡的牆或窗戶遭到破壞等。

治療師或社工師從孩子以外的人所獲取的孩子的生活史，對孩子來說毫無意義，這一點不在話下了。從媽媽口裡或其他醫療紀錄上所得來的訊息，比方說，孩子兩歲半動過扁桃腺切除手術後性情有極大的轉變，並沒什麼用處。從治療的角度來說，唯一有價值的，是與孩子進行治療諮詢時所揭露出來的內容。也許孩子在某些細節上記錯了，這些細節事後都可以加以修正，再說這些小地方其實無關緊要，舉例來說好了，孩子遭受剝奪的確實年齡就沒那麼重要。然而，最核心、最關鍵的事實為何，只有孩子自己才知道。更何況，孩子所感受到的剝奪，也許父母根本沒察覺。

218

這些概念耳熟能詳。在兒童治療以及社工領域的文獻裡，這類的例子比比皆是。我想在此說明的，是獲取關於孩子過去生活史裡的重要細節的技巧，施行這技巧需要**與孩子接觸**，所以這技巧有一定的功用。詳細剖析心理分析過程裡的大量內容，也會發現孩子生活史裡的重要細節。不過，接受真正分析的個案的主要特徵，卻很容易被淹沒在這些大量內容裡。我認為，學生學習反社會傾向理論之精要的最佳入門，便是檢視我於此處所列舉的案例，這些案例描述的內容有限，其主要特徵不致流失。基於這個考量，我舉了七個案例來解說我的理論和技巧。

一如本書前半部的十二個案例，我依然以我所謂的治療諮詢和初次晤談之效用這個架構，來描述這些反社會案例。至於複雜的案例，也許初次晤談的時間要加倍，或者延長為長達數月或數年的「視需要而定的治療」。不過，為了更加區分初次晤談的技巧和心理治療或心理分析的技巧不同，沿用「初次晤談之效用」這個概念比較方便。雖說處理個案的這些方法之間沒有明確的分野，不過，如果晤談傾向以一系列的模式繼續下去，那麼就是啟動了心理治療，工作的性質便大為不同。進行心理治療時，工作性質會自動轉向以處理移情關係（transference）和分析阻抗作用（resistance）為核心，所以，進行了好幾次晤談的治療，稱為心理分析或分析性治療比較妥當。

在第一個案例的描述裡，有個簡單的事實貫穿其中，那就是：孩子因行竊而來就診，諮詢之前她一直是強迫性慣竊；不過，諮詢結束時，這孩子改變的程度之大，讓母親當下便察覺出來，而且她就此沒再偷竊。她重新找回了幼年時所熟悉的母親。如今，她一伸手便能探到乳房，毋須再強迫性地想要跨越生命的斷層，但卻不明所以。有這樣的成果可不是純粹碰運氣。 219

其他很多案例並不如這個例子這麼明朗，但我希望這個例子能引起學生的興趣，去檢視孩子的反社會傾向是孩子表達希望的方式，這樣的孩子因為其生命歷程斷裂了，大半的時間總是無望的。而生命歷程之所以斷裂，則得歸諸於孩子對環境疏失所發出的自發而無以迴避的劇烈反應。

【個案十三】艾妲，八歲[220-1]

220　我將詳實描述與一名八歲女孩進行的治療性晤談，她因行竊而前來就診。（她還會尿床，父母親尚能理解與忍受這項毛病。）此篇案例敘述的結尾，諸位會看到關於否認作用的說明，否認作用顯示了孩子人格結構裡的隔離作用。隔離作用是具反社會傾向的個案很重要的特色，由於隔離作用使然，受潛意識所驅使的強迫性偷竊會令孩子惱火，所以孩子會在一開頭就向人求助。

轉介

校方早已言明在先，艾妲偷竊的行為造成很大的困擾，若這症狀持續下去，她得休學。對我來說，和這女孩見個一次或幾次面都不成問題，只是她住的地方太偏遠，所以我不能由治療的觀點來考量，而必須以初次治療諮詢一次搞定。這是我在醫院看診的案例。

技巧

我和這女孩談話前並沒先和一同前來的母親聊過，因為我無意於見面之初便鉅細靡遺地弄清楚她的生活史，我在乎的是讓病人把自己交付給我，緩緩建立起對我的信賴，並逐步察覺到自己願意冒險。

220-1 首度收錄於《犯罪、法律與矯正》（*Crime, Law and Corrections*）一書，洛夫・斯洛文可（Ralph Slovenko）編，〔查爾斯・湯瑪士（Charles C. Thomas），1966〕，篇名：〈從心理分析看反社會傾向〉。

晤談經過

艾妲和我一起在小桌邊坐定，桌上擺了幾張小張的畫紙和一枝鉛筆，另一個盒子裡有幾枝蠟筆。

當時還有兩位精神科的社工師及一名來賓在場，坐在幾公尺外的地方。

一開始艾妲就告訴我（回答我的問話）她八歲。她有個姊姊十六歲，還有個弟弟四歲半。隨即她說想要畫畫：「畫畫是我最喜歡的嗜好。」 221

（這次晤談沒有用到塗鴉遊戲。）

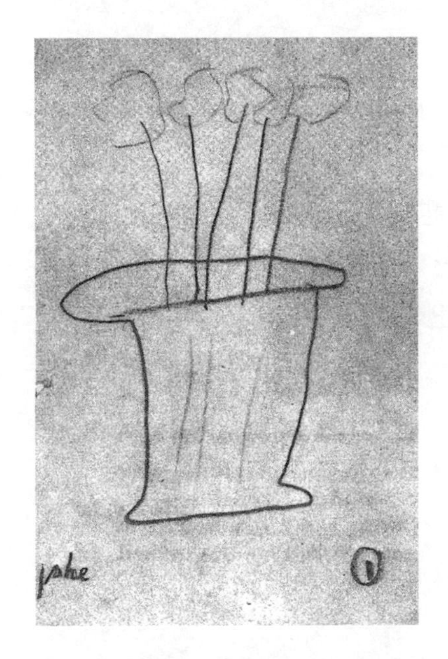

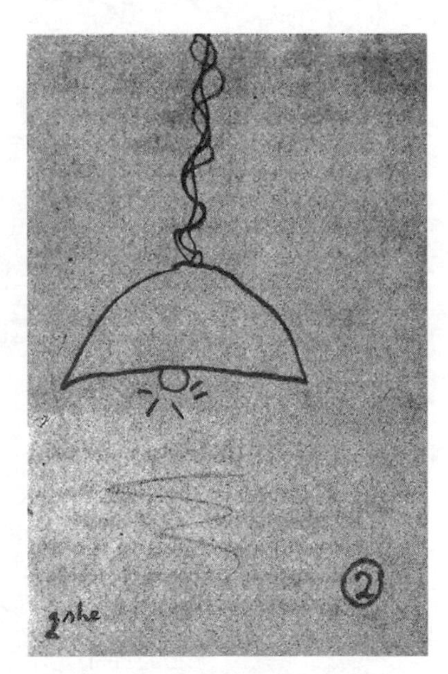

圖一：花盆。

圖二：吊燈，從她眼前的天花板上垂吊下來。 222

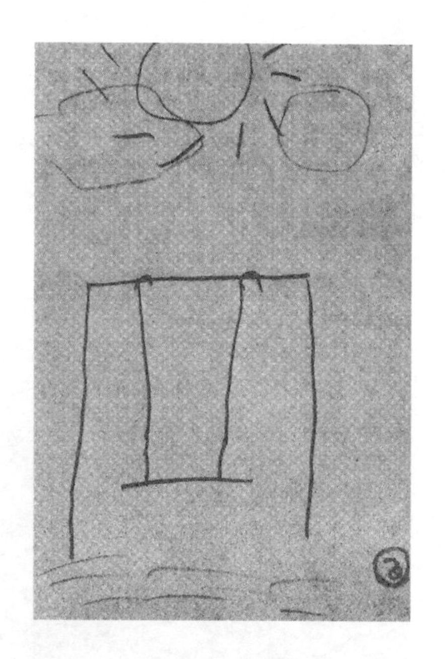

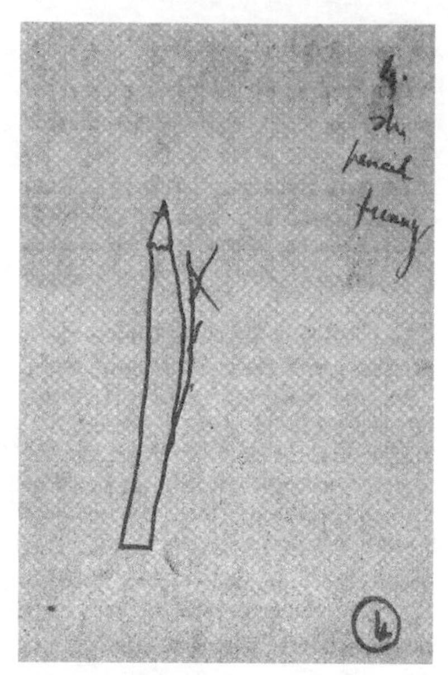

圖三：遊樂場裡的鞦韆，太陽高掛，還有幾朵雲。

就畫畫來說，這三幅畫並不起眼，也沒什麼想像力，不過是寫實的畫作罷了。不過，第三幅畫中那幾朵平凡的雲則有其意義，會在此系列畫作的尾聲顯露出來，但在一開頭我並未察覺。

這時，艾妲畫下：

233

圖四：鉛筆。「喔，天啊，你有沒有橡皮擦？好好笑唷，畫錯了。」

我沒有橡皮擦，我說可以直接在紙上修改，她如是照辦，並說：「它太胖了。」

說明

任何一位分析師看到這個圖，腦中一定浮現各類象徵及可能的解釋。在這次晤談裡，我的詮釋微乎其微，有的話也是留到關鍵的時刻才說，往下看便知分曉。自然會有人想到：（1）勃起的陰莖；（2）懷孕的肚子；（3）胖嘟嘟的自己。

我說了些話，但不是解釋。比方說，當她畫：

圖五：一棟房子，有太陽、雲（又來了）以及一株花，我問她會不會畫人物。〔244頁左上〕 224

艾妲說她會。

圖六：她的表姊，她邊畫邊說：「我不會把手畫出來哦。」〔244頁右上〕

這時我愈來愈有把握偷竊的主題會浮現出來，於是我可以放心等著，看孩子自身的「歷程」會把我們帶往何處。**從這時開始，無論我說什麼或沒說什麼都無關緊要了，我只要做到配合孩子的需要而不是要孩子來迎合我的需要就行了。**

把手藏起來不是跟偷竊有關，就是跟自慰有關——而此二者彼此相關，因為偷竊是自慰或幻想驅力受到壓抑之後強迫性外化（acting-out，亦稱動作化）的表現。

（她畫的表姊也進一步透露出懷孕的主題，不過，懷孕這主題在這次談話裡並沒凸顯出來。這無疑會讓我們想到艾妲三歲時媽媽的懷孕。）

艾妲合理化的說法：「她把禮物藏在背後。」我問：「妳可不可以把禮物畫出來？」

225

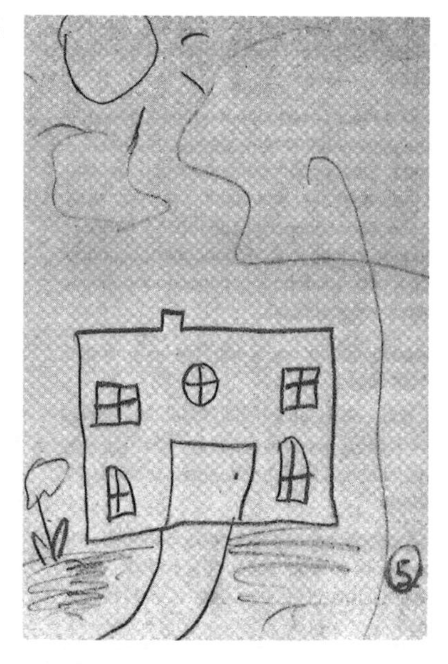

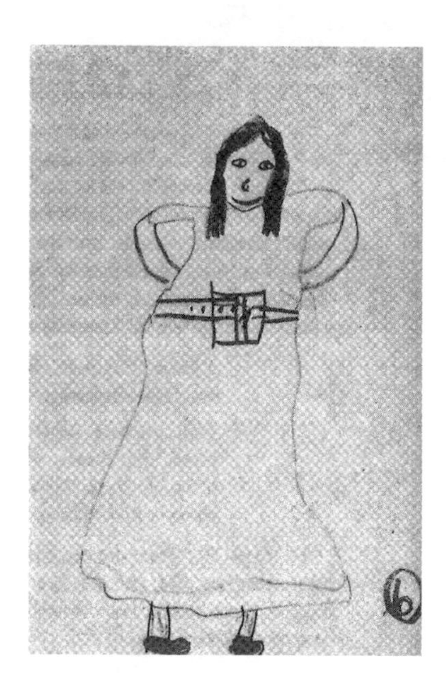

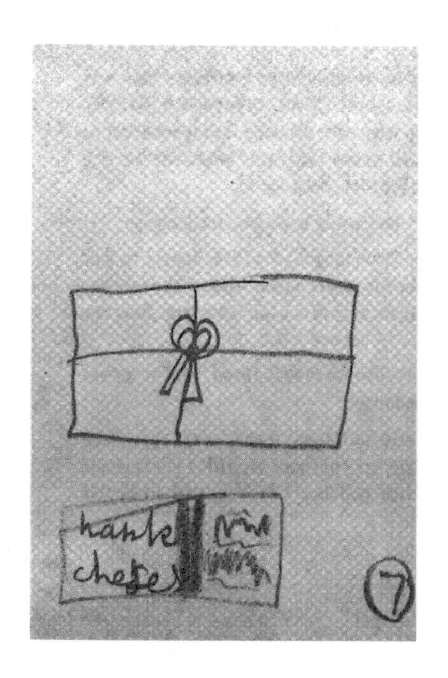

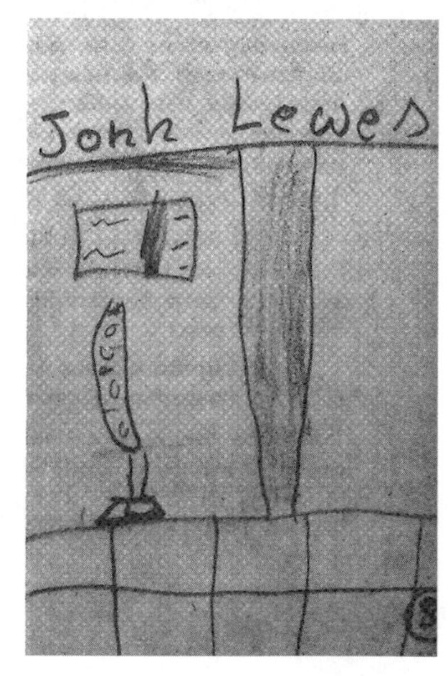

圖七：禮物：一盒手帕。

艾妲說：「這盒子歪歪的。」

我問：「她在哪裡買到這禮物的？」於是她畫下

圖八：約翰・路易專櫃（倫敦的名店）。

請注意：圖中央有一道垂下來的窗簾（參見圖二十一）。

這時我問：「妳不妨畫一下這位女士買禮物的情形？」我無非想試探一下艾妲會不會把手畫出來。於是她畫：

圖九：她又畫出手被遮住的女士，因為是從櫃檯後方看出去的。〔246頁左上〕

226

你可以看到，這幾幅畫的線條都滿粗黑的，所以說她構思這些畫時，糅合了想像力。

買禮物和送禮物這主題已然是這孩子展現自己的方式，但我和她當時並不曉得這主題最終會變得很關鍵。不過，我確信，她反覆用買東西的概念來遮掩偷東西的衝動；而送禮物往往是掩蓋這同一個衝動的合理化作用。

我說：「我真的很想看看那位女士的背影。」於是艾妲畫下：

圖十：這個圖令艾妲嚇了一跳。她說：「哇！她和我一樣手很長；她正在想事情。她穿著黑色長袖的洋裝，就是我現在穿的這一件，這件衣服以前是媽媽的。」〔246頁右上〕

所以此時畫中的人物代表的就是艾妲本人。圖裡的手掌畫得

227

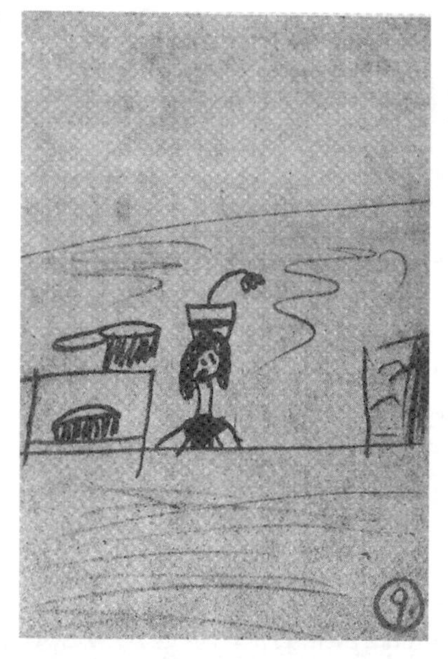

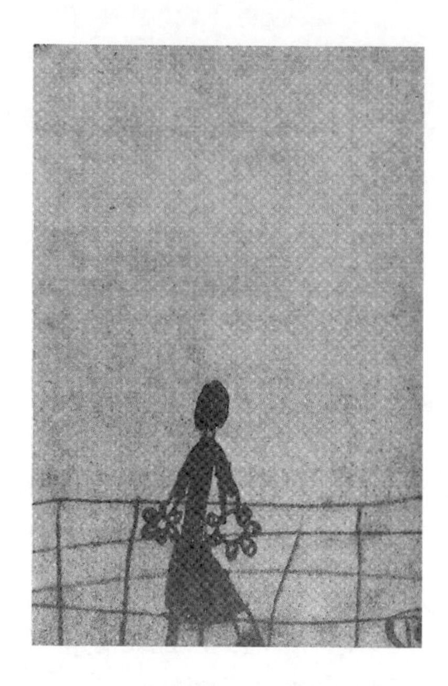

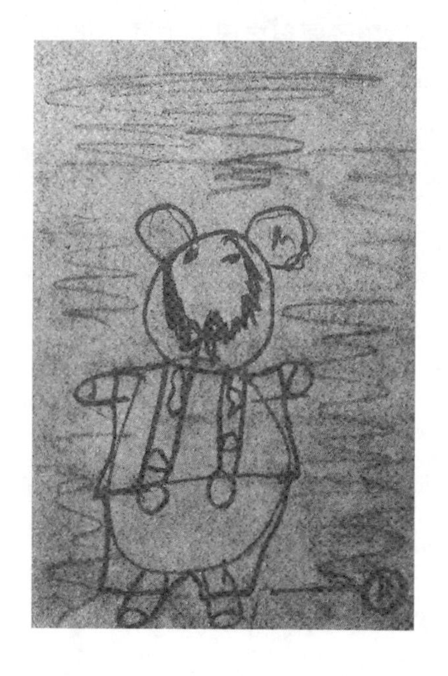

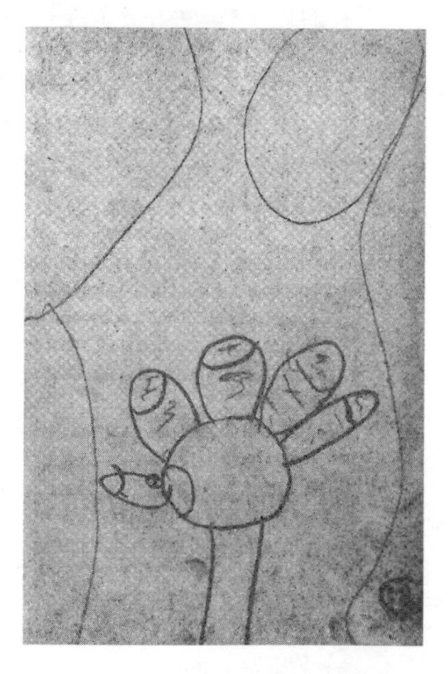

很特別，手指的部分讓我想到太胖的鉛筆。我沒做任何解釋。

冒險

我不曉得情勢會如何發展；也許就是這樣而已。停頓半晌後，我問她幫助自己睡著的方法，也就是說，怎麼應付從醒著轉為入睡這段時間。對自慰這檔事感到衝突矛盾的孩子，會覺得這段時間特別難熬。艾妲說：

「我有一隻大熊陪我。」說這話的同時，她充滿愛意地把大熊畫出來。

圖十一：她告訴我大熊的來歷。每天早晨醒來後，她也會抱隻真的小貓咪在床上陪她。這時艾妲告訴我她弟弟會吸吮大拇指，於是她畫了下一幅：

圖十二：圖中她畫出弟弟的手，上有吸吮專用的大拇指。

請注意這兩坨狀似乳房的東西，很像前幾幅畫中的雲。這幅圖可能隱含了她看見弟弟嬰兒時躺在母親懷裡貼近乳房的記憶。我沒做解釋。

我們的工作此時陷入膠著。你可以說，孩子此刻（不自覺地）正思忖著往深層去探安不安全（也就是說，有沒有好處），在思忖的當兒，她畫下： 228

圖十三：「得意的登山客。」

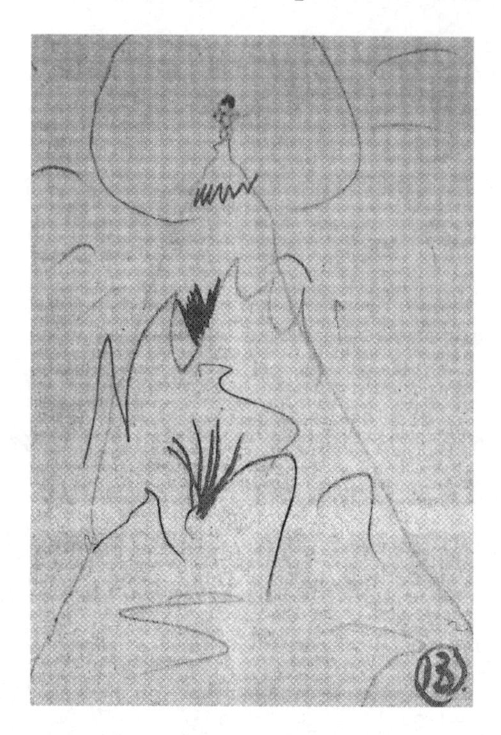

那一陣子希拉蕊（Hilary）與坦辛（Tensing）首度登上聖母峰，掀起一波登山熱。她的這個念頭讓我能衡量艾妲體驗成就的能力，並衡量她在性欲方面能否達到高潮。我把這個圖看成一個指標，表示艾妲能提出她最主要的問題，給我機會幫助她。對等候中的我而言，無疑是打了一劑強心針。等候什麼呢？

我沒做解釋，不過，我倒是刻意把這圖和做夢兜在一塊兒。我說：

「做夢的時候，妳有沒有夢過爬山或這一類的？」

夢

229

接下來她說了個很混亂的夢。她說得相當快，內容大致如下：

「我去美國，跟印地安人在一起，我抓到三隻熊。住隔壁的男生也在夢裡，他很有錢。我在倫敦迷路了，當時淹大水，海水從前門灌進來，我們坐上車子要逃難，有東西忘記帶了，我想——我不知道是什麼忘了帶，不是泰迪熊，應該是瓦斯爐。」

她說，這是她做過的一個**非常糟糕的噩夢**。從夢中一醒來，她就趕緊跑到爸媽的臥房裡，接下來整晚都睡在媽媽的床上。顯然她說出了急性精神錯亂的狀態，也許這就是此次晤談的重點，也就是說，**關鍵性地探到了她心理病態的底層**。倘若所言為真，那麼諸位可以把接下來的晤談看成是從錯亂狀態復原的一幅風景。

之後，艾妲畫下

圖十四：水彩筆和顏料盒。〔250頁左上〕

圖十五：一盆一葉蘭[230-a]。〔250頁左上〕她說到蜘蛛以及在別的夢中出現過的會螫人的蠍子「整群爬過來，其中有一隻大的還爬到我床上」時，腦子裡想到的是一葉蘭。然後她畫下：

230

圖十六：這幅畫會把人搞糊塗，看來既像房子（上半部固定），又像房車（可移動的房子，她想起了全家出遊的

230-a 中譯註：aspidistra，又名蜘蛛抱蛋。

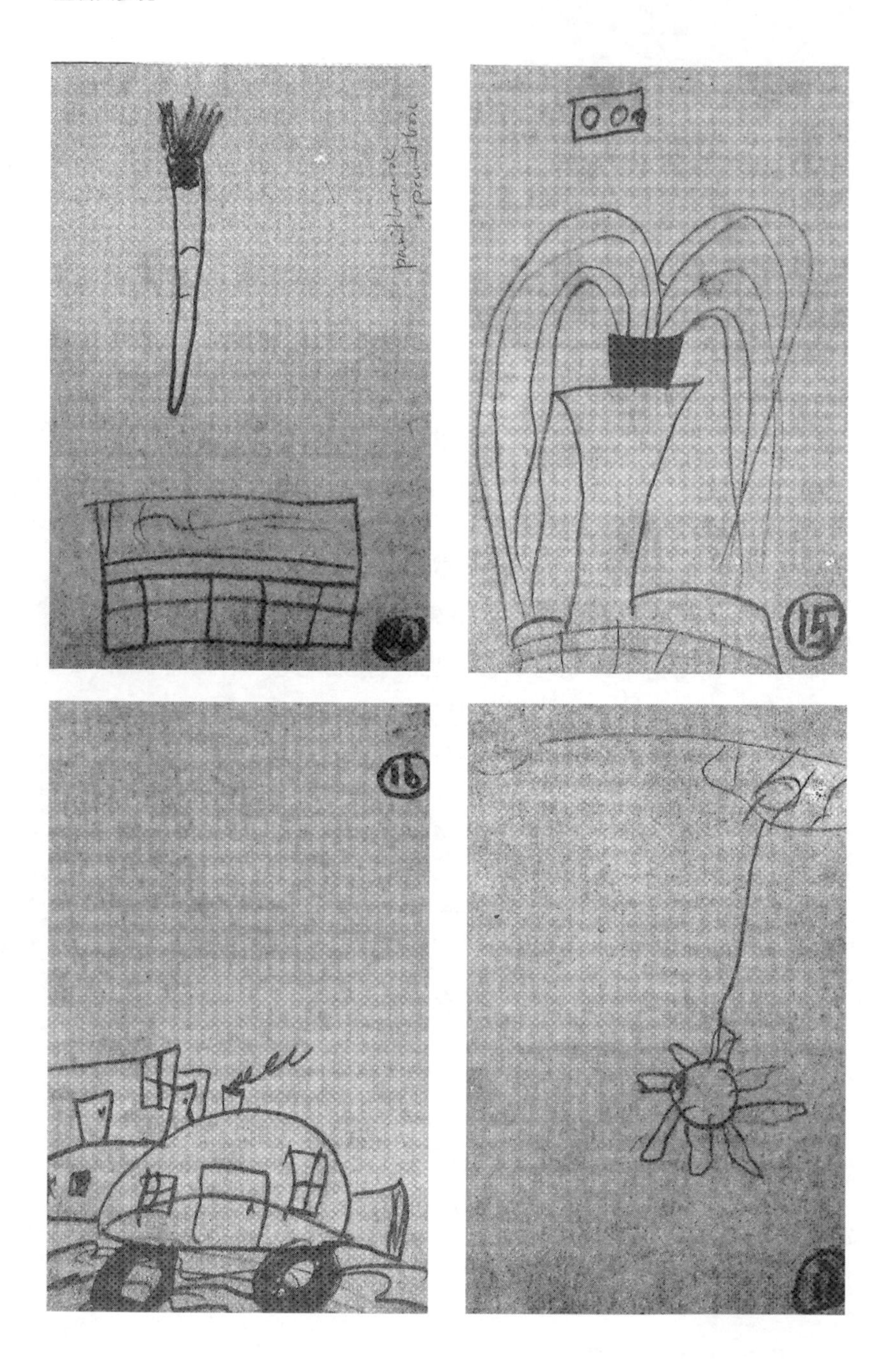
15
16

情景)。隨後她畫了：

圖十七：毒蜘蛛。

這隻蜘蛛的模樣讓人想起艾妲所畫的手；這蜘蛛極可能象徵了自慰的手，也象徵了女性性器官和性高潮。我沒做解釋。

我問她，怎樣的夢算是悲傷的夢，她答說：「有人被殺死，媽媽和爸爸，不過，後來他們又好端端的沒事。」

隨後她說：「我有一盒三十六色的筆哦。」(意指我擺出來的筆少得可憐，我猜也意指我很吝嗇。)

晤談的中段於此時告一段落。請記得，我根本不曉得還會不會有什麼進展，但我沒做解釋，只等著孩子身上已經啟動的歷程持續運作下去。我大可把她認為我很吝嗇（零星幾枝筆）的想法，看成她於此刻正當化其偷竊衝動的表示。不管怎麼樣，我還是沒做任何解釋，繼續等候著，直到艾妲想再前進的那一刻出現。

最後階段

過了一會兒，艾妲不由自主地說出：「我夢過小偷。」

晤談此時邁入最後階段。你會發現，艾妲這時的畫變得更粗黑了，而且在場看她畫畫的人都會清楚感受到，她被深層的衝動與需求驅使著。你幾乎可以感受到艾妲的潛意識驅力及源源不絕的幻想。

艾妲畫下：

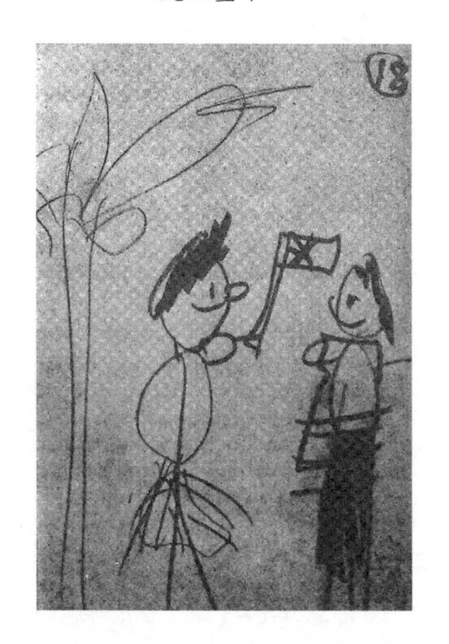

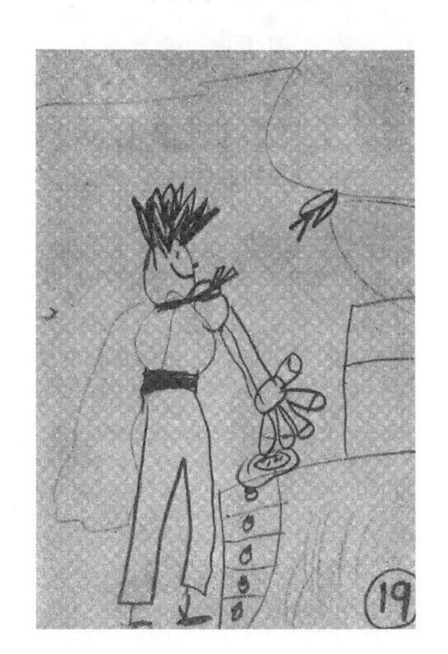

圖十八：黑人砍殺一名女子，黑人的背後有個物體，上面有手指之類的東西。

232

隨後艾妲畫下：

圖十九：那名小偷，他的頭髮向上矗立，很好笑，像個小丑。她說：「我姊姊的手比我的手大。」這小偷正在偷富有的女士的珠寶，因為他想送他太太一份很好的禮物。他等不及把錢存夠。

從更深一層來說，這個圖和之前在店裡買手帕當禮物的女孩或婦人的圖，主旨一致。你可以看到，圖上方所畫的形狀，很像之前的畫裡的雲，但此處看起來是布簾，還繫了個蝴蝶結。

我沒做解釋，但對蝴蝶結很感興趣，若把結打開，不知會揭露出什麼來。蝴蝶結可能是圖像符號，代表剛萌芽的意識，或是從壓抑中解放的意思。布簾和蝴蝶結相繼在下兩幅畫中出現：

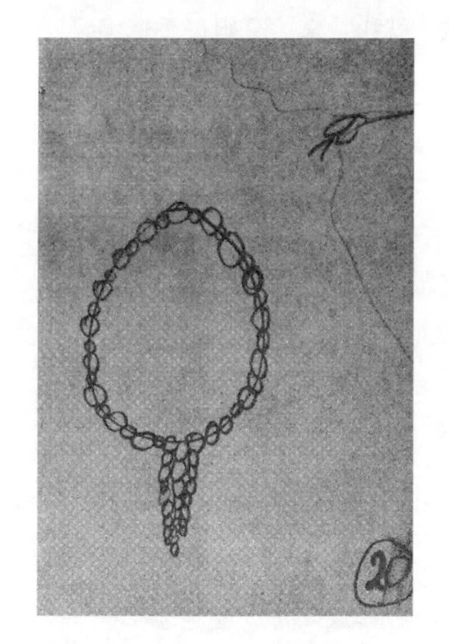

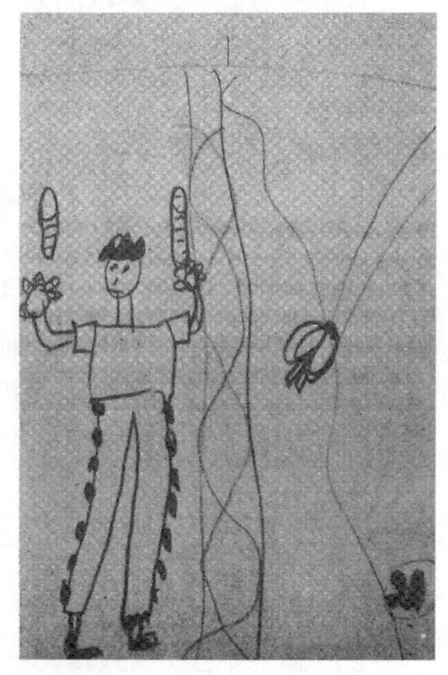

圖二十：畫的是禮物，艾妲看著她的畫補充說：「這小偷有一件披風，他的頭髮很像紅蘿蔔，也很像一棵樹或灌木叢，他人真的很好。」

這時我打岔問起蝴蝶結。艾妲說蝴蝶結是馬戲團裡會有的東西。（她從沒看過馬戲團。）

她畫下：

圖二十一：雜耍藝人，此圖可看做是想替尚未解決的問題找出路。圖中又出現布簾和蝴蝶結。她的隔離作用則反映在圖分成兩半上，一半布簾垂下，另一半布簾拉上，雜耍藝人上場表演。

積極介入

我把蝴蝶結視為壓抑的象徵，就我看來，艾妲似乎準備好要解開蝴蝶結了，因此我問她：

「妳有沒有隨手拿過（偷過）東西呢？」

我研究的反社會傾向這個主題，在這個治療諮詢的描述中，就是在此處浮現。為了這個細節，諸位一路受邀，隨著藉機與我溝通的孩子其內在歷程的發展而走到這裡。**對於我的問題，她有雙重反應，反映出隔離作用。**

234 艾妲說：（1）「沒有！」同時她（2）拿出另一張紙畫下：

圖二十二：一棵蘋果樹，結了兩顆蘋果，她也添了綠草、一隻兔子和一朵花。

這就是藏在幕簾背後的東西。這圖意味著她發現了之前被藏起來的媽媽的乳房，就像被媽媽的衣服遮住一般。如此一來，剝奪情事便被象徵出來了。這個象徵手法可以和圖十二裡直接繪出記憶中還是嬰兒的弟弟與媽媽身體接觸的景象，兩相比較和對照。圖十二對她來說並沒有治療上的意義。

235 這時我說出我的看法。我說：「喔，我懂了，布簾就是媽媽的上衣，妳現在可以探到她的乳房了。」

艾妲雖沒回我話，但顯然畫得很開心。

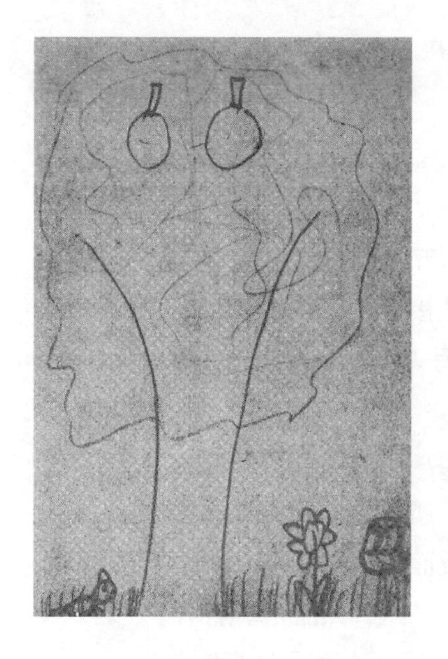

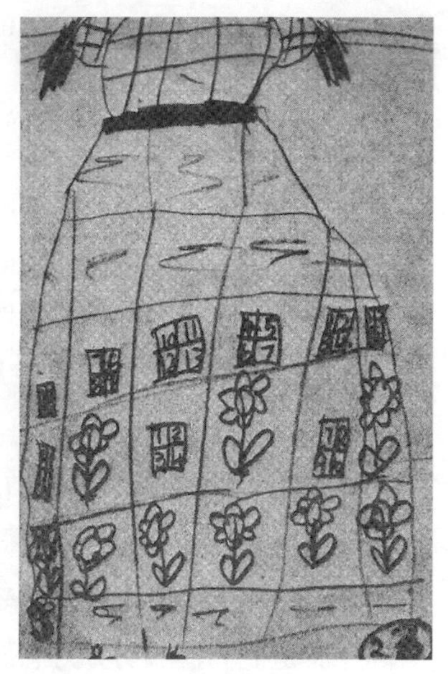

圖二十三：「這件是媽媽的洋裝，我最喜歡的一件，
她現在還會穿。」

從艾妲還小時，媽媽便常穿這件洋裝，的確，這洋裝這麼畫，是從孩子眼睛的高度所見的媽媽的下腹部。乳房的主題依舊表現在蓬蓬袖上。圖中「豐饒」的象徵，在之前畫房子的圖裡也出現過，且改以數目字來表達。

晤談的進行已經告一段落，艾妲花了點時間「浮出表面」，玩了幾回持續以數目字象徵豐饒的遊戲： 236

圖二十四、二十五、二十六。〔257頁左上〕

艾妲準備好要離開，由於臨走前她非常開心且滿足，於是我能和等了一個鐘頭又十五分鐘的母親聊個十分鐘。

早年生活史概要

和母親簡短的談話裡，我得知艾妲到四歲九個月大之前都發展得相當好。三歲半時她輕鬆地接受了弟弟的出生，甚至對弟弟表現出誇張的關心。四歲九個月大時，弟弟（當時二十個月大）生了重病，一病不起。

艾妲的姊姊向來對她照顧有加，但現在（弟弟生病了）姊姊把注意力全都轉移到弟弟身上，所以艾妲受到嚴重的剝奪。當父母赫然明白艾妲失去姊姊的關愛而嚴重受創時，已經過了好一段時間。於是他們盡一切努力想彌補她，然而，事隔兩年左右，艾妲似乎才慢慢從失去姊姊母性般疼愛的打擊中恢復過來。

大約此時，艾妲（七歲大）開始偷東西，起初偷媽媽的東西，後來則在學校偷東西。近來，偷東西的行徑益加嚴重，但她從不承認自己偷東西，甚至還把偷來的錢交給老師，要老師分次慢慢發給她。看樣子，她根本不曉得自己的行為是偷竊。

除了強迫性偷竊之外，艾妲在校的表現也因為注意力不集中而受影響。她經常擤鼻涕，也變得又胖又拙（參見圖四：「鉛筆太胖——畫錯了」）。

總之：艾妲四歲九個月時，雖然生活在溫暖的家庭裡，卻遭受到相對上的剝奪，所以她變得非常困惑。然而，正當她慢慢重新發展出安全感之際，她卻開始偷東西，行竊是被隔離出去的強迫性行為。由於隔離作用，她不知道自己犯了偷竊。

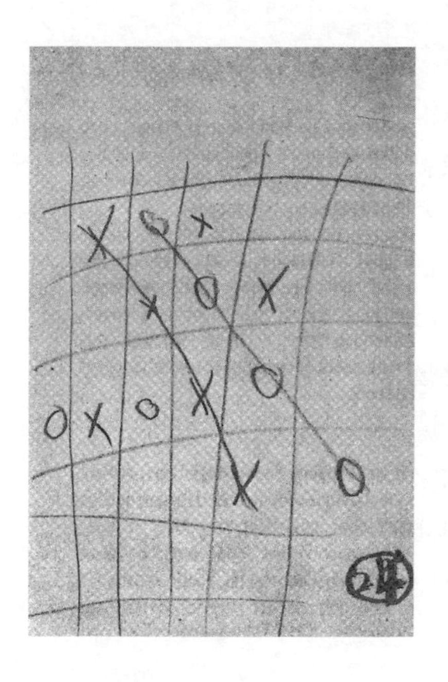

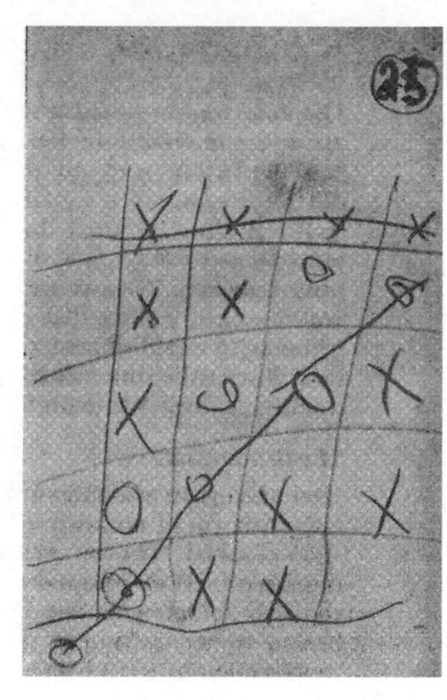

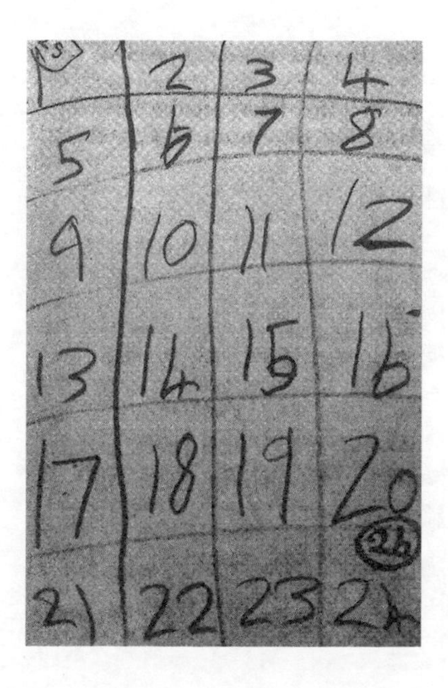
1 2 3 4
5 6 7 8
9 10 11 12
13 14 15 16
17 18 19 20
21 22 23 24

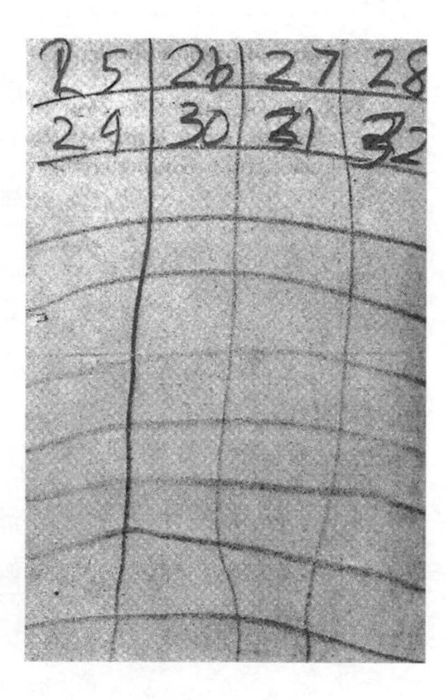
25 26 27 28
29 30 31 32

238 治療諮詢的結果

這晤談發揮了效果。雖然晤談之前艾妲還不時犯下偷竊，但晤談後其偷竊的行徑完全消失，至今六年了。她在學校的表現也進步神速。（不過，晚上尿床的情況卻直到晤談後一年才完全消失。）

母親說，艾妲從診間出來之後，她們有了嶄新的母女關係，兩人自在又親密，彷彿原本的隔閡消失了，舊有的親密恢復了，而且這親密感一直持續下去。看來這次晤談所達到的，是真正重建了母女之間「嬰兒─母親」的聯繫，而這個聯繫是艾妲的姊姊突然把她的關愛從艾妲身上轉移到生病的弟弟身上時，所失落的。

隔離作用

這個個案就是我提及的隔離作用的一個例子。艾妲無法承認偷竊。晤談中當她被問到「妳有沒有順手拿過東西？」時，她堅稱：「沒有！」但與此同時，她卻表現出她目前毋須再偷竊了，因為她已經找回她遺失的東西──找回了自身心靈現實中的母親乳房，或者說母親乳房的心理表徵，亦即內在客體。這些詞彙並不重要，重要的是隔離作用不再繼續運作，這個過去突然間形成的防衛機制已然無用武之地。

這則案例描述清楚說明的理論基礎，是面對有反社會行為或犯罪行為的孩子時，無論用什麼方式處理，施以治療也好，保護管束也罷，皆少不了的。

【個案十四】瑟西爾，二十一個月大，初次晤談

239

本案例談的是一名小男童的情緒發展退化到極為依賴家庭的情形。孩子的父母親充分回應他的退化需求，如此一來，他的退化行為轉而成為正向的治療性經驗。

這案例特別有趣的地方，在於他所經驗的歷程，和每個在可靠的家庭環境裡生活的孩子都會發生的退化情節極為相似，也就是說，不論孩子精神上的病因是出在孩子身上還是出在家庭本身，都會遇上的狀況。

這個案例的處置，前後共進行了六次晤談，時間如下：

日期	男孩年齡（1953年十月生）
1955年七月十二日	廿一個月大
1955年十月十二日	廿四個月大
1956年二月八日	廿八個月大
1957年二月六日	三歲半
中斷	
1961年十月十七日	八歲
1962年二月一日	八歲

瑟西爾托兒所的老師把他轉介到我這裡來，那家托兒所位於倫敦郊區。

與父親晤談，1955年七月十二日

我先和孩子的父親進行晤談，他對孩子極為關心，對整個情況也瞭若指掌。在一個鐘頭的晤談裡，他告訴我瑟西爾的生活細節。

家庭

雙親育有兩個孩子，瑟西爾，二十一個月大，以及肯尼士，剛滿月，處於餵奶期。父親描述母親是個「聰明但有時不怎麼好相處」的人。瑟西爾出生時一切正常（將近三千兩百公克重），喝了八個月的母奶。他總是很飢渴，「只要他想喝」，媽媽就餵。事實上他相當貪婪，幾乎每隔一小時就會醒來要喝奶，所以從六個禮拜大以後，他根本沒有好好睡過。因為這個緣故，父母帶他到醫院就診，讓他服用輕催眠劑（Chloral）。整體說來，他的嬰兒期過得滿愉快的，很早就開始玩耍，後來他變得很容易照顧，八個月大斷奶時也毫無困難。

240

這位父親說道，太太照顧起肯尼士可就熟練多了，從肯尼士一出生開始，她照料起肯尼士就比照料瑟西爾順手，暗指瑟西爾剛出生的頭幾個禮拜照顧起來相當吃力。十個月大時，瑟西爾就會堆積木，也很快就學會坐和走路。可是，二十一個月大時，他卻還不會說話。

徵狀出現

這位父親接著說起他想向我請教的難題。他說，瑟西爾於1954年十一月，也就是他十三個月大時，變了個樣。他把瑟西爾的改變歸因於太太在前一個月懷孕，她每次一懷孕就會變得很焦慮。所以，十三個月大的瑟西爾開始退化，再度表現出父親所謂的「像嬰兒時那樣難搞定」，尤其是睡不著這方面，以及大體上對母親失去信賴，所以，他變得非要父親或母親隨時陪在一旁不可，同時對玩具也喪失了興趣。夜裡他總會醒來好幾次，父親或母親就得起身去陪他。他一醒就放聲哭喊。可稱道的地方是，餵食方面進行得很順利，成長的速度良好，開始對音樂感興趣。

尿壺的使用

只要瑟西爾肯，他會使用尿壺，不過在這段期間（從他十三個月大起），他索性根本不用尿壺。他沒再穿尿布，但只要想尿尿就隨地小便。父母對這件事並沒有嚴格制止。

和父親晤談之前的五個星期，老二剛出生在家。小嬰兒出生時瑟西爾二十個月大。老二出生前的三個禮拜左右，瑟西爾的症狀每下愈況，特別是難以入睡以及醒來尖叫的情形更嚴重，而且他開始拒絕上床睡覺。父親來晤談的前一晚，他哭鬧了四十五分鐘之久，期間還亂摔東西、跺腳、捶打自己。這種情形天天上演，有時一天兩回。

241

寶寶出生前，父母曾試著跟瑟西爾解釋過這是怎麼一回事，但就父母看來，他根本聽不懂。小嬰兒報到之後，瑟西爾對他「一點也不感興趣」，他會把爸媽的注意力引開，趁機戳嬰兒的鼻子或耳朵，他也會鑽到嬰兒車或搖床裡。

過渡性現象

在我例行的詢問之下，父親告訴我，瑟西爾起初會吸吮拳頭，後來轉而吸吮大拇指，不過只有在想睡的時候才吸它。他從沒特別喜歡過什麼東西。不過，過去一個月以來，也就是嬰兒出生以後，他開始成天吸吮大拇指，尤其是餵嬰兒喝奶的時候，他吸得特別凶。瑟西爾不會搶著要靠近媽媽的乳房，而是嬰兒喝母奶時他會開心地想吃東西。父親說他現在（二十一個月大）幾乎不玩耍了。他對水和沙子失去了興趣，玩具也丟在一邊，不時悶悶不樂地坐著吸吮大拇指。不過，話說回來，他倒是對音樂產生了興趣。他很喜歡做家事，裝模作樣地清掃屋子和吸地板。

家庭醫師在照顧瑟西爾上幫了很多忙，不過，情形已經到了藥物對瑟西爾並不管用的地步了。

晤談進行到此刻，我想起一位同事曾打電話詢問我該怎麼處理這個個案。這位父親告訴我，家庭醫師建議他們請個褓母來照料瑟西爾，我覺得好笑的是，當我強烈認為這個做法極其不妥時，我正在自打嘴巴。這件事讓我明白，隔著一層距離出主意，和與個案面對面接觸給意見，兩者千差萬別。這對父母曾雇用一名褓母，瑟西爾隨即便拒絕讓褓母取代父母親，雖然他看似和她還滿處得來。

242

意見

既然我不再是透過電話和同事談論這個個案，而是親自上陣處理，我一反之前請褓母的建議，堅持要父母本身站上第一線來面對孩子的病情。我的考量是，儘管瑟西爾的表現令人頭疼，但他其實很有感情而且很窩心，他甚至愈來愈疼愛弟弟。他能善用爸媽的床讓自己好眠，雖然聲嘶力竭的哭喊偶爾還是會發作，而且一發作起來，根本拿他沒輒。

我不得不同意這位父親的看法，就是瑟西爾出生後頭幾個禮拜出現的小兒騷亂的現象，似乎隨著母親因懷孕而焦慮的情形，從十一月開始又點點滴滴重現了。

和父親談過之後，我寫了一封信給我同事，內容如下：

> 這封信是關於瑟西爾的正式報告。我發現自己處境艱難，因為我和某位男性晤談時，赫然發現他之前曾向你徵詢過意見。再者，撇開同行的一些規矩不談，我的處境也因我撤回自己經由你轉述給這對父母的建議，而顯得荒唐。我告訴這位父親，我和你偶爾會一起討論個案，我也記得你說過你打算把我的建議轉告給這對父母，這建議就當時的我看來極為合理。不過基於一些理由，我發現這家庭的狀況和我從二手的轉述裡所理解的，很不一樣。
>
> 這孩子從去年十月媽媽發現自己懷孕起（她一懷孕便處在病態的〔臆想性的〕焦慮中）就變了個樣，如今他處在極為嚴重的退化狀態裡，他的胃口和健康大致上沒受到太大的影響，而這父親目前看來頗能滿足孩子的需求。我相信你會贊同我，除非父母真的失職，否則把孩子交由褓

243

母照料並不恰當。至於這對父母目前在滿足孩子的特別需求上是否有缺失，確實見仁見智。我想這對父母目前還不致令孩子失望，也許他們還能陪著孩子走過目前生病的這段時期。

有一點我是毫不懷疑的，就是儘管這孩子看似對小寶寶的出生不在意，而且現在也很喜愛這小嬰兒，不過，他母親自去年十月以來因懷孕引發焦慮而對他的態度有所改變，還是深深影響了他。

這父母正在考慮是否讓這孩子接受心理治療，雖說接受治療的話，家庭作息將會受到相當程度的干擾。我建議這整件事暫時先擱著，等到假期過後再來談。

1955年的七月十四日我收到父親的來信：

您對瑟西爾的建議對我們很有幫助，讓我們對也許能靠自己幫助他更有信心，正如我們一直想做的。我會如您建議，於八月二十日向您回報近況。

這封信證實了我之前的想法，就是瑟西爾的雙親希望親自處理瑟西爾的狀況，倘若我能從旁協助、支持他們這樣做的話。於是七月十五日我的回信如下：

目前我很確定，若你們能幫助瑟西爾度過難關，從各方面來說都會比接受外來的幫助更好。話說回來，我們也毋須畏懼在必要的時候採取另一種做法。自從跟你談過以後，我很想鼓勵你們先自己試試看。

父親於八月份的來信提及瑟西爾的進步，那正好是我急欲知道的事情，信件內容如下：

244

> 您應該記得您請我寫信告知七月份會面以來瑟西爾的情形如何。
>
> 過去的三、四個禮拜裡，他大半的時間都比以前愉快許多，但其間仍不乏有些日子心情壞透了。吃飯、玩耍、睡覺以及大體上的配合度，全都時好時壞。我和他一起睡，現在他整晚只會醒來一、兩次，偶爾會下床哭鬧，不過和以前比起來，時間上短了許多。早上醒來，以及和媽媽一起午睡後醒來，幾乎都不會哭鬧了。不過他上床睡覺的習性不太尋常，會上床、下床來來回回好幾次，經常在地板上睡著。
>
> 他玩耍的時間比以前多，依然熱愛音樂，還會隨著音樂起舞。他對圖畫書很著迷，目前仍然不會開口講話，不過已經會發出各式各樣的聲音（二十二個月大）。
>
> 他時而吵鬧大笑，時而很安靜，看起來很悲傷，然後吸吮起大拇指來，常常看起來就是一副蒼白疲憊的樣子。
>
> 倘若您能和我內人及瑟西爾見個面，我將會很高興。我們很焦急地想弄明白，到底他需不需要接受治療——還是您會認為他不必治療也可以快快樂樂地長大。我很急切地想讓我內人和您見一面，因為我覺得她無謂地喪失了自信心，我想，如果您能幫助她大致了解整個情況，會有很大的幫助。

收到這封信之後，我安排時間和瑟西爾的母親見面。我逐漸發覺，她很容易陷入憂鬱的情緒及自己臆想出來的恐懼中。

與母親晤談，1955年十月十二日

媽媽帶著瑟西爾一同前來。晤談全程，瑟西爾幾乎都蜷伏在媽媽的腿上睡覺。當時，瑟西爾兩歲，弟弟四個月大。

這母親緩緩說出她所認為的情況，和她先生的說法十分雷同。她說，瑟西爾比起他爸爸來見我的時候（二十一個月大時）快樂許多，也睡得比較好。他偶爾還是會尖叫或胡鬧，通常在餵弟弟喝母奶的時候發作。

245 隨後她談到瑟西爾的轉變，而這也是她想要徵詢意見的地方。瑟西爾一歲之前可以正常地玩耍，但一歲大以後，他變得不會玩耍了。

> 此時，瑟西爾稍稍醒來，朦朦朧朧地伸了伸懶腰，一邊吸吮自己的大拇指，一邊把另一隻手的手指伸進媽媽嘴裡。

母親重述去年十一月發生的一些細節，當時她剛懷了肯尼士兩個月，整個人很不舒服，也就是在那時候，瑟西爾（十三個月大）開始變了樣。他開始不肯用尿壺，表現得像個小嬰兒，喜歡躺在嬰兒床上，而且執意要用嬰兒泡澡的方式洗澡。想玩的時候，他會躺在搖床裡要媽媽像哄嬰兒似地搖晃，目前他（兩歲大）則是喜歡替洋娃娃搖床。近來他偶爾會發脾氣（媽媽說的），對著媽媽和弟弟又踢又打。她覺得瑟西爾的這個舉動，比起把自己退化成嬰兒的技倆，反倒是一種進步。這位媽媽說，她大半的心思都放在新生兒身上，可說是全心全意照顧剛出生的嬰兒，起初瑟西爾憤恨不平，後來他學會在與母親的關係緊張時，轉而熱情地對待父親。瑟西爾現在（兩歲）會自己找樂子，自己跟自己玩，也就是說，不會像他生病之前那樣玩玩具。他變得「簡直像著魔似地」愛乾淨，很喜歡幫忙打掃房子和煮飯。在別人稍微幫忙之下，他會自己穿衣服，進食方面滿正常的。[245-1]

回覆我的詢問時，她說瑟西爾還是小嬰兒時有隻泰迪熊，不過他不怎麼在意那隻熊。他現在有個黑人布偶，對他來說倒是別有意義。「他會對它說話，」她說，「對它發出聲音，讓它睡在床上並對著它的肚臍餵奶。」

她目前最擔心瑟西爾的一點，是他不會說話，但他能讓別人明白他的意思，也聽得懂人家在講什麼。他周遭沒有玩伴陪他玩。

瑟西爾肌肉結實，現在又開始喜歡泡澡，愛打水花玩，也喜歡在洗手槽裡玩水。

246

陌生人來到家裡會令他緊張，遇上這種情形他會依偎在媽媽身邊吸吮大拇指，而不會和陌生人打交道。媽媽說，爸爸從不曾對瑟西爾發脾氣，他其實默默忍受這一切。爸爸離家上班的一整個禮拜，瑟西爾成天哭哭啼啼，母親認為他是想念爸爸，但他的哭鬧有時會讓媽媽惱怒。她寧可爸爸嚴格一點，因為她認為，爸爸一不在家，瑟西爾就會惹麻煩，爸爸在家的話他會找爸爸，而不會找她。當瑟西爾半夜醒來大哭時，他會去黏著爸爸而不會黏著她。[246-1]

245-1 回頭看，你會發現，不玩玩具意味著喪失將事物象徵化的能力，這是由於喪失了象徵化的客體。這終究會導致偷竊行徑。

和母親晤談之後，我隨即於隔天十月十三日寫了一封信給我的同事：

這封信是關於這孩子的進一步報告。二十四個月大的他還不會講話。不過從另一方面看來，他倒是表現出很多進步的跡象，而且我認為，母親把小嬰兒帶大的同時，還能把大孩子扳回正軌這個難題處理得很不錯。瑟西爾逐漸擺脫想變回嬰兒的渴望，並且能在媽媽和嬰兒獨處時表達出憤怒。透過做家事（他做得很好），以及按照嬰兒被照顧的方式照顧洋娃娃等認同母親的做法，他多少解決了他自身的困擾。有個好的跡象是，他頭一回運用了客體：黑人布偶，而且他也對小時候就有的泰迪熊開始感興趣，而之前他對這隻泰迪熊多少有些不在意。需要的時候他還是會吸吮大拇指。

他似乎和臨時褓母處得很愉快，對打掃和玩水很熱衷，幾乎可以自行穿衣服，而且胃口不錯。他幾乎不玩玩具，這依然是主要的症狀，顯然去年十一月他因媽媽的轉變而生病之前，他是會玩玩具的。

他來的時候已經睡著，我與媽媽晤談時大半的時間他也還在睡。一度，他在沒有完全清醒的狀態下把手指伸進媽媽嘴裡，同時自己也吸吮著大拇指。最後他醒了過來，表現得像個聰明的孩子。當時他還是很睏，不過卻拿著我給他的玩具玩，後來把那玩具帶回家。他說的話沒人聽得

247

246-1 就這一點，現在看來，認為瑟西爾在這個階段把爸爸充當媽媽來依賴，在媽媽不能滿足他時拿爸爸來取代她的想法，是錯的。

懂，但他用自己懂的話跟布偶講話，別人說的話他都懂，也能讓別人懂他的意思。

他的體格健壯，我相信他的肌肉結實而不鬆弛。

我想，從這些紀錄可以看出，我之前冒險建議母親自行照料這孩子是對的。他還是睡得不安穩，但通常這種不安穩只會讓他醒來一次，這不算太壞。他會高高興興地就寢，早晨也是高高興興地醒來。

有個重要的因素是，和母親的緊張兮兮比起來，他父親有著溫和的好脾氣。這位父親不會命令別人或發脾氣，這位母親說，若要有人扮黑臉，那鐵定是她。這麼一來，週末總是很不好過，父親回到家，孩子成天抽搭搭地哭，死纏著爸爸，老把媽媽推開。平常上班日，爸爸不在家，他沒那麼難搞定，不會哭哭啼啼的，反而還開心得很。[247-1]

這孩子要走的路還很長。我認為這孩子會恢復正常的，如果我們用更寬闊的眼光來看待何謂正常的話。

1955年十月到1956二月，中斷

再一次見到母親是1956年的二月八日，她再度帶著瑟西爾前來，父親也一道同行。

他們說嬰兒（八個月大）患了濕疹，不過已經痊癒了，目前仍餵食母奶。瑟西爾（兩歲四個月大）快活得很，他開始會發出一個音節的字了。

247-1 這似乎和之前的說法矛盾，不過，這期間瑟西爾起了變化，就是他不確定自己是以父親來取代母親，還是父親本身就是父親。這是個緩衝期。

> 當我跟父母親講話時，瑟西爾一邊吸吮大拇指，一邊把另一隻手伸進媽媽的包包裡。

把瑟西爾這舉動和去年十月十二日晤談時的舉動相對照，媽媽的包包取代了她的嘴巴。

248

爸媽說瑟西爾玩耍的時間增加了，不過他老是望向媽媽，想確定媽媽在場並且隨時可以注意到他。他對嬰兒表現出一點點興趣，偶爾甚至還很熱情，不過大半的時間他還是覺得嬰兒是討厭鬼。吃飯時也平和多了，不會硬要和爸媽一起吃飯。對母親的熱情回來了，且依然和父親保持正向的關係（雖有時會讓母親感到氣餒）。他現在能和爸媽同時處得很愉快，也能接受父親的離開而不會心情不好而哭鬧。上大號時也再度願意使用便盆了。

至於說話這方面，瑟西爾能夠表達複雜的概念或下命令。譬如說，如果媽媽沒幫他把鞋帶綁好，他會說「沒綁！」表示沒繫上鞋帶。

> 就在這個時候，瑟西爾一邊吸大拇指一邊用眼睛搜尋房裡有哪些玩具。他媽媽的鑰匙掉到地上，他把它撿起來，並把鑰匙插入媽媽包包上的鑰匙孔裡。這又是手指伸進媽媽嘴裡的另一個版本，鑰匙代表了他的手指。諸位從此處可以看出，強迫性慣竊對鑰匙和鎖具的興趣其來有自。

瑟西爾原本想帶他的黑人布偶一起來，但他媽媽說：「他對它沒那麼有興趣了。」最近他吸吮大拇指的情形也變少了。

> 我們談話的時候，瑟西爾把母親包包裡的錢全數掏了出來。

和先前的舉動對照一下：

（1）手指伸進媽媽嘴裡

（2）手指伸進媽媽包包裡

（3）把鑰匙插入匙孔裡，現在

（4）把包包裡的錢掏出來

這一系列舉動顯示了人際關係的改善。他對我房裡的玩具的興趣暫且擱在一邊，他顯然對玩具有潛在的興趣，但他無意靠近玩具。他從母親的包包裡拿出一顆鈕釦，並將它遞給媽媽。媽媽說：「從我的外套掉下來的。」但她並沒把鈕釦接過去，這個小細節透露出母親身上滿難捉摸的一面，這會造成她與人溝通的困難，而且是最基本層次的溝通。就這麼一點心意，她也沒接受；不過，要記得，她的心思放在和我的談話上。

249

媽媽說，瑟西爾依然和爸媽睡同一張床，爸媽的臥房裡擺了張嬰兒床等著他來睡。看來他爸媽不太可能同時出門，因為瑟西爾九點以後隨時會醒來，一旦醒來就要爸媽陪。

1956年二月九日我又寫了封信給我的同事：

> 這封信是想讓你知道瑟西爾的進展如何。他現在看起來就像個正常的孩子，會使用很多單字，可以流暢地表達，只是還不會說一整句話，常獨自一個人玩耍，不再執迷於把自己變回嬰兒一般黏著母親。他會步入正常的，只是有些症狀會殘留下來。目前最主要的困擾是晚上睡覺的

問題，雖說情形比以前好太多了。他能接受爸媽兩人獨處，爸爸離家上班也不再令他困擾。話說回來，他還是睡在爸媽床上，總要爸爸面向他。這麼一來，爸媽兩人就沒法單獨相處，母親覺得這一點很讓她氣餒。但如果他們的犧牲真的值得的話，他們都願意再忍耐幾個月。

整體的策略說是「溺愛」一點也不為過，效果看似很不錯。此外，這母親說，她自己也愈來愈會拿捏，和孩子互動時能做到各讓一步，這一點尤其在她和么兒的相處上可見一斑。順道一提，么兒曾患濕疹，現在不礙事了。

再次和這對父母的聯繫，是透過一封信，這次是母親寫來的（1956年的七月二日）。信中母親提到新的難題：瑟西爾對弟弟有攻擊行為。她認為這個攻擊性可由兩方面來看，一方面是它顯示了瑟西爾發展得很健康，不過，從弟弟的角度來說，則是很不利的。我在回信裡（1956年七月四日）說道：

250

妳把孩子留在家裡照顧的想法是對的。關於那些殘留的症狀，我想我能做的不多。妳能認清瑟西爾有理由討厭他弟弟的確很不容易。我認為他其實也喜歡弟弟，而且如果沒有這個令他討厭的弟弟，他也不會比較開心。妳說，妳不想讓他有愧疚感，這個做法相當正確。妳只要做到不讓弟弟受傷害即可。不過，也沒有理由不讓瑟西爾知道，他的這些舉動會讓妳站在弟弟那一邊。可以理解的是，瑟西爾晚上睡在妳床上仍舊讓妳很困擾。我所能說的是，如果妳能繼續撐下去，等他慢慢改善，也許是處理這種狀況的唯一良策。

接下來的接觸，是母親親自拜訪我（1957年二月六日）。瑟西爾已經三歲半。

母親單獨與我會談的這半小時，提起瑟西爾有了巨大的轉變。他不光是長大了，而且快樂多了。不過，他還是不願意睡自己的床。她和她先生從沒單獨過夜過。瑟西爾從就寢時間直到半夜兩點會睡在他自己的床上，所以他們夫婦倆可以趁機有一些性生活。「瑟西爾覺得他睡在爸媽的床上是理所當然的，而且還大肆宣揚。我們跟他說，」她說，「我們已經受夠了，他居然說：『等我長大一點再說。』[250-1]」他不是睡在他爸爸旁邊就是橫躺在床尾處。這母親說她很愛他，不過有時候還是被他搞得很火大。「比起來，肯尼士好應付多了。」

他們搬了家，新的街坊比舊家附近有更多的小孩，其中有個五歲的女孩。不過瑟西爾和這些孩子沒有穩定的友誼。這母親說他玩的能耐時好時壞，她說：「他很希望別家小孩來找他玩，可是當其他小孩來了他又開始鬧彆扭。」同樣地，他跟弟弟之間的關係也很難預料。「簡單說，瑟西爾的本性有兩面，」她說，「一面是愉快開心的，另一面是佔有欲強又善忌。後來他只好自己玩，想像自己是工人之類的。」

251

穿衣服的時候，他喜歡穿得像女生而不像男生，而且他顯然很羨慕媽媽所扮演的女性角色。他依然有吸吮大拇指的習慣，沒有我稱之為「過渡性」客體的固定玩具，不過他有很多隻泰迪熊，他把它們安放在他的床上，這些泰迪熊全是他的小寶寶。他還是很喜歡爸爸。自從看見弟弟打預防針哭喊尖叫之後，他變得很怕醫生。他會全身上下抓個不停，像是學弟弟得濕疹一樣，但

250-1 可與第260頁（中譯285頁）世故的說法相對照。

身上並沒有起疹子。有爸媽陪的話，他很快就睡著了，不過如果自己睡的話，他就會睜大眼睛躺著，高興地坐起來猛抓身子直到流血。沒發現他有自慰的舉動。他很愛講話，很喜歡聽故事。這母親現在獨自一人在家照顧孩子。新的徵狀是，當瑟西爾對媽媽發起脾氣，他會故意打媽媽，而這母親覺得她現在偶爾能夠任自己把怒氣發出來了。打了媽媽之後他會後悔。

我們討論之後決定，如果爸媽還能忍受的話，就讓瑟西爾繼續享有夜間的放肆。這母親的精神壓力相當大，於是我多費了些唇舌讓她明白我了解她的辛苦。

這次晤談之後，我寫了一封信給我同事（1957年二月七日），內容如下：

> 瑟西爾的母親來拜訪我。這孩子顯然恢復得相當好，他逐漸從依賴的狀態走出來。他的父母極盡所能滿足他的退化需求，並「溺愛」他。殘留的症狀是他仍然執意睡在爸媽的床上，這一點造成媽媽很大的壓力，不過媽媽還是甘願再多忍耐一段期間。
>
> 當然，還是有很多跡象顯示出這孩子有情緒困擾，尤其是當他父母想採取有別於縱容的方式來處理他晚上睡覺的問題時，特別明顯。白天大半的時間他都是愉快地玩耍。

接著我收到母親寫的一封信（1957年三月九日），信中她提起讓瑟西爾上托兒所的想法：

幾個禮拜前因為兒子瑟西爾（三歲半）的事與您會面時，您同意他上托兒所是一件好事。等到我真的著手安排他去上學區的托兒所時，才發現所有的托兒所都有一長串的候補名單（有人說孩子六個月大時就要「預約登記」了）。公私立的托兒所我都打聽過。公立托兒所的人告訴我，如果我寫信給教育局，說明瑟西爾有發展的障礙，並且附上您的來信背書，說明上幼稚園確實對他幫助很大，他很可能會被錄取。我在想，不知您是否認為這值得一試——還是您覺得應該把機會留給更有需要的孩子。

252

有鑑於此，我寫了一封信給教育局官員（1957年五月十三日）：

我得知X太太在我的建議之下，已提出讓瑟西爾就讀托兒所的申請。基於瑟西爾經歷了長期的精神壓力這個事實，我十分樂意為這次的申請背書。再者，我認為，既然瑟西爾已大有進展，他現在極需要的，是托兒所這類環境所提供的協助。

我第一次見到瑟西爾是他二十一個月大時。這孩子得知媽媽懷孕後[252-1]，產生了嚴重的困擾。主要症狀之一是他睡眠品質不佳。

我了解等候就讀托兒所的孩子大排長龍。我的用意在於說明瑟西爾的困擾，並提出我的看法。我認為一旦他能

252-1 若在信裡提及，孩子的困擾是因媽媽得知自己懷孕之後的病態反應所致，是相當不智的。

運用托兒所給予的協助，那麼對他來說，上托兒所就會變得很重要。

收到我的信之後，鄉鎮教育委員會開了特例，「特准瑟西爾就讀學區內的托兒所。」

八歲大

1957年三月到1961年十月，中斷

再一次和這孩子接觸已是一九六一年十月，當時瑟西爾就讀的小學希望我和瑟西爾談一談，這時他已經八歲大，見面的原因是他偷竊。母親和瑟西爾一同前來，和瑟西爾晤談之前，我先跟母親聊了一下。瑟西爾如今八歲了，他弟弟六歲，也念同一所小學。

253

這母親說，瑟西爾好多了，但他一直不容易管教，令人頭疼的事情從沒少過。離開幼稚園上小學之後，他開始偷東西，也就是說，當他頭一回離開家在外面的環境碰上困難時[253-1]，他就開始偷東西。瑟西爾的身上一直有個矛盾存在，就是他一方面想長大，一方面又想變成小娃娃。瑟西爾在家也會偷東西，從媽媽的包包裡偷錢，最近也會從朋友那裡偷錢，他還「發現」了一支手錶。撇開偷竊不談，他在學校還滿守規矩的。他原本不擔心上學的事，直至晤談前的一個禮拜他開始擔心起來，症狀是醒來就喊

253-1 碰上了現實原則，相對於治療性的「溺愛」，或者說，為了滿足退化依賴而一切順著他的做法來說。

胃痛。「他實在很會找人挑釁，」母親說，「都是因為忌妒弟弟而起的。」

我注意到這母親情緒十分低落。父親一直很有耐心地處理家裡的事，母親則總是事事焦慮。

和母親聊過以後，我和瑟西爾（八歲大）進行了一段很長的晤談。我在我倆中間放置了張兒童專用的矮桌子，並透過塗鴉遊戲來建立關係。

當瑟西爾二十一個月大及兩歲四個月大的模樣在我腦子歷歷如繪之際，和這位如今八歲大的孩子接觸，自然是很有意思的事。

與八歲的瑟西爾晤談，1961年十月

254

畫作

圖一：他把我的第一幅塗鴉畫成池塘。

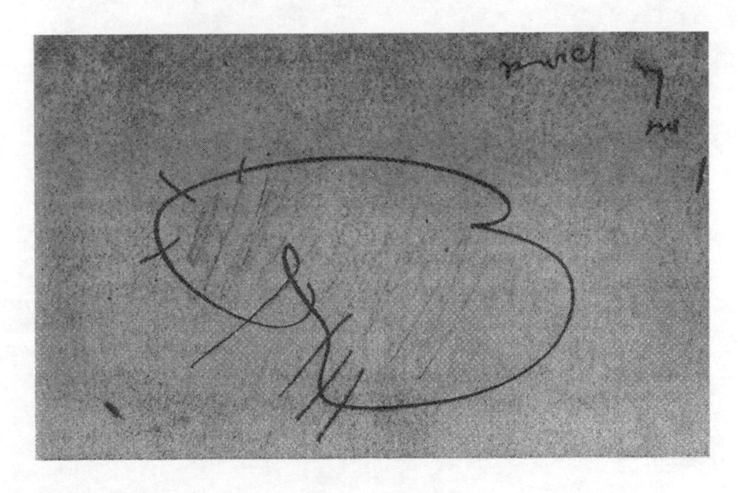

圖二：他的塗鴉，我把它變成男子或男童。

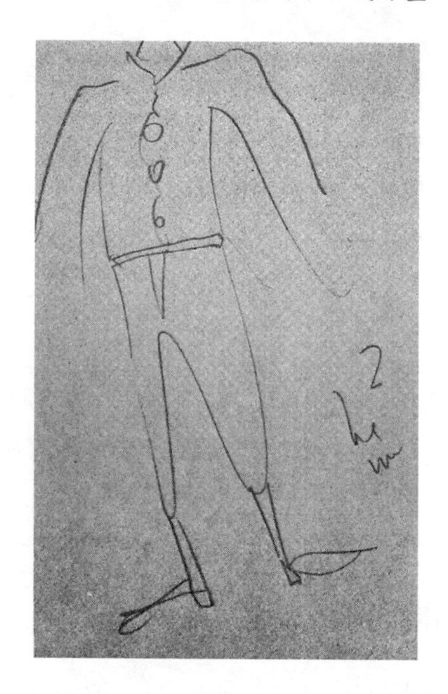

圖三：他把我的塗鴉畫成一部車，他的每一幅畫皆充滿豐富的想像力。

255

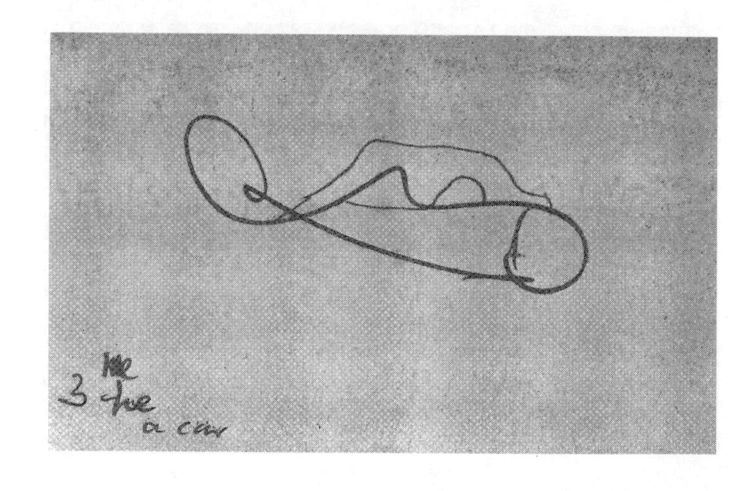

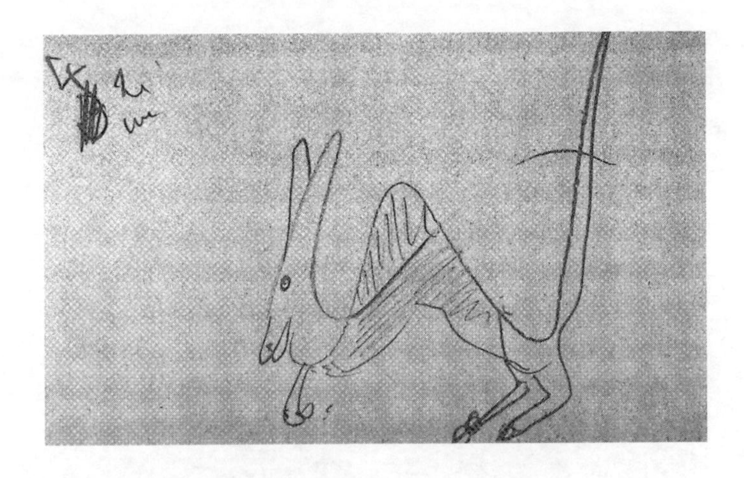

圖四：他的塗鴉，我把它變成某種動物。

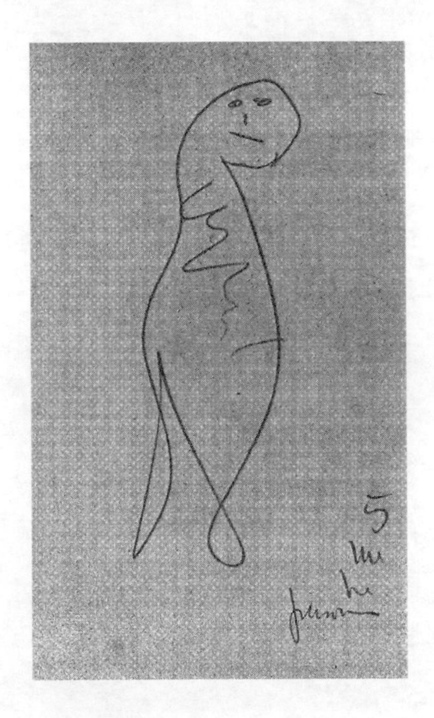

圖五：他把我的塗鴉變成人形。

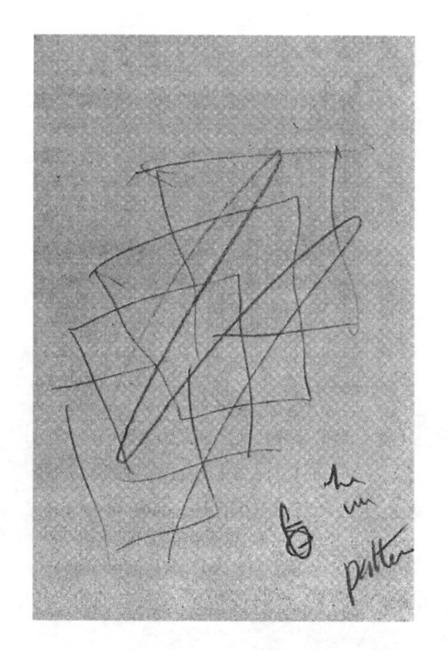

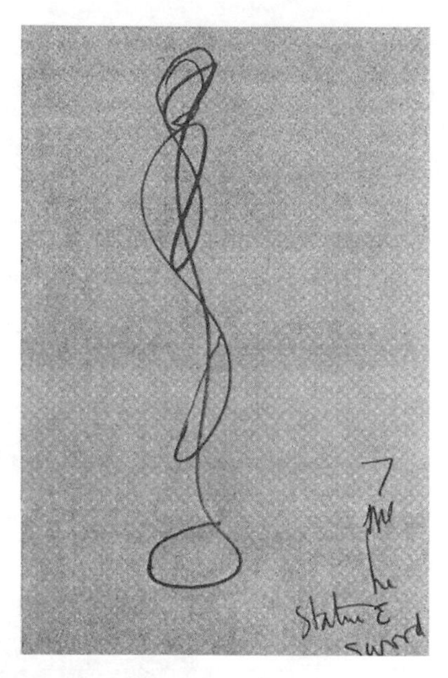

圖六：他的塗鴉，我只能把它變成我們稱之為圖樣的東西。

圖七：他把我的塗鴉變成佩劍的雕像，再次展現出他的天賦與創意。

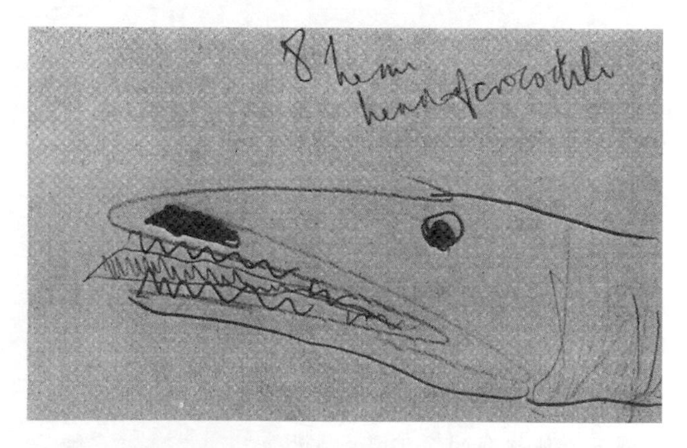

圖八：他的塗鴉，我把它變成一隻鱷魚。

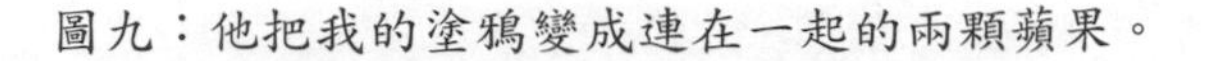
圖九：他把我的塗鴉變成連在一起的兩顆蘋果。

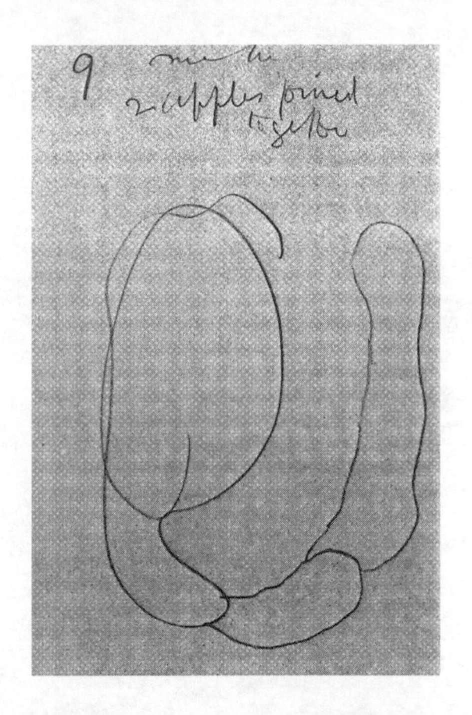

我想起他兩歲大時一邊吸吮大拇指，一邊把另一隻手指伸進媽媽嘴裡的情形。他重複畫的東西可能是一體的。 258

圖十：他畫了個塗鴉，我戲稱是三顆蘋果。〔282頁上方〕我問他：「你有沒有夢過蘋果？」

他說：「我都夢見前一天發生的事，或是夢見我平常會做的事，通常都是好夢。」我問他有沒有做過糟糕的夢或悲傷的夢，他說他做過傷心的夢，夢中朋友把他的手臂弄斷了。

圖十一：他畫的圖。夢中他住院住很久。事實上，他

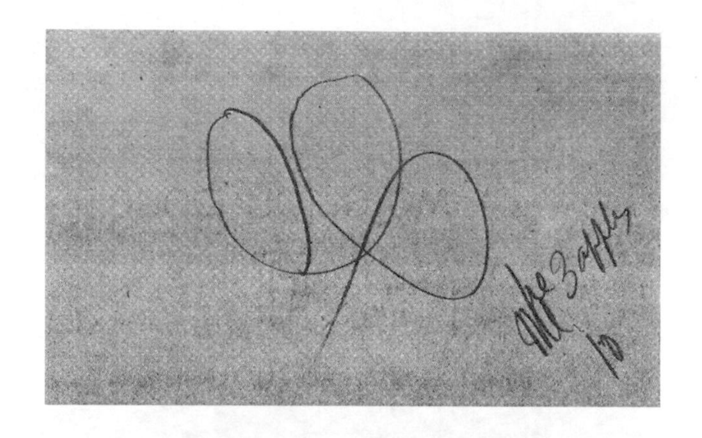

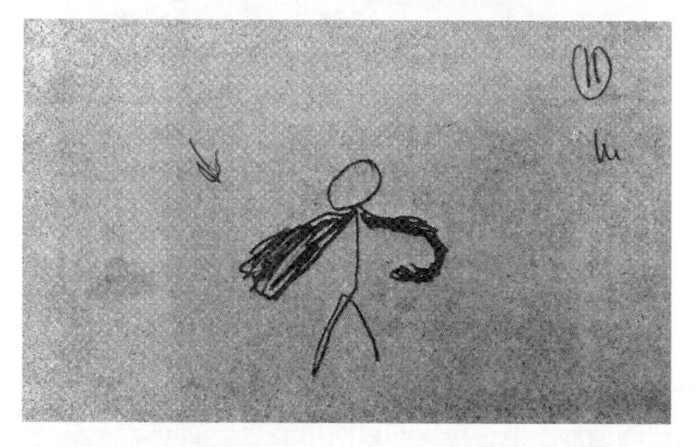
11

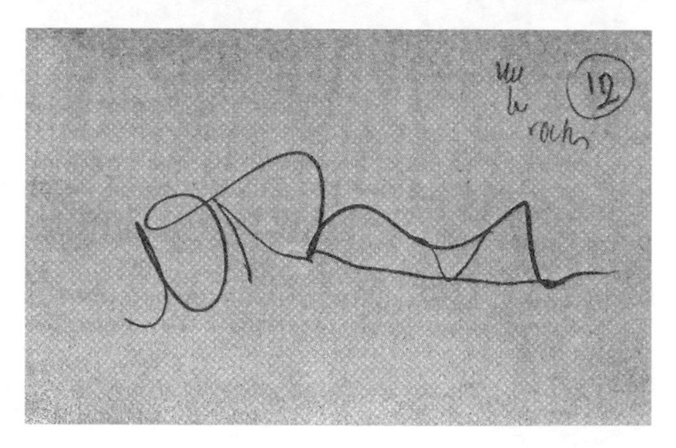
12

的手臂真的斷過，而他就醫的時間卻不過兩個鐘頭而已。他在學校旁的小徑上摔斷了手。

圖十二：他把我的圖變成岩塊，代表懸崖峭壁，這圖和某次到法國度假有關。 259

圖十三：他把自己的塗鴉變成字母G，他說這和嘉德勳章（Garters）有關，因為他即將加入童子軍。

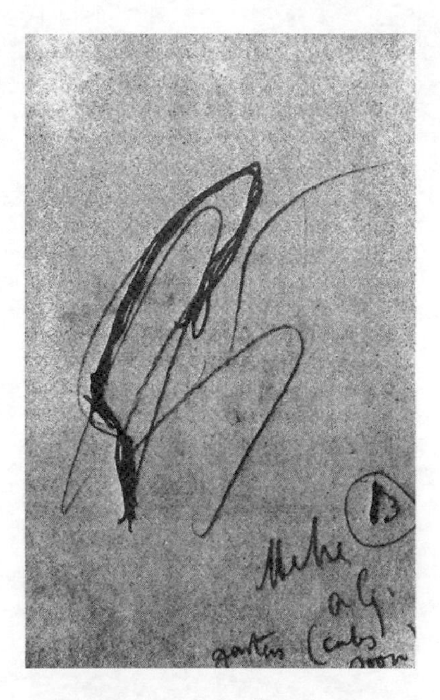

圖十四：他的塗鴉，我把它變成他說的松鼠。〔284頁左上〕 260

圖十五：我的塗鴉，他把它變成花瓶裡插了一朵花。〔284頁右上〕

圖十六：他的塗鴉，我把它變成瓶子裡的花。〔284頁下〕我們隨意塗塗畫畫時，他說起了他的寂寞和悲傷。

261

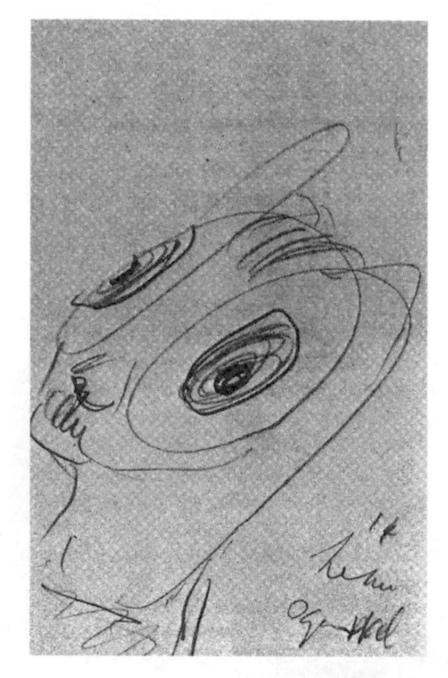

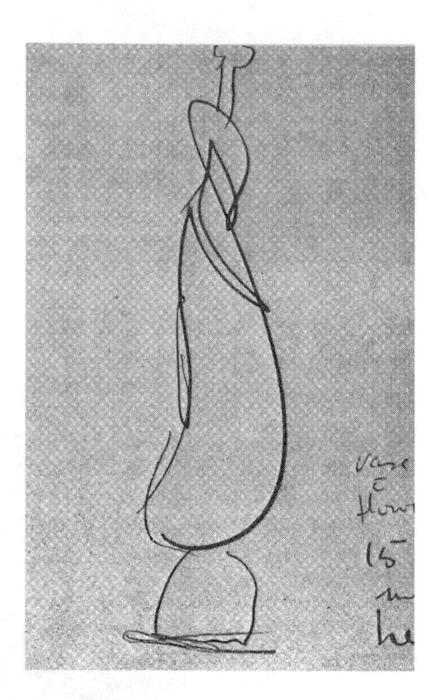

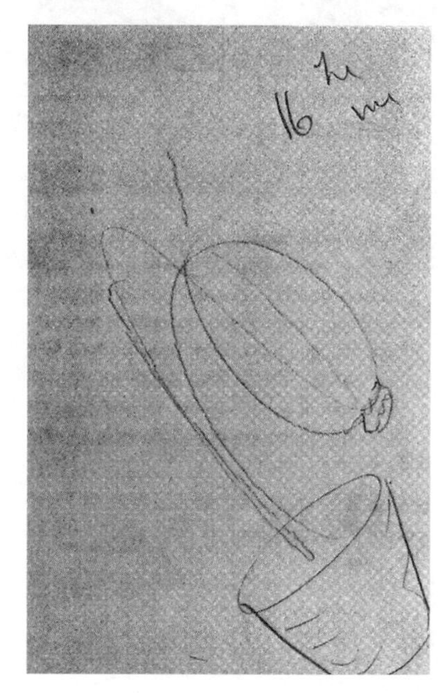

他說，他知道寂寞的滋味。上小學日間部的頭幾天，他根本搞不清楚狀況。頭一天上學，起床禱告完之後他便把家裡搞得人仰馬翻，所以上學遲到了。

我問他，他長大了而且也多懂了一些事，這樣有什麼好處。他說：「我不想長大，遠離小時候真的很遺憾。」[260-1]

這時，我加進了個解釋，以強化他的感覺。我指著蘋果說，它們代表乳房，也代表他想體驗自己的嬰兒時期及吸吮母乳的感覺。

就我現在（1970年）看來，圖十裡我當年說是三個乳房的三顆蘋果，是母性形體的誇張手法，神話裡有三個乳房的女神就是這種母性形體的誇張化。具有三個乳房的阿提密絲[261-a]可以視為人類對於秋收不豐的否認。

重點是，這個孩子似乎很自然地接受了這個解釋，他一直透過退行機制的運作不斷去體驗幼時的客體關係，而他父母的處理方式，則是過度滿足他的依賴需求。

這時我問起他對爸媽的感覺，以及當他想要他們像對待嬰兒那樣抱他、哄他時，他會怎麼對待他們。他說，他大部分會希望媽媽陪，因為「爸爸總是教我怎麼做事情，怎麼割草等所有的事。」換句話說，他覺得爸爸催促他長

260-1 從這個如今八歲大的孩子口中，聽到他把自己三歲大時，就和爸媽分開睡一事說過的『等我長大一點再說』這句話，重新說得很世故，很有意思。參見第250頁（中譯273頁）。

261-a 中譯註：Artemis，司月亮、狩獵、森林、野獸之女神。

大。他的說法否認了父親在他年幼時的重要性。他說他很會挖土。「在學校做一些我已經會的事，譬如算數，我會做得很糟，做這些很沒意思，很無聊，新鮮好玩的事我就願意做。」

262 隨而我直接問他偷竊的事，他告訴我某個小偷的事以及他夢見一輛車被偷。這個夢——

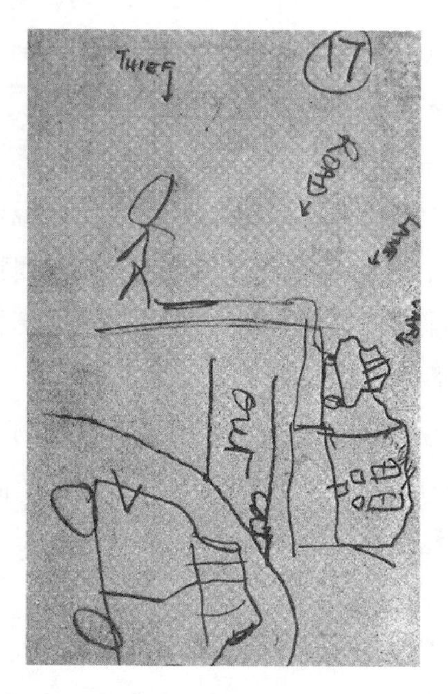

圖十七：是真實的意外發生之後夢見的。在真實的情況裡，全家要出國旅行，車上裝了打包好的行李，要到附近的某個地方去。在這幅畫以及他的聯想裡頭，夢境與事實交錯在一起。他也說到他向朋友借筆來用，最後竟被認為是偷東西。然後他彷彿突然想起什麼重要的事，說：「我弟弟兩歲大的時候，他偷走我的一先令。」

我認為，他這麼斬釘截鐵地表達出弟弟侵占他的權益，對他來說非常重要。

此時，晤談告一段落，孩子愉快地和我道別，心滿意足地離開。 263

從這次晤談再回頭去檢視之前和瑟西爾的接觸，也就是父母親也在場的那兩次，我有了新的看法。依序是這樣的：首先，他以吸吮大拇指來宣告對母親的嘴巴的所有權；然後，他用媽媽的包包及其內的物品（包括錢在內）代替媽媽的嘴巴。而今，他談到偷竊以及被竊走的東西。

這次晤談和上述主軸相關的主要細節，是他所畫的蘋果，以及我的詮釋對他有意義，因為這兩者合起來為他搭建了一座橋，讓他可以回到過去，並且進入他的退化傾向所開啟的潛意識大門。父母的管教接納了他的退化傾向，並滿足他的依賴需求，如此一來，這做法變得具有療效[263-1]。這一切的背後得歸因於瑟西爾所遭受的剝奪，而剝奪則是因媽媽對自身懷孕的反應而起的。

於是我寫了一封信（1961年十月二十日）給小學校長，內容如下：

> 我和瑟西爾見過面了，我想您已知曉此事。我早在1955年就見過他。我從母親處得知，瑟西爾的某些障礙造成了學校的一些麻煩，因而有機會理解瑟西爾的狀況，並且把他的症狀放到他整體發展的脈絡上來看。
>
> 以瑟西爾的狀況來說，他近來的偷竊行徑一定程度上

263-1 參見〈退縮與退化〉，1954，收錄於《文集：從小兒科到心理分析》，塔維史托克出版社，1958。

和這孩子想重溫幼兒時的依賴有關。一如您所理解的，伴隨著依賴傾向而來的，會是與之相反的獨立傾向。1955年我第一次見到瑟西爾時，看出他受到母親懷孕以及母親因懷孕而產生的誇大反應的負面影響。這是在他一歲半（1954年十月）左右發生的。

我明白學校對孩子的管教必須一視同仁，不能遷就某個孩子的整體發展，或遷就孩子自嬰幼兒時就有的困擾。不過，我之所以告知您這些細節，是因為學校也許可以考慮採取一個原則，就是協助瑟西爾度過這個難關，而在這段時間內，他可能會有這些古怪的症狀出現。有個觀點對負責看管孩子的教師也許很有幫助：有些症狀就目前看來，或者就孩子有意識的生活看來，似乎很不合理，但其實都是有道理可循的。

264

隨後我收到以下的回函：

謝謝您寫信來說明瑟西爾的情形，讀了信之後的確令人安心不少。

我們似乎已經度過了偷竊這個難關，沒有學生認為他們的東西失竊和瑟西爾有關。這一切大都得歸功於孩子家長的傾力配合。

我很高興能跟您報告，孩子似乎已經穩當地步上正軌了。

為了回應我進一步的詢問，父親的來函（1961年十二月四日）如下：

> 自從內人帶瑟西爾和您會面後，瑟西爾確實好多了。他的那些症狀大致上還在，不過程度上減輕了許多。他睡得比以前好，也不常喊胃痛了，不像以前那樣的悽慘和心情不好。
>
> 他還是會表現得像嬰兒一般，很容易吃弟弟的醋，不過也有隨和開心的時刻穿插其間。他似乎對學校很有興趣，比較不會因為上學而焦慮。
>
> 就我們所知，自從他和您談過以後，便沒再偷東西了。
>
> 我最近一次和校長談話時，校長似乎也認為瑟西爾表現得愈來愈好。我希望校長去函給您時也同樣提到了瑟西爾的進步。

其他的症狀依舊還在，其中包括像幼兒般哭鬧，不過程度上減輕很多，而且，顯然偷竊的行為已消失無蹤。

之後，1962年二月一日我再度和瑟西爾及母親見面。

我先和母親聊，她說瑟西爾沒再犯偷竊。瑟西爾與她以及與他人的關係都改善很多，也比較開心，而且他很高興可以見到我。幼兒般哭鬧的遺痕時而出現，一旦發作起來，母親會繼續滿足他。弟弟現在變得十足像個討厭鬼，會捉弄瑟西爾。面對這個新挑戰，瑟西爾倒是能勇敢面對。聖誕假期過得滿順利的。瑟西爾在學校很用功，名列前矛，表現優異。雖然他不再偷東西，可是他在學校會捏造一些事，譬如「我有九個兄弟姊妹」等。 265

某種程度的假性幻想（pseudologia fantastica）常會伴隨反社會傾向和偷竊出現，即便偷竊行為消失，這種幻想依然存在，這是隔離作用的一種展現。

就我看來，這母親比較沒那麼疲憊和沮喪了。瑟西爾還沒交到真正的好朋友，而這一點（從精神科的角度看來）是他主要的殘留症狀，其次是他的疲態。母親知道，要解決他的疲倦，必要的話他五點鐘就得上床睡覺。

在他的疲倦和及早就寢的現象裡，隱含憂鬱與退行的遺跡，也藏有他想替母親扛起憂鬱的責任感。

最後母親提醒我，或者說是頭一回告訴我：「您了解的，是吧？醫師，為了照顧瑟西爾，我從不敢踏出家門一步，即便他剛出生時也沒有。我是從照顧他弟弟的過程裡發覺到這一點的，我和他弟弟的互動一開始就很輕鬆，我們處得很自在。」

就我看來，瑟西爾的母親之所以能夠把瑟西爾的病因說清楚，是因為現在瑟西爾大有起色，她比較不覺得那麼內疚的緣故；同時，也是因為她和她先生的付出，在這漫長的一路上持續滿足瑟西爾的需求，他才能好轉。

和母親談過以後，我和瑟西爾進行晤談。他對我有好感，和我處得很自在。他先著手畫畫，事實上他畫了個猶太教堂，我們談到他也許可以當建築師。他常常畫房子。隨後他要我塗鴉。[265-1]

圖一：他把我的塗鴉變成茶壺。

266

圖三：鱷魚的嘴巴，他從自己的塗鴉改造過來的。（初次晤談時我曾畫下一隻鱷魚。）

265-1 我覺得這些畫毋須在此處呈現。

我問他，還記不記得上次玩塗鴉遊戲時，他曾畫出一名配劍者，他說：「喔，記得。」然後他對把每幅畫分別編號感興趣起來。

圖五：他把我的塗鴉變成一隻翠鳥。

圖七：他把我的塗鴉變成一條美人魚。

圖八：我畫了個盤子狀的圓圈把他亂糟糟的塗鴉圈起來，另外添上刀叉，暗示跟吃東西有關，我想到他畫的那隻鱷魚可能會把我吃掉，所以才這樣畫的，也許，那隻鱷魚反映出我在專業關係裡呈現的某一面。

圖九：他把我的塗鴉變成火箭或噴射機。

圖十一：他把我的塗鴉變成巫婆和掃帚，這個圖是他聽過的某個故事，也和施魔咒有關。他的噩夢切進我們的談話裡。

圖十二：他說這個圖很像夢見巫婆的那個夢。這幅圖是他畫的（不是從塗鴉轉變過來的）。巫婆來到屋子裡，然後他醒了。他說：「睡著的時候還好，不過醒來的時候忘記自己身在何處很可怕。」於是我說：「你都做好夢嗎？」他回道：「對啊。」然後畫出下一幅：

圖十三：他很興奮地畫出自己開著一輛柴油車。

圖十四：一個好玩的夢，一群孩子觀賞小丑和馬戲團表演。「我可能會當小丑哦！」他說。

我問他有沒有夢過學校，他說：「沒有。」

「你有沒有交到朋友？」

「有啊，很多，不過都不算很要好。」

「有沒有遇到你真正想和他當朋友的人？」

「沒有耶，說實在的。」

然後我們聊到很多古怪的細節：他的黑人布偶目前收在壁櫥裡等事。他說二十歲時他想當老師，要不然就去挖道路，或者當農夫，或是開柴油車也不錯，他很喜歡這一行。

267

我問：「我們要不要繼續畫下去？」他說：「好啊，再畫一幅。」

圖十五：他把我的塗鴉變成填滿雪的地洞。「昨天雪都融了，不過，聖誕節的時候我們有玩雪，玩雪球還有堆雪人。」然後我們隨興聊到年輕人和老年人的不同，以及他的爺爺達八十七歲高齡。

這次的接觸裡，我沒有發現任何特別之處，足以讓我注意到他的病症、性情混亂或人格違常。我覺得這孩子表現出自由自在和幽默感，這兩者都表示他很健康。從諮詢的內容來看，似乎也看不出有趨向退化或逃離退化的任何跡象。

總結

一、此個案描述得很詳細。為了呈現兒童精神科處理這類個案時具有效益的一面，我可是知無不言，言無不盡。此案例的處理，前後長達六年，共進行了六次晤談，期間多有書信往返。

二、這孩子發展出退化、依賴的能力，而且這種狀態一直持續著，其父母滿足了他的需求，這麼一來，這退化有了治療的價值，並提供了一條管道，讓他回到嬰幼兒的感覺狀態裡。

三、這次治療之所以有其必要，是因為孩子受到相對上的剝奪，與母親因二度懷孕而來的病態反應有關。

四、這孩子的退化傾向以及父母甘願滿足孩子的依賴需求，二者緊密地綁在一起，造就了父母對孩子的「溺愛」，幾乎所有在可靠的環境下長大的孩子身上，都可以發現這種被溺愛的痕跡。

五、此案例的父母希望扮演好他們的角色，急欲自行「治療」這孩子。不過，他們確實也需要我這種能全程負責的精神科醫師，不時從旁協助他們，告訴他們做法。

268

六、這案例最終因治療諮詢而往前邁出一大步，孩子八歲時因為反社會傾向（偷竊）而與我會面。在八歲那次的畫畫遊戲裡，我們觸動了孩子深層的乳房接觸經驗，偷竊這個臨床現象因而消失無蹤。

七、這孩子身上仍留有殘餘症狀，包括很難與人建立、維持穩固的友誼。不過，就這孩子能和自身的家庭及社會環境發展出健康的個人關係這一點上，成果是相當不錯的。

從初次晤談算起的十四年之後，更進一步的紀錄：

在我介入的這段期間裡，我和孩子及其父母多年來陸續進行了多次晤談。我發現，母親的憂鬱傾向是凌駕一切的因素，母親也因而接受心理治療，得到相當大的幫助。最後，她盡心盡力地營造了孩子所需要的環境，就患有情緒失調的母親來說，著實難能可貴。而就整個情勢來說，父親絕對是個不可或缺的穩定因子。

這麼多年下來，我們自然是做了很多的處置，這些處置都極為重要，尤其是為孩子選了一間好學校。自從初次晤談之後，瑟西爾把我當成生活安定的一個因素，而且我也很信賴這對父母，相信一旦事情變得棘手，他們會隨時向我求救。

我必須就這個案例提出一點，初次晤談之後的多年來，我陸續進行了十二次晤談。我回頭翻閱這些檔案時發現，在這個個案裡，生病的人始終是母親，我是受她之託來幫忙解決其憂鬱對孩子所造成的衝擊，同時這位母親也在她自身接受分析時，更全面地治療她的憂鬱傾向。顯然，她的分析師能處理她和她的客體之間的臆想性焦慮，不過，一旦她的客體之一是受到她不利的影響的孩子時，就必須有別人來幫助她的孩子。然而，諸位對這案例要有個清楚的概念，就是真正左右案情的，是母親的病況，而不是孩子的人格、性情或行為舉止所表現出來的症狀。

269 這孩子現在已經上高中，學業上表現良好，似乎各方面看起來就是個十七歲的孩子該有的模樣。他身上還殘留一些退化特徵，包括吸吮大拇指，以及交了少數幾個奇特的朋友。他愈來愈獨立，不再那麼依賴母親，自然也經歷了一段忤逆父親的叛逆期。隨著這孩子逐漸長大，似乎能發展為健康的年輕男子，而他母親的憂鬱症狀卻日趨明顯，因為她現在不能以憂心瑟西爾的特殊形式表現其憂鬱了。

【個案十五】馬克，十二歲

接下來的這個案例，個案接受治療諮詢之後，臨床上有了明顯的改變，這與其說是孩子的家人對他的態度有所轉變所致，不如歸之於孩子與我之間的溝通所賜。你會看到，這孩子的腦子裡老是被水的意像所盤據，而最終，他藉由出海而找到了自我認同。 270

我打算盡可能地就我所知[270-1]，以此個案來描述如何在有限的時空下進行這份工作，並且避免掉進行心理治療時不免衍生出來的大量細節。就是因為操作的範圍設定了界線，進行這份工作的兒童精神科醫師才能負擔沉重的個案量，相對之下，心理治療師，特別是心理分析師，同時只能負荷少量的個案。從事這份工作的兒童精神科醫師手頭上有一、兩百個個案同時進行的，不足為奇，這麼說來，做這份工作就少不了社交上的壓力。

諸位切記，如我反覆提及的，我認為從事這份工作的訓練基礎，在於長期從事個人心理治療的完整基礎，甚至是持續好幾年日復一日的精神分析。

家庭成員

姊姊　十六歲

馬克　十二歲

弟弟　八歲

弟弟　七歲

270-1 除了因保護個案而做的必要刪減或化名之外。

馬克在十二歲時由父母陪同前來就診。他父親是我同事，在大學裡任職。我先和父母談，因為他們希望我幫他們釐清問題所在。諸多細節一如往常都是在晤談裡自然而然冒出來的。

個案家庭完整。以下是馬克情緒發展的重要指標：

271

> 馬克喝母奶長大，**斷奶斷得很辛苦**。「他激烈地抗拒斷奶。」

就學理上而言，這是非常值得關注的現象。在我的經驗裡，當寶寶斷奶斷得很辛苦，母親身上難免有某種困擾，不是情感上有衝突矛盾，就是有憂鬱傾向。這兩種狀態當然彼此相關聯，只是，倘若母親陷入憂鬱，那麼她的衝突一定受到更大的壓抑。

這對父母繼續一吐為快：

> 馬克**從沒老實過**。（稍後父母提到，他從兩歲起就是這性子了。）
>
> 七歲的時候（也許更早），馬克「**想要什麼就一定要弄到手才肯罷休。**」
>
> 馬克**八歲時開始偷東西**（參見下面的小幅修正）。都是和朋友在外面鬼混時偷的。十歲時，他會從媽媽的錢包裡偷錢並撒謊。死不認錯是常有的事。近來（十二歲），偷竊的行徑愈演愈烈，這和他迷上釣魚有關。他從爸爸的皮夾或姊姊的包包裡偷錢，每次偷個五英鎊、十英鎊。他發誓說沒偷錢，並藉機嫁禍給被他收買的弟弟。唯有亮出指紋、鐵證如山時，他才肯招認。之後，他買了根釣魚竿和精巧的釣具。他口口聲聲說「我的商家」如何如何，並聲

> 稱那商家會在他生日那天送他一具很特殊的釣魚竿。其實他買了兩枝釣魚竿，並把它們藏起來。他只是先散布這些精心編造的說詞，以免事跡敗露。

這個家庭很講道理，這滿合理的，因為家人間的互動大致上還不錯。如果馬克認錯他就不會遭受處罰，不過，讓父母十分不解的是為何馬克說謊成性，而更叫他們嘖嘖稱奇的是，闖了那麼多禍，他絲毫不會不開心。

最後，在馬克惹出更多事之後，完全沒輒的父親不再手下留情，規定馬克必須在廚房內用餐，也不准再釣魚。即便如此，依然不見馬克有絲毫罪惡感，還沒事般地繼續做禱告。

這對父母繼續談著馬克的情形，逐步拼湊出馬克的幼年生活。

272

> 他很快樂。事實上，他兩歲的時候就說過：「活著真的好快樂。」感受到對生活的熱愛。

這一點和他父母的生活哲學密切相關，他們的生活哲學之一就是「培養生活樂趣」。

> 馬克選擇住回家裡，不繼續在校住宿。學校成績單上的評語是：「再接再勵會做得更好。」他對運動很在行，能力達到平均水平。最後他上了中學日間部，企圖「奮發圖強來彌補自己的不足」。馬克很喜歡自然課程，博覽群書，對這類的知識極為淵博。
>
> 我問起幫助入睡的方法時，這對父母說道：「馬克睡

> 覺的時候**姿勢很奇特**，像個木頭人，而且一躺上床就睡著了，也從沒聽他說做夢。」近來，馬克的臉部會抽筋，還會眨眼睛。
>
> 他們說，馬克朋友很多，不過沒有交心的朋友；而且，他滿有長輩緣。他父親曾委婉地告訴他關於性這回事。亢奮的時候他會流汗，擠眉弄眼，這些舉動讓人覺得他神經質。他喜歡做工藝品，不過看不出有特別的藝術天分。但他很有品味，會因美好的事物而感動。他姊姊才華洋溢，他深知這一點，也因而受到衝擊，也許就是這個緣故，在學校表現很差的那段時期，他很怕父親。
>
> 馬克的身體強健，最擅長游泳。事實上，**馬克的興趣都跟水有關**。他原本決心要投考海軍，服役三年至八年，不過，當他知道要很用功才考得上時，便把這件事暫且擱一邊了（九、十歲時）。
>
> 隨後父母親說到重點，弟弟出生時馬克很開心，當時他五歲。他稱弟弟是「咱們的寶寶」，總是特別疼愛他。這時他們說到，**就是跟弟弟共用一個房間的這段期間（六、七歲時），他開始偷媽媽的東西**。（媽媽之前說他頭一次偷東西是八歲的時候。）

273

和父母會談後隔天，我和馬克進行了三次重要晤談中的第一次，接著還有一次輔助性晤談（此處並未描述）。雖然我已經知道很多關於他的事，但這些了解並沒有什麼用處。我們要的是另一種生活史，是孩子和我溝通時自然揭露出來的生活史。在初次晤談裡，大量的內容呈現出來，不過此處所陳述的，仍以我們一起玩的「塗鴉遊戲」為主。

初次晤談

第一次和馬克接觸時，我採用塗鴉遊戲來建立關係。他很有興致地玩起這個沒有任何預設的遊戲。

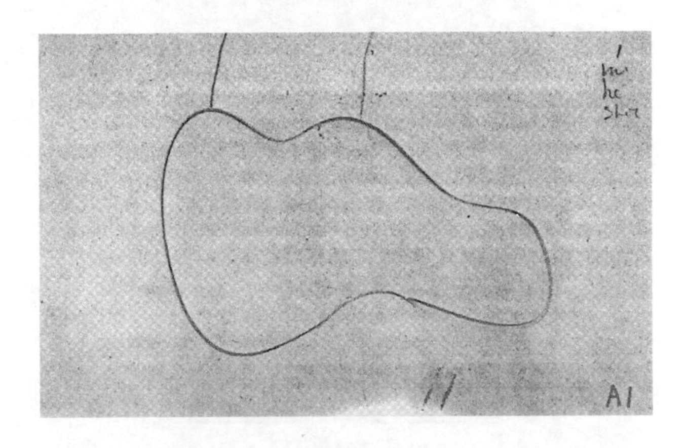

圖一：他把我的塗鴉變成一只鞋。

圖二：我把他的塗鴉變成水壺。

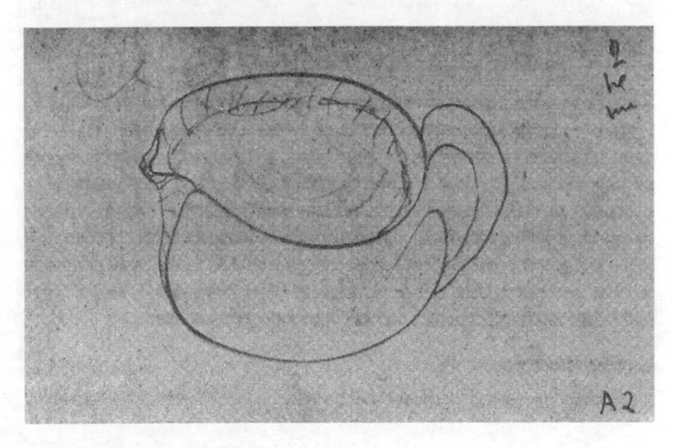

圖三：他把我的塗鴉變成蓄鬍的男人（相當有創意）。

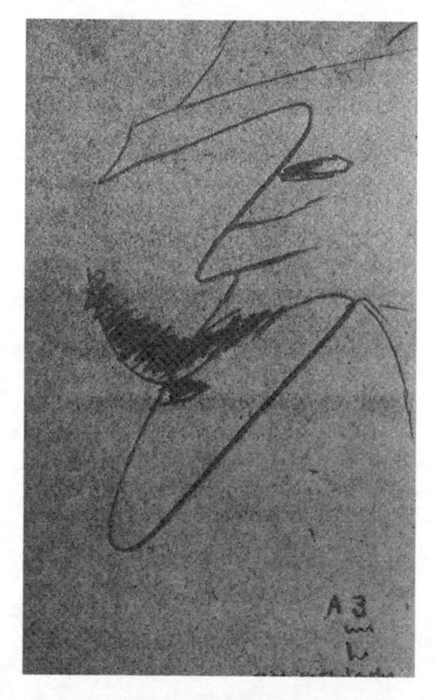

圖四：我把他的塗鴉變成某種動物。

275

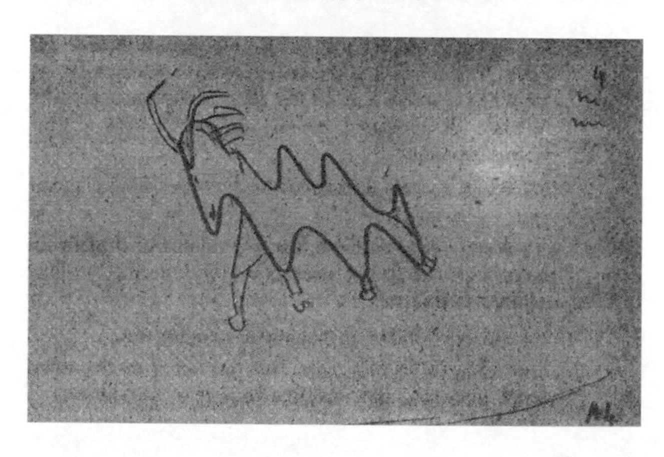

圖五：他把我的塗鴉變成人的側臉。

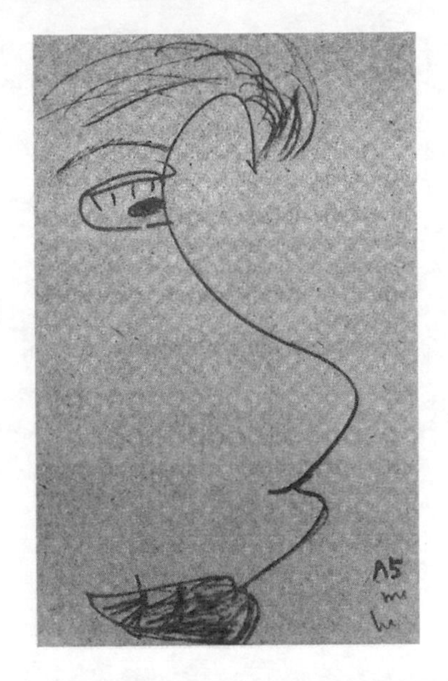

圖六：我把他的塗鴉變成兩隻蟲緊緊靠在一起。 276
〔302頁左上〕關於這個圖，我們談了很多，其中他說到「馬鞍」的用途。他覺得這兩條蟲交尾的樣子像馬鞍。

圖七：他把我的塗鴉變成古怪的人臉。〔302頁右上〕

我此時已經注意到，這孩子有貶抑幻想的傾向。這一點呼應了父母親說的：「他睡得像個木頭人，也沒聽他說做夢」。

圖八：我把他的塗鴉變成男教師。〔302頁左下〕

圖九：他畫的男子。〔302頁右下〕他畫這個圖是因為我提到，我會透過畫中天馬行空的內容引出夢的話題。我說到夢似乎令他很吃驚，圖中這名男子是他的夢中人物，其腰部以下幾乎看不出人體的輪廓。這時，我借用他

277

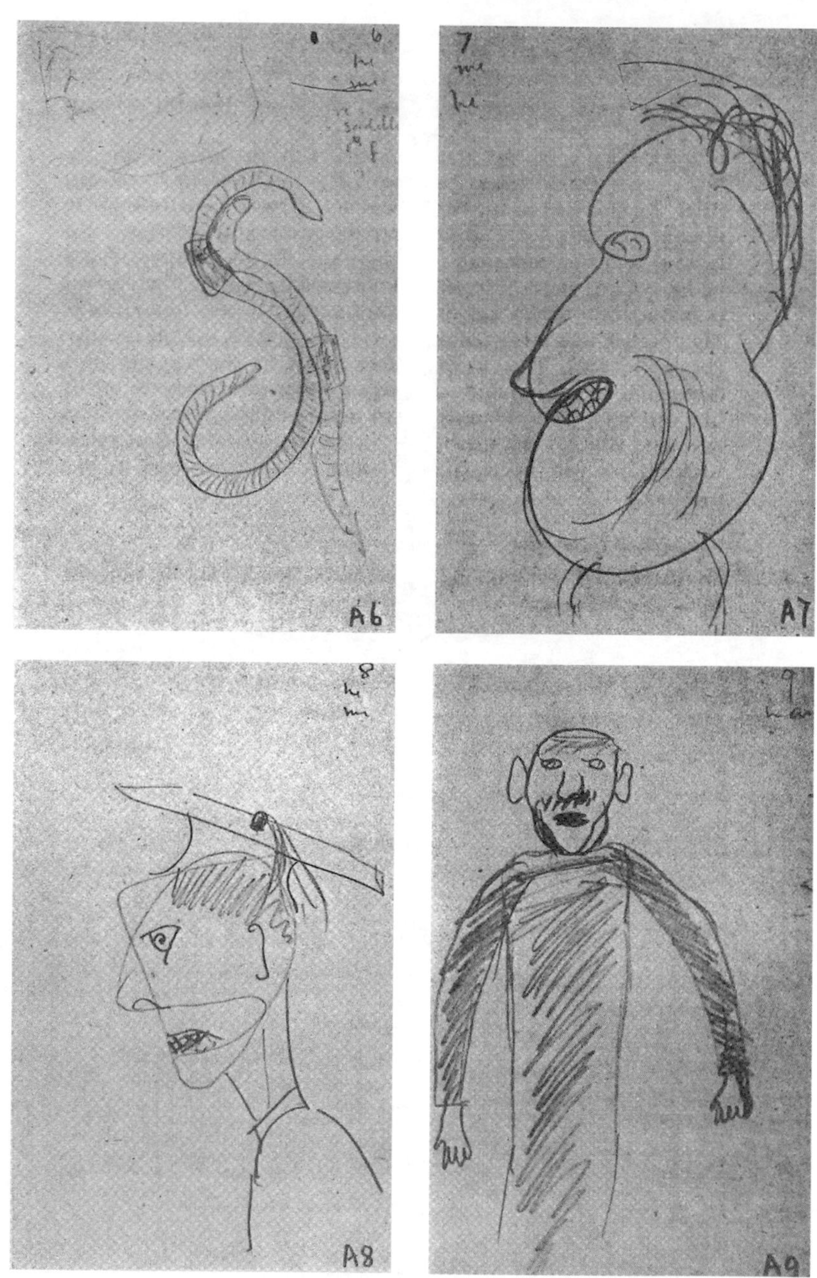

> 說過的詞——衝動，提起偷竊這回事。我說，偷東西的時候，他其實是把腦袋裡的意念用行動外顯出來，就像做夢一樣。他說他做過的夢都不記得了，我說，當人想不起做過的夢時，便會藉由衝動來重新捕捉夢境，所以，夢主導一切，且會在人的生活和行為中再次呈現出來。

此時，我曉得馬克有能力理解我對潛意識和夢境內容的看法，這個看法對他來說很新奇，多少是因為他對自己的防衛機轉很陌生，也多少因為這看法和他家庭的思維很不同。無論如何，我們還是達成了溝通。

初次晤談之後，馬克的母親捎來一封信：

> 上個禮拜馬克離開您的診所之後，我先生只隨口問他情形如何，不敢直截了當地問問題。這孩子看起來既不覺得困擾，但也沒有特別開心。稍後，到了晚上，他跟我說到和您會談的情形，說得滿多，也滿隨興的。其中，他對您問起他的夢以及夢的意義一事，感到震驚。令他困惑的是，您認為夢很重要，而且很堅持這個想法。我衷心期盼這一切都有所幫助。他談到診間裡的玩具時，說：「弟弟會樂翻了。[276-1]」

（會談室裡有一些玩具，是給年幼的病人玩的。） 278

初次晤談的兩個禮拜以後，也是第二次晤談的前一天，我接到父親來電。初次晤談之後，他們不准馬克去釣魚。馬克想要買艘玩具船，並和弟弟到池塘裡放船玩，說是送給弟弟的生日禮

276-1 他用這種拐彎抹角的說法來表達想變回小時候的想望。

物。到底要不要給他一英鎊去買船呢？他成天想的都是那艘船，腦裡只有一個念頭，就是怎麼樣可以馬上弄到那艘船。他媽媽執意不肯。他之前已經和弟弟說好了。令這對父母吃驚的是，他最後讓步了，接受了這個挫折，沒有去買那艘船。他們覺得這件事很值得注意，因為這可是前所未有的情形，而且他們認為這要歸功於初次晤談。我們可以注意到，這次的事件又牽涉到水。

第二次晤談

我和馬克第二次見面時，他已準備好再玩一回塗鴉遊戲。

圖一：他把我的塗鴉熟練地變成人的頭像。

279

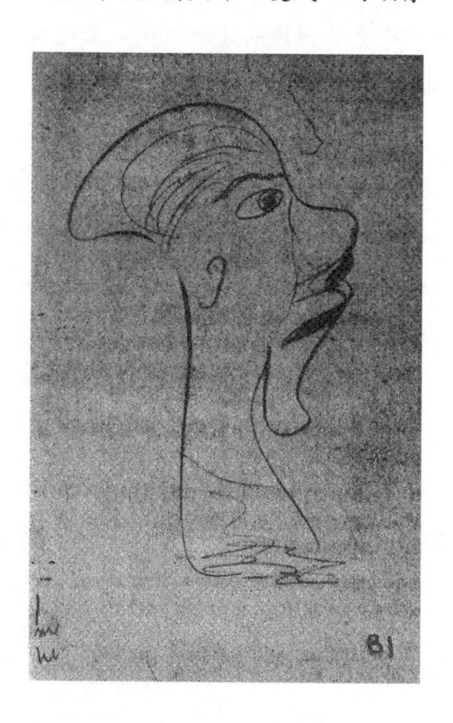

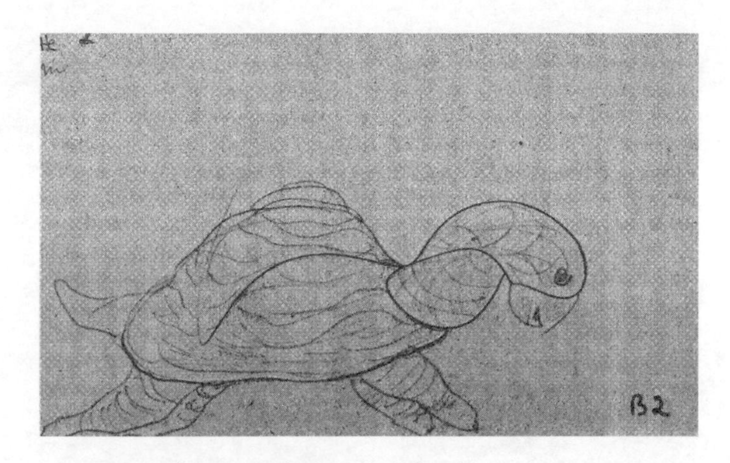

圖二：我把他的塗鴉變成烏龜。

圖三：他把自己的塗鴉變成茶杯，裝飾得很得宜。

280

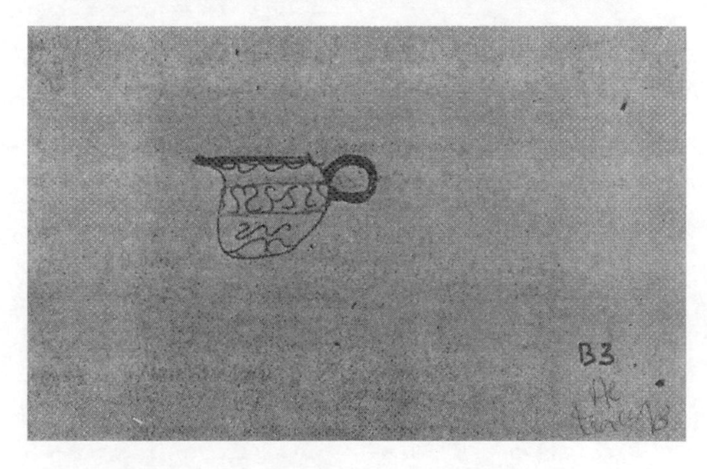

顯然他想全權決定畫什麼，也想要掌控畫裡隱含的意念。這幅圖自然沒什麼想像力。

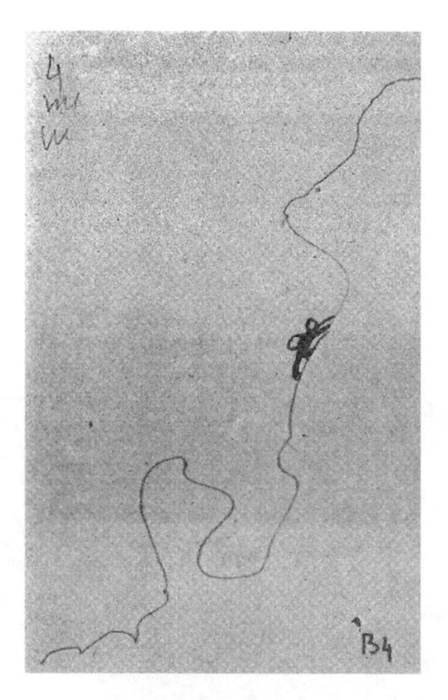

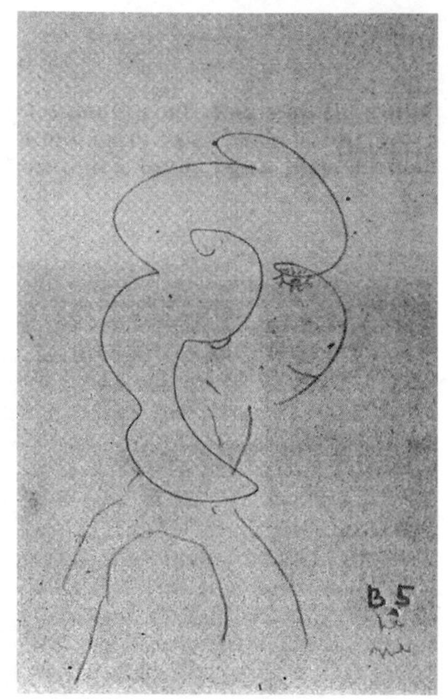

圖四：他把我的塗鴉變成一個揹著背包的攀崖者，小心翼翼地攀爬岩壁。

281

圖五：我把他的塗鴉畫成一名女子。

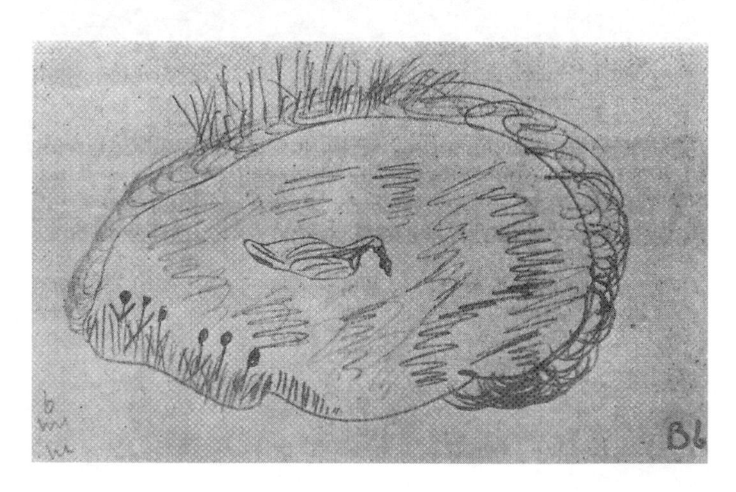

圖六：他把我的塗鴉變成一張令人驚艷的圖，圖中的池塘四周圍著蘆葦和茅草，有隻水禽優游其間，正要把頭探入水中覓食。

他畫了一幅畫，我由此看出馬克的統合能力和愛的能力。這整幅畫象徵了他對母親恆長的愛意（既是因本能而起的，也是他所依賴的）、他對水的熱愛，以及他對大自然和豐饒的關注。[282-1]  我也得以藉此一窺他特殊的理解。馬克自我結構的強度也可見一斑，我知道我大可直率地對呈現出來的內容進行解釋。

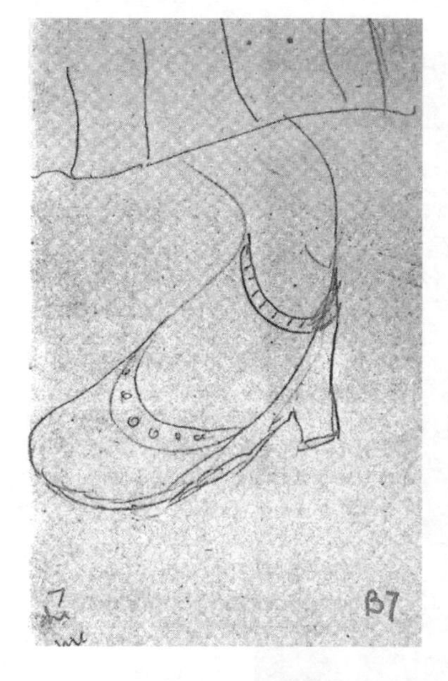

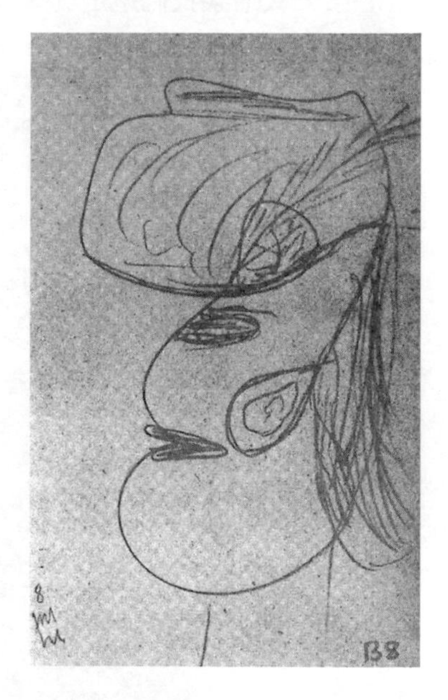

圖七：我把他的塗鴉變成穿上鞋子的女足。

圖八：他把我的塗鴉變成極特異且神奇的側臉。

282-1 諸位也可由此猜想，他藉由水的意象來正面看待母親的憂鬱（傷心的眼淚）。

此處，他的幻想再度透過把事物神奇化顯現出來，畫中內容不是來自天馬行空的夢境。我們邊畫邊聊，聊了很多，但沒有特別針對什麼在聊。不過，進行的過程中，馬克能感覺到，不管冒283 出來的東西是真實的或幻想的，我都感興趣。而且他也知道我能理解他的畫。

第三次晤談

第三次晤談我們還是玩塗鴉遊戲。

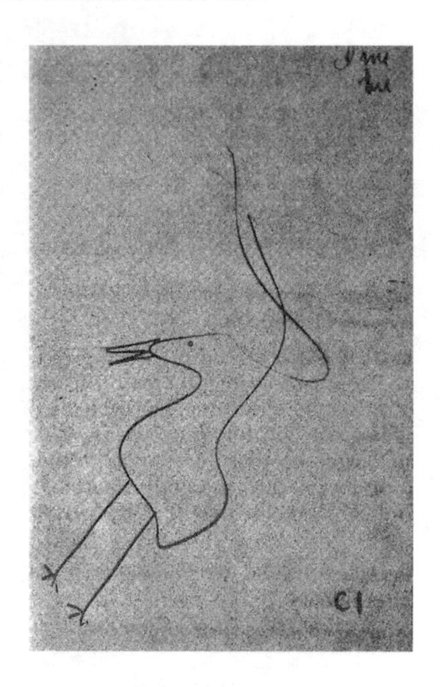

圖一：他把我的塗鴉變成長腳鳥。

284 圖二：他把自己的塗鴉變成有巨喙的鳥，在壁爐前取暖。

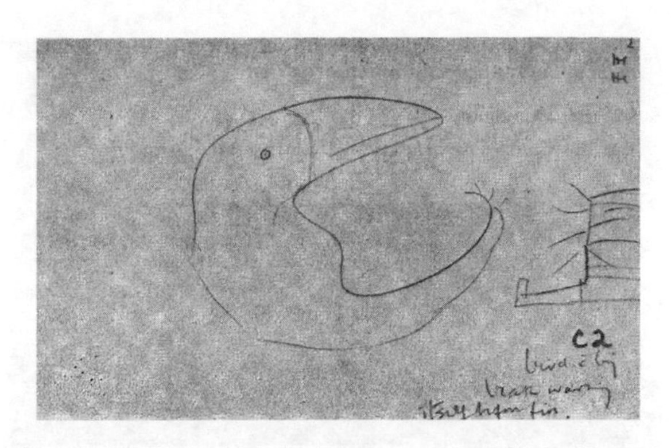

這遊戲引導馬克表達出幻想，而不會覺得幻想可笑。在他面前的這幅畫，是他一手畫成的，整個意念是不期然由潛意識冒出來的。我在此的作用就是不多加解釋。具有療效的關鍵因素，在於這孩子自然而然地找到了通往他內心世界的橋樑。這個圖有如夢境一般，而夢之所以有價值，是因為夢被夢到且被回想起來。

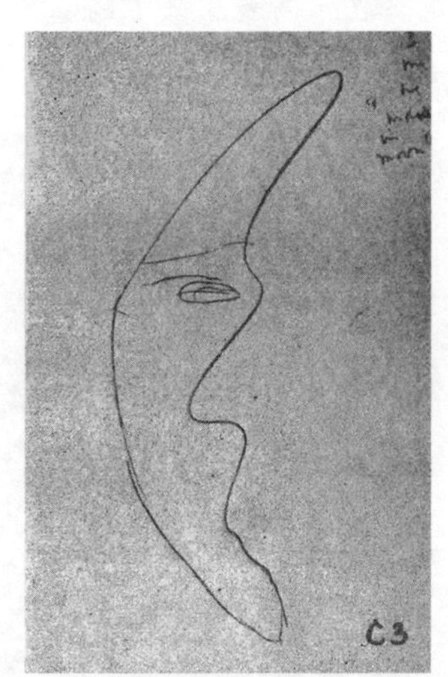

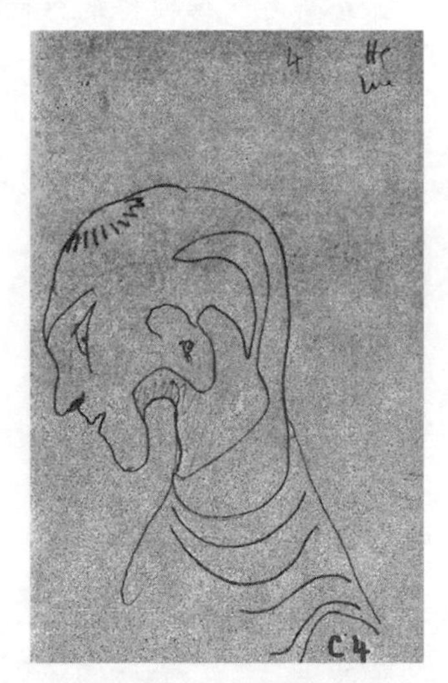

圖三：他把我的塗鴉變成人臉般的弦月。幻想依舊持續。

圖四：我把他的塗鴉變成人頭與肩部。

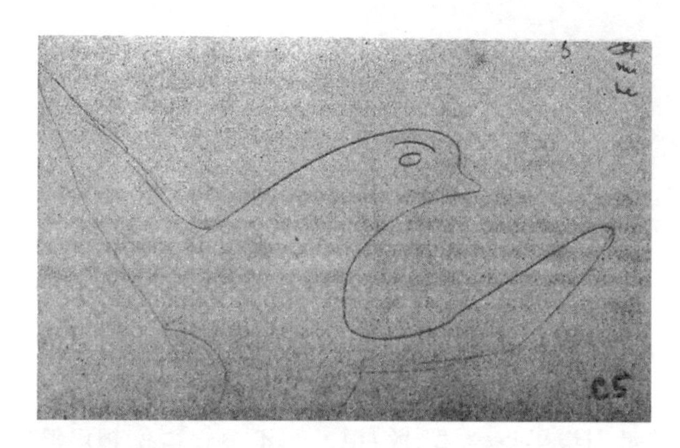

圖五：他把我的塗鴉變成鳥，鮮活地振翅向上飛，他只添了幾筆而已，對自己勾勒出來的飛翔之感頗為滿意。

圖六：我把他的塗鴉變成一張臉，他稱呼這張臉是「雙向臉先生」。他迅速添了一筆，這一筆從我的方向看過去是眉毛，但從他的方向看來是嘴巴，而我原來畫的嘴巴，從他的方向看來則是眉毛。一眨眼的功夫他就畫好了。

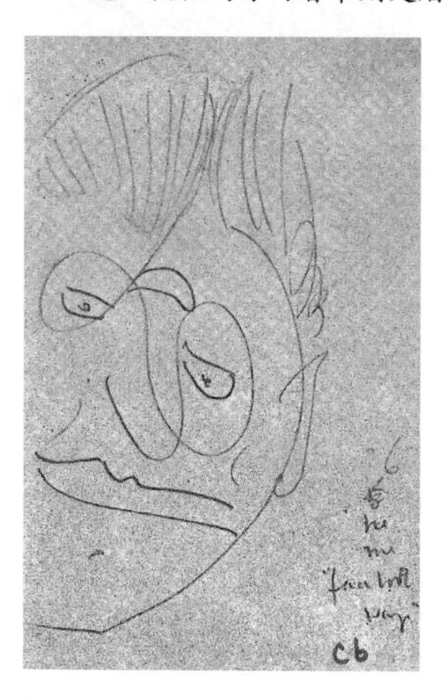

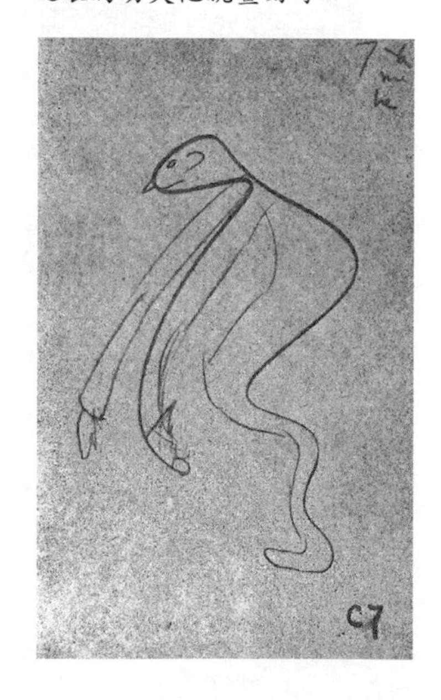

此圖指出馬克人格裡的隔離作用，這與偷竊息息相關。這一刻，馬克幾近要察覺到自己內在的這道分裂，由於這道分裂，他行竊時不會有羞恥感、罪惡感或焦慮。我沒做解釋。

圖七：他把我的塗鴉變成極不尋常的人，有雙臂和單腳，軟趴趴的，形狀很像鳥類，幽默感十足。 287

重要的是，這圖顯現出幽默感，幽默感總是意味著有餘裕的迴旋空間，可謂是助治療師一臂之力。

圖八：我把他的塗鴉變成一張臉，他說是愛斯基摩人。

圖九：他把我的塗鴉變成怪異的人臉。此刻，我自然地問起他的夢。他說：「我全忘光了，反正，那些不過是可笑的夢罷了。」他顯然很擔心如果他把夢說出來的話， 288

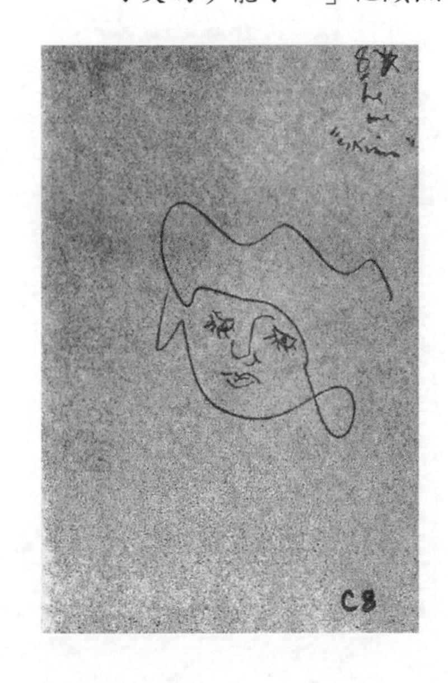

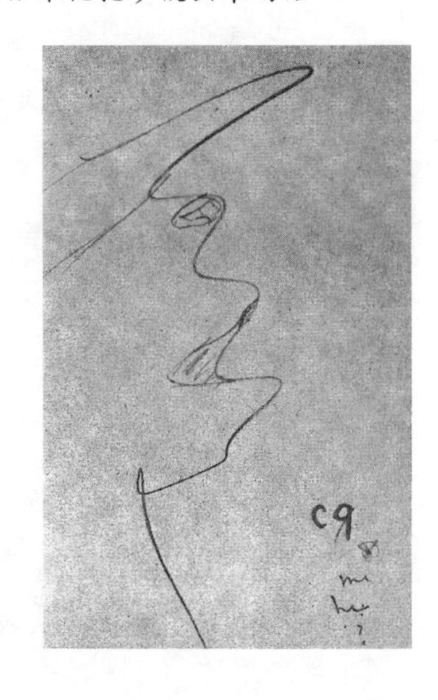

會被嘲笑。不過，他著手畫出下一幅，這幅不是從塗鴉變來的。

289　　圖十：他跪在馬路邊的沙塵上塗鴉。這是夢境。

這是關鍵的一刻，此圖引出了憂鬱的主題。他稱這畫是「覺得無聊死了。」

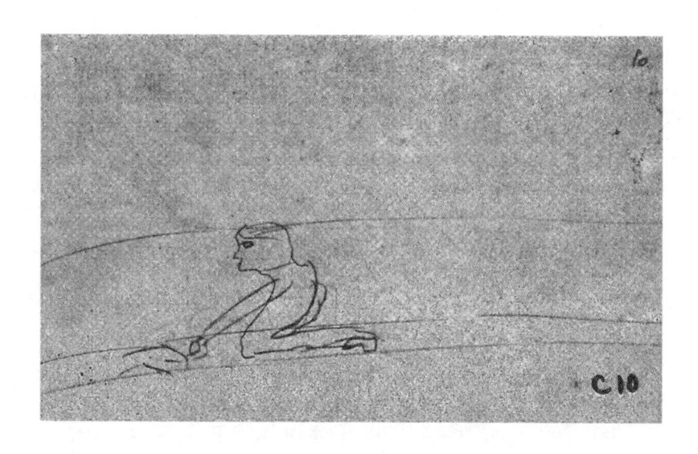

他說：「我只會在剛醒來的幾秒鐘內覺得無聊，我常覺得人生很奇怪，人生大概就是一場夢。」

他這時變得相當嚴肅，一反之前的隔離狀態，整個人合為一體，而且悶悶不樂。

我問他「有沒有覺得心情很差過」，他提到姊姊出麻疹他被送離開家的那陣子，當時他大概是八歲。他說他很想家，很悲傷，很孤單。

此處，就像從事這份工作常會見到的，病人把治療師帶回到病人飽受精神壓力的時期。馬克八歲的時候，做過許多讓他吃不消的夢，其中包括一個噩夢，這噩夢透露出他極為憂鬱。這憂鬱的心情顯示出他的自我結構和成熟度，以及應付人格崩解的威脅的某些能耐。

> 回想起他斷奶斷得很困難，我說，和媽媽分離的悲傷背後，是他對媽媽的愛。對此，他的回應是：「媽媽如果不在，一切都不同。」

290

隨後我們談到釣魚。他清楚表達出來的，是對母親的愛，在他回想起自己一度憂鬱時深刻湧現出來，因此，這愛意也代表了他和母親分離時所感受到無望的程度。

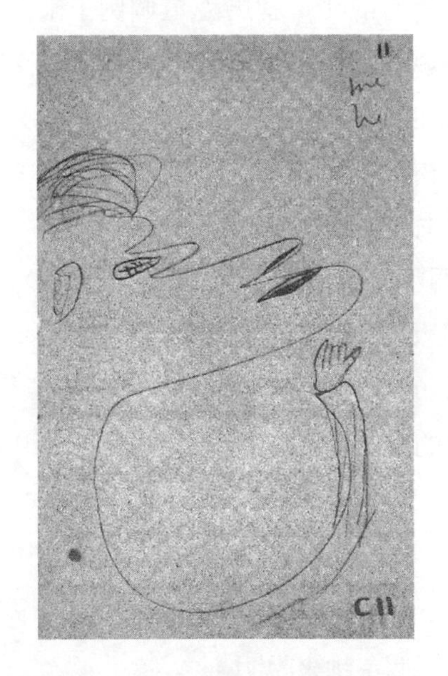

圖十一：最後，他把我畫的塗鴉變成怪人。

他準備好要離開。

大致說明

隨著這一系列共三次的治療晤談，馬克自然而然地搭建出跨越其潛意識和意識之間，及其內、外現實之間的橋樑。倘若一劈頭就問他做過什麼夢，恐怕他什麼也想不起來。（「他睡得像個木頭人，沒聽他說做夢。」）第三次晤談的尾聲，馬克談到他一度承受極大的精神壓力，而他之所以想起這段飽受壓力的歲月，是因為他想起了某個夢，這個夢讓他隨即陷入憂鬱，而憂鬱的心情則是因與母親分離而起的。他就是在那個年紀左右開始偷竊的。（但就他母親所說，他開始和弟弟共用房間時，曾偷過一次。）

291

這些事自然都有前兆。就馬克這個例子來看，他的反社會傾向是對剝奪的持續反彈，其源頭可以追溯至真正斷奶。（他母親的心理需求無疑也必須考慮在內，因為有個幾乎成定論的說法是：寶寶斷奶斷得很困難的母親，若不是在孩子斷奶的那段期間很憂鬱，就是天生有幾分憂鬱。）

此例中，反社會傾向的徵兆如下：

（1）假性幻想（從兩歲開始）

（2）「我想要的就一定要」（七歲開始）

（3）偷媽媽的東西（八歲）

討論

這個案可由三個主軸來說明：

一、與孩子雙親的初次會面釐清了個案的狀況，讓父母親重新界定問題所在。但不是為我將進行的治療鋪路。

二、我和馬克的三次晤談讓我對同一個問題有了新的看法，並藉此進行非常深入的心理治療。所有的關鍵細節都在內容裡，一一檢視如下：

- 固戀母親（mother- fixation），首度出現於斷奶期間。
- 八歲大時與母親分離的創傷經驗。
- 偷竊是為了跨越「斷奶」這個斷層；也是為了接連被隔離的人格結構；並得以在內在與外在心理現實之間來回穿梭。
- 貶抑幻想。
- 分裂機轉，是假性的，諮詢後便消聲匿跡。
- 重新找回將事物神奇化的能力，隨後找回幻想的能力。
- 人格整合，隨後想起憂鬱的夢，並蒙上一層憂慮。
- 固戀海洋，是對水著迷的另一種可能性，且證實是固戀母親的完美昇華。

三、這案例也說明了一個論點，就是反社會傾向是對剝奪（而非匱乏）的回應，其臨床上的表現包含對客體關係懷有希望。這案例的偷竊行徑和狂躁的防衛作用息息相關，狂躁的防衛是為了對抗八歲時所感受到的憂鬱而築起的；偷竊行為也和馬克人格上的分裂有關，而人格上的分裂讓馬克在臨床上表現得判若兩人，一個有強迫性偷竊；另一個則有強烈的道德感，希望向母親看齊，並在世上有所作為（由雙向臉先生可見一斑）。 292

照我這份工作所依據的理論來看，會偷東西的孩子是在潛意識裡尋覓母親的蹤跡，他自覺有權把母親偷回來，而他的確可以把母親要回來，因為她歸他所有，她是他用自身愛的能力所創造出來的母親。換句話說，他尋尋覓覓的是哺乳經驗；他曾經努力斷奶，但始終沒斷成。他的斷奶困境於目前再度出現，表現出來的樣子，是對挫敗不耐並行竊，藉宣示自身的權益來迴避挫折。

結果

初次晤談之後，臨床上便大有斬獲，亦即馬克重新接受了現實。一個月之後，他父親寫道：

就我們目前所見，馬克各方面都非常好，尤其是他對學校課業更感興趣，這是前所未有的，他更嚴肅地看待學業，進步很多。他也開始學管樂器，這是他自己的主意，而且學得很起勁。他以前學過鋼琴，不過沒什麼興趣，總要有人逼才肯練琴，但他現在不同了，練管樂練得可勤了。

復活節時我們帶他一起到海邊的親戚家度假兩個禮拜，他沒吵著要釣魚，自知禁令還沒解除，不過在海濱玩水讓他極開心。他對釣魚的興趣轉到在水上航行模型船，他可以很熟練地製作出模型船，有時候對這些船非常入迷，這讓我們有點緊張，因為他之前惹的麻煩，就是因為迷上了釣魚（就我們看來）。他一聊起模型船和到池塘探險的事，總是沒完沒了。

又過了三個月之後，父親寫道：

看到馬克這學期的進步，我們相當開心。他在學校的表現很出色，達到他的最佳狀態，各方面都相當優秀。他的道德感似乎更強烈了，看來這得歸功於我督促他養成每天早晨跟我說他今天會把誠實擺第一的習慣。

我們正要把他送到紀律甚嚴的男生夏令營，去放個長長的暑假。他很期待去參加夏令營。夏令營之後，他會到我一位老朋友那裡住一個禮拜，我告訴他（頭一回）到那裡他可以釣魚，如果真的很想而且會很謹慎的話。他說他會去釣魚。我們拭目以待吧。他又一直很開心了。

從這封信可以看出，這位父親持續積極地把道德規範灌輸給孩子，這也是他們家一貫的模式，我無意改變他們。而且，父親在馬克的生活中扮演了極為重要的角色，和父親的積極對照起來，這孩子的母親自從初次會談之後反而隱身其後。我發現，他的偷竊行徑澈底消失了，說謊也不再是家常便飯。

結束這一系列治療性晤談的八年後，父親又寫了一封信來，此時馬克已經是二十歲的小伙子了。

謝謝您的來信。我非常樂意向您報告馬克在過去四、五年來的進步。

他堅定地往成為一名水手的生涯之路挺進，就在這個禮拜，他完成了某某航線的海軍候補少尉的四年實習階段。他常常到遠東地區出勤，一去就是好幾個月。他的海上歲月過得如魚得水，雖然他知道身體上和情緒上都得吃苦耐勞才行，尤其是服役的前幾年。他倒是能不屈不撓地面對。

他各方面當然都有所發展，也變得更成熟了。他深深以自己所服務的航線為榮，充滿了責任感。

我們這個家對他而言意義重大，他一放假幾乎都回到家裡來。他顯然感覺到家庭是他目前生活的穩定力量。家裡時常寫給他的信，是他最珍愛的東西，每到一個港口他就寫信給我們和姊弟們。從他拙於文字這一點來看，提筆寫信這件事倒是滿值得注意的。他的信充滿感情，不過他在家的時候，外表上看來倒是很隨性。他有個拜把兄弟，是在學校認識的，只要他一回到家，兩人簡直是形影不離。

馬克很有女孩子緣，船靠岸時他常和女孩子們參加舞會。他會很自在地跟我和內人談到這些女性朋友，並邀請她們到家裡來。他公開說，只要他一升上軍官，他就會結婚，雖然我並不認為他已經找到了意中人。

「海上無歲月」的那種生活似乎深深吸引著他。他常常在信中寫道，日子就這麼一天天滑過，或時間輕盈地從身上溜走之類的句子。在海上的生活，任務是例行性的，沒有時間壓力，不知今夕是何夕，他發現這一切在陸上都令人心煩。

他對錢變得更為在意。每個月他都會把扣除軍餉之後的養家費寄給我，由我代為存起來。他從東方帶回非常慷慨的禮物，這麼做對他來說意義重大。

他回到家裡的時候，除了和女孩子們約會之外，不喜歡排定任何計畫。他的房間亂成一團，和身為少尉的他內務方面應該保持整潔與嚴謹的自律，差了十萬八千里。不過，他對自己的外觀很留意，總是打點得很體面，而他孩提時對衣著和外表倒是完全不在乎。

我們很期待馬克下個月回來，他已經離家十個月了，他要回來讀航海學校，進修三個月左右。看看他對與目前生活型態完全不同的生活怎麼反應，想必很有意思。

如果還有其他的事您想要知道，請告訴我，不必猶豫。就我們目前看來，這孩子一切進行得很順利。倘若您有任何建議或指教，我們自然心存感激。

1962年最後一次追蹤時，父親說馬克持續隨自己的心意向前走，而且順遂滿足。他當時二十六歲。

這個兒童精神科的案例成果圓滿。處理的過程裡，父母在財務上沒有過度的負擔，而且精神科醫師所承受的壓力也不大。大部分的工作都是由他的父母一肩挑起，持續施予孩子必要的管教。

不過，最核心的仍是我這裡所描述的三次關鍵性的治療晤談，這三次的晤談讓馬克有機會卸下人格上的隔離作用，由於隔離作用使然，他屢屢說謊，而且犯下反社會行為時毫無罪惡感。

【個案十六】彼得，十三歲

296　接下來的案例旨在說明，這份工作最重要的部分通常都是由父母完成的。就整個過程來看，我個人和孩子的晤談相對來說沒那麼重要。不過，我還是藉此獲取了我所需要的，也就是直接從病人身上蒐集而來的個案史。這麼一來，我才能給予父母一些支持，好讓他們面臨巨大騷動時有所依恃。最後，這對父母親幫助兒子順利度過難關，孩子經歷一段退化的過程之後，能在更穩固的基礎上有新的成長。

塗鴉的系列畫作毋須在此呈現。

彼得是由他就讀的私立寄宿學校轉介來見我的。他前來時，帶著校醫的一封信，內容如下：

> 彼得於今年一月入學，他所就讀的學院院長就是校長。校方的報告言道，他雖然天資魯鈍，但卻是「很乖巧的孩子」。他曾兩度在療養院接受治療，每次都住上好幾天，校方的其他教職員都和我有同感，覺得他兩次發病期間，整個人變得傲慢無禮，古怪而無情地表現出攻擊性，讓人不敢領教。這段期間，他無疑給人一種自認為各方面都比別人來得優越的印象，起碼所有的教職員都這麼覺得。不過，同年齡的同學似乎都滿吃他這一套的。我倒是把他的攻擊性歸諸於他過度自我「膨脹」，這種情形在新生群裡十分罕見。

校長昨天告訴我，從三月初開始，彼得一連串違法犯紀的行徑，把宿舍搞得雞飛狗跳。頭一件大事是，一位高年級的學生從住了一陣子的病房回到宿舍時，發現自己的枕頭和被單被劃破了，隔夜，所有新生的床鋪也都遭到同樣的破壞，牆上也被人用墨汁肆意潑灑。打從那時起，遭竊事件接二連三地發生，遺失錢、手錶、原子筆、鞋子、手套的事件不斷。再者，學生屢屢發現廁所裡有很多被扔掉的家書，這些信全被拆開和撕毀。想必是學生還來不及從郵箱裡取出，便遭人拿走破壞。

校長好意地把這些事情的始末打字成稿，我一併隨信附上。彼得無疑該為絕大多數的這些反社會行徑負責。唯有原子筆失竊這起事件，只有他一人遭到訊問（劃破被單事件則整棟宿舍的人都遭到訊問），當所有的罪證皆指向他行竊而逼得他認罪時，他則主動坦承廁所裡的信是他偷走並拆開的，他供出此事之前，校長對這件事隻字未提。他說，他希望收信人能發現那些信，這樣收信人才知道有人侵犯了他們的隱私，這也就是他把證據留在廁所的用意。

297

我昨天和彼得談過，發現他很會自圓其說，而且一派輕鬆。他說他知道大家已經發現他「順手牽羊」，但他看起來並不在乎校方的反應。他不曉得未來會如何，但他說：「這種事（偷竊）就算離開學校也很難改得掉。」

問到他的動機時，他似乎很迷惘，隨後說道：「我要把我的東西拿回來。」接著他承認，大多數遭殃的失主他根本不認識。他沒辦法解釋自己為何要拿別人的錢、鞋子和五雙手套。

說到劃破床單一事時，他說，他破壞學長的床鋪是因為他對自己很不友善。原來他們同屬一個樂團，樂團練習時彼此坐在隔壁，彈奏同樣的樂器。彼得說，學長的指法不對，他指出學長錯誤之處，並好心示範正確的指法。他覺得學長的回話很刺耳，於是便拿學長的床單出氣報復。儘管他的行為已讓宿舍嚴加警備，隔夜他卻更繼續劃破所有新生的被單，連自己的被單也沒放過（還是被破壞得最慘的一床），就為了讓一群（五位）男生鬧內鬨。我懷疑他在同一晚吞下大量含葉綠素的牙膏或含葉綠素的物質，讓自己生病。那晚他吐了十二次，所以隔天早上被送到療養院，他在療養院裡吐的最後一次穢物成為化驗的樣品，大量的穢物全是鮮綠色的液體。遺憾的是，當時病毒性腸胃炎正大肆流行，而他住的宿舍那天早上就傳出五例。雖然彼得的狀況令人不解，可惜我並沒有繼續追查下去。

298

昨天，當我出其不意地問他說，他是不是真的吞下牙膏，他馬上回答說：「那是我用固齡玉牙膏刷牙時吞下去的。」

就我看來，這種種跡象皆指出，他表現出心理病態人格[298-a]，因此我建議家長帶他回家，並尋求專業協助。

我今天和彼得的父親見了面，我為他的勇氣及面對危

298-a 中譯註：psychopathic personality，二十世紀的上半葉，心理病態人格（psychopathic personality）一詞通用於精神醫學界，但因其含義過於廣泛，故美國精神醫學會於1952年修訂《精神疾患診斷與統計手冊》（DSM-I）時，將該詞改為「社會病態人格」（sociopathic personality）。1968年，美國精神醫學會修訂《精神疾患診斷與統計手冊》（DSM-II）時，再度揚棄了「社會病態人格」及「心理病態人格」之用詞，改用「反社會人格」（antisocial personality）。

> 機所表現的當機立斷印象深刻。他看來是個德性美好之人。

隨信附上校長撰寫的詳情說明，也附帶一封彼得打字的聲明，校長引述了其中的部分內容。這些信件陳述了上學期的狀況，發現行竊事跡的來龍去脈，以及彼得接受校長約談的始末。其中大量的敘述是關於原子筆失竊一事，彼得還為此寫信回家問：「你們有沒有寄給我滿滿一大盒原子筆……？」從這封信的筆跡看來，他的情緒波動很大，和幾天前寫的信的筆跡相去甚遠。這位校長收到一封匿名信，他認定是彼得寫的，信中寫道：

> 彼得沒偷那些筆！是我偷的，我恨死他了，所以想嫁禍給他。不過，他最近對我還滿不錯的，所以請你們饒了他。要處罰的話，請你們處罰我吧，如果你們找得到我的話。我住在E棟宿舍，我拿走了所有的筆。我覺得這個學校裡人人都很可怕，包括你在內。我不久就會自殺，所以你放心吧。

從這些信和聲明裡頭可以明顯看出，校長和校醫認為彼得精神方面病得很重，基於這一些訊息，他們對彼得下的診斷是「心理病態人格」。他們決定，有必要讓彼得休學一陣子。

299 初次治療諮詢

家庭成員

姊姊　十七歲

彼得　十三歲

弟弟　十一歲

彼得和父親一道前來見我，我先花了四十分鐘的時間和彼得晤談，之後才和他父親短暫地聊了一下。彼得和我的互動十分表面化，他只是藉塗鴉遊戲分散注意力，避免與我直接接觸。期間，彼得猛然說出他希望我知道的一些事。他說起有個十七歲的姊姊和十一歲的弟弟之後，回想到小時候的事。當時他三歲左右，姊姊有個魚缸，養了一條魚，那時她九歲，他把魚缸摔到地上打破了。另一件事也是在那個時期發生的，他和姊姊爬過廚房和飯廳之間的上菜窗，打翻了裝鹽的罐子，玻璃罐摔碎了。這一次是意外，但上一樁則是故意的。這兩則回憶裡都有東西被打破，我覺得別有意義，再者，他也提到會害怕自己身上的暴力。

他說他很喜歡爸媽和姊弟，除了家人之外他很少和其他人來往。

我問他怎麼讓自己入睡。他說弟弟會吸吮大拇指，會習慣性地跪在床上劇烈搖晃，讓床在房間裡亂轉。他也會吸吮大拇指，但不記得抱過什麼東西睡。他在家能很快入睡，住宿時會躺上一個鐘頭，腦子裡胡思亂想。住校時早上會爬不起來。在家時，玩鬧很稀鬆平常。姊姊就讀日校，弟弟則在外地念唱詩學校（choir school）。他有音樂天分，會彈大提琴和唱聲樂。玩音樂是他最快樂的時光。他不想再回公立學校念書，家裡請來一位家教老師教他。他不曉得自己以後想從事哪一行。他念私立預校時偷過幾回，後來上公立學校則是大偷特偷。

我知道這次晤談沒什麼斬獲，但他確實向我吐露一些事。

與父親會談

這父親一開頭便提到，藥物或荷爾蒙可以治療身體上的疾病，他自己就從這類藥物受惠過，因而他思忖著，類似的治療也許對這孩子有幫助。我認為彼得不適合這類治療，他接受了我的想法。這孩子小時候曾患有酸中毒，耳朵也常常流膿、發痛。念私立預校時，他曾經嚴重發高燒，醫生認為他得了小兒麻痺症，只是幸好雙腳沒癱瘓。他老是小病不斷，從沒真正健健康康的。

300

談到其他孩子時，這父親說，大女兒性子很急，沒耐性，小兒子則很聰明。孩子們之間處得滿好的，但也常拌嘴吵架。媽媽看來也是個心直口快的人，是稱職的母親，很享受家庭之樂。彼得對爸媽雙方一樣地喜愛。他老是沒法忍受別人的揶揄逗弄。

彼得（父親說）覺得自己比較不受寵，這一點從他五歲或甚至是三歲起，當弟弟六個月大時就看得出來，他好似覺得，弟弟這位對手出現之後，他的地位就一落千丈。自此彼得便卡在中間，既非老大也不是老么。

父子兩造的說法有個共通點，就是彼得三歲是關鍵！

父親所描述的症狀很模糊，譬如說，客人來訪時，彼得會強迫性地博取眾人的注意力、扮鬼臉等。還有其他一些和遭受剝奪有關、程度輕微的次要跡象，然而，這些跡象在讀預校時行竊兩、三回之後，便愈趨明顯。

就讀預校前，彼得讀的是住家附近的中學，讀得很快樂，不過他在校的時間很短，他總喜歡鄉居生活。在這個早期階段，他一度偷了媽媽的家用金（一英鎊），拿去買禮物送朋友，全數花光。

公立學校的校長很希望把他留下來；他說：「這就是我們辦學的目的。」只是反社會行為必須矯治。女舍監的樣子和男生們刻板印象中暴戾的女獄長形象十分吻合，她到底是什麼模樣，我無法確知。

這孩子對他的家庭充滿感情，自從在學校發病後回家休養，對家人的感情更深了。他很想要為家裡做點事，在花園裡或屋子裡幫點什麼忙，而且真的會把事情做好。他從沒尿床過。

301

值得注意的是，在他崩潰發病期間，人格上依舊有所成長。

初次晤談的兩天後，我接到他父親的來信，內容如下：

> 打從禮拜二早上以來，彼得好像很累，整個人無精打采的。不過一晤談完他便說：「他跟我玩塗鴉遊戲（彼得順便解釋），還不斷問我一些問題。」之後我們回到家，他說：「他很會盤問人。」他沒跟我們提到跟您晤談的情形，我們也刻意不問他。
>
> 我們偶爾會聽到他說起學校裡的情形，說到這些事時他似乎頗開心。
>
> 我們想到另外幾件事也值得一提：他說話總有點口齒不清；從嬰兒時起，他的眼神看來就很「遙遠」、不安。

（最近看來則很「完美」。）七歲多的時候，他從樹上摔到很硬的地上，但沒有明顯外傷。彼得會在禮拜五自行前去就診。有機會的話，我內人當然也很想和您見見面。

第二次諮詢（三天後）

彼得隻身前來。顯然會是一次氣氛很僵的晤談。玩遊戲的點子再次行不通。我發現自己一直問問題，隨後（打起精神）說：「我像在審問犯人似地，不過，既然除我之外沒人要開口說話，也實在沒別的法子。」於是，我改玩井字圈叉遊戲，他玩得頗開心，贏我好幾回。我一面散漫地寫寫畫畫，一面努力和他搭腔，不過他絲毫不讓步。彼此間幾近搭上話的一次，是他說如果再回到公立學校，麻煩還是會沒完沒了。他的意思多少是，同學會記得他是小偷，所以他永遠沒辦法擺脫他曾惹事的陰影。他另外的意思是，他沒辦法避免自己不再犯。

主題

隨後他表露出渴望住在家裡的心願。他一直有這個念頭，也的確想過怎麼轉學到日校去讀書，而可以住在家裡，不過，他的父親卻說，家附近沒什麼適合的學校。但鄰近是有一所日校，所以彼得從不死心，認為總有別的學校可以念。

302

我結束這次晤談，歷時一個鐘頭。實在滿難準確地描述這一個鐘頭裡發生了什麼，因為幾乎什麼也沒發生，所以乏善可陳。我腦中閃過一個念頭：晤談毫無進展，難不成是這孩子智商不高的緣故。於是我安排了智力測驗。我的心理師同事為他測出來的分數是IQ一三〇。

然後我帶著彼得想住在家裡這項信息，安排和母親見面。

與母親會談

我和母親討論彼得想住回家裡、再度享受家庭生活的心願。之後他也許會去念附近的日校。我描述將來可能會碰上的情形，並說到我無法預知彼得把家當成療養院的情形會持續多久，而在家裡，他可以退化回依賴狀態，重拾嬰幼兒的行徑，我預估這情形大約會為期一年。最重要的是，母親必須轉告彼得：「**溫尼考特醫生說，你生病了，你要離開學校，回家裡住。之後，如果你恢復得夠好的話，也許可以找一間日校來念。**」

接著我寫了一封信給校醫：

> 我剛見過彼得的母親，而且我打定主意，認為彼得目前不該回到學校去，雖然學校生活有許多好處，譬如優美的環境、校長善解人意、校方和家長彼此熟識、還有高學業標準等。您可以想像得到，要給出如此的建議，我多麼難以啟齒，不過，倘若這孩子回學校上課的話，可能會惹出更多的麻煩，到最後他非得走人不可，搞不好弄得顏面盡失，而不是因為生病而離開。
>
> 這孩子生病了，您也察覺出他生病，儘管這個病是情緒發展的混亂而不是身體上的病。治療這個孩子，對症下藥之計就是讓孩子住在家裡。我發現孩子的母親能贊同這

個做法，只是父親比較難以接受。

見過母親之後，我認為母親可以擔負起幫助孩子康復的重責大任。讓彼得無所事事一整年，在家裡幫忙做家務、剪剪草、做他喜歡做的事等這些具建設性的事，就算像個十三歲不到的孩子那樣玩火車都好，我並不擔心。不過，我無法預估的是，在這孩子能重新起步，往青春期特有的情緒發展出發之前，他退化回依賴家庭的程度有多深。不管怎麼說，他目前還沒準備好可以迎向青春期。

如果您能轉告校長我對家長所做的如是建議，並代我向他感謝他那些十分有幫助的紀錄，我會很感激。也許將來有一天這孩子會完全康復並回到學校就讀，這不是不可能，不過目前並不適合談論此事，一、兩年內也不會論及重新入學這件事。我想，比較可能的做法是，讓孩子就讀離家近的日校。

您應該有興趣知道，我委託教育心理學家對孩子做了智力測驗，他IQ的分數是一百三十，或者說「遠高於平均值」。我想，從這個測驗可以清楚看出，彼得的情緒困擾嚴重地干擾了他的學業成就。

我也寫信給母親：

在妳和彼得的面前有一項艱鉅的任務，我衷心地邀請妳捎信給我，無論多麼簡短都沒關係，也許一個禮拜一次也好，隨時與我保持連絡，提供一些小細節給我。妳可能會覺得這樣做太過麻煩，若是如此，我們可以改用電話聯繫。

另外一點是，見過妳之後，我理所當然地認定我們有了行動計畫，不過，我也很明白，其實我還沒和妳先生詳細談過這件事，我滿一廂情願地認定大家都會贊同我提議的做法。倘若我真的太過一廂情願了，請妳務必要讓我知道。

在這個案例裡，我相當明確地建議家長該怎麼做，因為我覺得他們需要我全權處理孩子休學一事，而這樣做看來很必要。

304 現階段總結

彼得這孩子天資不錯，來自很好的家庭，表現出我稱之為反社會傾向的嚴重症狀。當這孩子被直接問及他的所作所為時，他其實不明白自己感到不得不然的原因為何。所以這其中牽涉了某種程度的隔離作用，不過，這隔離作用的程度還沒到以「分裂」這個詞來描述的地步。

透過治療諮詢所獲取的生活史透露出，三歲是關鍵的年紀，孩子就是在這個年紀遭受到相對上的剝奪。父親的說法證實了這一點，弟弟出生時，彼得確實感受到自己失勢。

而今這孩子清楚地意識到想住在家裡的心願，我有必要對孩子的家庭環境做出評估，弄清楚家長有沒有能力對自己的孩子進行治療。所以我安排和孩子的母親單獨見面，騰出從容的一小時來好好談一談。把這一小時裡所發生的事記錄下來並不妥，在這一小時裡，只要母親願意，她可以暢所欲言地聊她自己。不過，我倒是記下了彼得早年生活的一些細節。

這是個快樂的家庭。姊姊和弟弟皆在外地上學，母親雖說生活過得滿充實的，卻也時常希望孩子待在家裡。

父親在大戰期間幾乎不在家，所以彼得出生的頭三年他很少看到彼得，不過，當彼得三歲，弟弟六個月大時，父親倒是能全心關照弟弟。只是就彼得而言，父親的關愛來得太遲了。這就是彼得三歲大時童年危機的背景，就這一點來說，彼得於三歲時，其父愛被剝奪了。

幼年生活

出生：迅速——塊頭大且健康。

哺乳：三至四個月。

彼得兩個月大時，請了褓母來照顧，直到彼得五歲大、弟弟兩歲大才離開。這位褓母心胸狹隘，佔有欲強，但就戰後那段期間而言，別無選擇。媽媽一直陪在孩子身邊，下廚並在家教導彼得。褓母離開後，彼得滿開心的，但還會時常去探望她。

305

餵食：自行進食時，他吃得很慢，又懶散，也逼不得。

大小便：正常。

尿床到三歲，白天則很早就不會隨意便溺了。

彼得五歲上日間幼稚園，九歲半離家住校，「當時他很可愛，天真無邪。」

睡眠：近來彼得半夜會醒來。母親告訴我她所認為的孩子的入睡招數：姐姐會吸吮大拇指，或吸著一件長袖針織衫的一角；彼得吸吮大拇指，直到五歲才停下來；弟弟則是靠自行搖晃入睡。

這母親說自己天生是當媽媽的料，很享受為人母的樂趣。父親很努力工作，「他老是很疲憊，以他的狀況來說，就是心情很糟，得靠服用甲狀腺激素來提振精神。」(所以他認為彼得也需要藥物的輔助。)

更進一步的細節是，彼得六歲時有一天曾離家出走。事後他說：「我只是到湖邊走走。」回頭看來，這件事也許可以看成是他不快樂的徵兆。他從來不曉得自己長大了要做什麼。

在這段期間裡，彼得的姊姊和弟弟都念寄宿學校。

母親寫給我兩封信：

謝謝您的來信。我認為我們目前擬定的行動計畫是，我先觀察彼得一段時間，看看他對家居生活以及對不必再回到學校去的反應如何，並把情形告訴您，之後我們再見面談下一步。外子和我很想一起去拜訪您。我們想聽聽您對很多事情的意見，也很想讓您知道關於彼得再度就學的事，我們有哪些進一步的想法。

上回我們見面後的隔天，我告訴彼得說他不必再回學校去了，至少他會有一段時間要留在家裡。那天早上他心情很沉悶，而且當爸爸提議他不妨動動手做些小木工等不一樣的事情時，還鬧了一頓脾氣。他氣消之後，從此海闊天空。他會開開心心地整理家務、整頓花園，也會輕輕鬆鬆地玩耍，不過倒不會表現得像孩子似地。他會陪我買東西和散步，睡眠狀況改善了，胃口也很好。他今天游泳游得很盡興，並和姊姊一起做日光浴，禮拜三還要和爸爸去倫敦買釣魚竿，做為他的生日禮物。

我告訴他，他這學期不會再回學校去，也許一年之內都不會再回去。我們談了很多關於日校的事。我跟他及其他人解釋過，他的心理生病了，所以他才會留在家裡，而且，他真的好多了。

兩個禮拜後，母親又來信：

我寫這封信只是想告訴您彼得的進展如何。他還是過得很快樂，對家裡所有的事都很感興趣。偶爾會短暫地感到無聊，不知道做什麼好，不過他很快又會找到事情做，像是做做園藝啦、看看書、做軟糕之類的，昨天他還動手做起模型飛機來，做得一頭熱。他和住附近的一對年輕教師夫婦結為朋友，這對夫婦非常有同理心，也很善解人意，是真心喜歡彼得，我想他們的友誼對彼得有深遠的影響。

他有時候會抱怨說睡不好，不過我想他並非輾轉難眠。他食欲很好，看起來比以前壯多了。他感情豐富，也不吝於表達，常把手搭上我的肩。

他經常游泳，想游的時候就去游。當泳池那邊有認識的同學或朋友在場，他似乎也不會覺得害羞而不敢去。偶爾他會對沒有生命的東西發脾氣，跑到花園裡摔東西，又砸又踹的。不過上禮拜倒沒出現這樣的舉動。

我們可否和您見面聊一聊？

第三次治療諮詢

初次晤談後的三個禮拜，我又和彼得見面，畫畫過程裡，他的談話都滿保留的，不怎麼表態。隨後我和他父母進行會談，他們告訴我彼得把家裡充當療養院的情形，提到姊姊和弟弟對彼得的容忍，當然他們對他有點忌妒，因為他們還得離家上學。彼得變得非常戀家，而且也沒再出現反社會行為。他玩的遊戲也都具建設性，所以爸媽正在尋找一所適合的日校讓他就讀，因為他們覺得，彼得差不多可以再回學校讀書了。

307

後來，幾個禮拜過後，我打電話表示關心，得知彼得不斷在進步。彼得到附近的日校就學一事，也幾乎安排妥當。我寫了一封信給母親：

> 我寫這封信給妳，是考量到也許你們替彼得申請入學時需要我提供書面資料。當然，如果還需要更多資料的話，我將很樂意提供進一步的細節。
>
> 大體上說來，我認為彼得很聰明，很有潛力，不過，他正經歷一場病，事實上這病是情緒發展的障礙。這個病終究會慢慢康復，只是當這種病如火如荼地發作起來，他會做出某些強迫行為，讓他原本就讀的學校很頭大。他不是個少年犯，我必須強調，這一點很重要，因為行竊是他

的苦惱所引起的徵狀之一。

對彼得來說，住在家裡極為重要，特別是接下來的這一年內，而且，如果可能的話，我很希望他可以住家裡並在一般的日校通勤上學。

當此之際，我想請你們以他的心理復健為重，把他的教育置於其次，我相信如此一來，從教育的觀點來看，你們才是做出最好的安排。從你們口中得知，你們把彼得留在家裡，他的健康情形因而大為好轉，我感到很放心，如果他要就讀附近的日校，我想他應該不會有什麼大礙才是。

我希望這封信在你們開始尋找適合的學校時，會有所幫助。

一個月之後，我收到父親的來信：

我們得到了讓彼得就讀附近一所另類學校的機會，那是一所公立學校（學生全得住宿），但校方允許我們以「居家通勤」的方式立即入學。

這個機會一開始是校長熱心提議的，後來學校裡的一位教師也同樣熱心地促成此事，這位老師聽我們說完彼得的經歷並看過您的信之後，稱說他和他太太願意全力幫助彼得重新出發，並給予他所需要的協助，前提是（1）內人和我根據自己的判斷相信這樣做是對的，而且（2）您不認為，我們明知您極力建議找個真正的日校，但卻還這麼胡來的話。

308

針對第一點，我們覺得有這麼優秀的教師夫婦要來教導彼得，這機會不可多得（這對夫婦順利處理過一些「棘手的狀況」，關照過一些不快樂的孩子，這些孩子天賦異秉，但由能力不佳的人來施教，很容易被歸類為「適應不良」）——讓彼得在他所熟悉的地方繼續待下去；他成天往那學校的游泳池跑，對操場、建築物、音樂活動、禮拜堂的活動很熟悉。事實上，彼得有次參加禮拜堂舉辦的活動時，便從某位與會者身上受益良多，而且他也因此認識了很多老師，包括一位經營農場的老師，並和那老師的孩子們玩在一起。另一個選擇是另一所日校，不過那所日校除了有位傑出的校長之外，其他教師我們都不認識，也沒認識學校裡的學生和家長，所以，在人際關係這方面，彼得在那裡得從頭開始。

至於第二點，內人和我以及學校教師想向您請教的是，您明白地建議我們找一所真正的日校。不過，鑒於上述所描述的情況（我內人和我當然覺得這一切頗為圓滿，而且有點沒料到會這麼順利），不知您是否也同意我們把握這次機會，讓彼得以通勤學生的身分就讀附近這所寄宿學校，成為這所學校裡僅有的三、四名通勤學生當中的一員？

如果我們的描述還算清楚，無論您的建議為何，我們都至為感激。

我的回應是建議這對父母問彼得的意思，如果彼得願意的話，便可著手去做。

父親遂又寫信來（初次諮詢的三個月後，彼得十四歲）：

真的非常感謝您的回信。得知您認為我們將冒的風險並非全然無謂，非常高興。

彼得幾乎是一開始就「一頭栽入」這個計畫。他和我們一起拜訪過那對教師夫婦，而且和他們處得相當好。彼得目前很願意談就學的事，我們覺得他是真的感興趣，也覺得這是個好主意。我們明天將啟程度假兩個禮拜，看來度假回來後就該著手辦理入學事宜了。

309

兩個月之後，我打電話給母親詢問情形，她說彼得過得很好、很快樂，目前是學校裡最低年級的日校通勤生，很喜歡打英式橄欖球。

三個月之後，我又打了通電話，母親說：「彼得表現得很棒，就算感冒發燒也不缺課，放假時和姊姊、弟弟玩得更融洽，學校的各項成績都很好。」她說第二學期將是個考驗。

一個月之後，媽媽寫了一封信給我：

謝謝您的來信，真的一點也不麻煩，我們實在很感謝您持續這麼關心。

彼得很好，體重增加了，也長大了點。他本來好像快感冒了，但成功地逃過一劫沒讓它發作。我覺得，他開始奮發圖強了，法文和英文作文都有很好的成績，數學也是低年級裡的前幾名。我覺得他還沒真正結交到朋友，不過他和大家都處得很不錯。他總是開開心心地回家，我們買了一隻狗給他，讓他學著愛護、關照牠。

我覺得，他開心或不開心的情緒呈鮮明的對比，而且他愈來愈能察覺到自己的情緒，也知道該怎麼表達出來。

母親的下一封信（兩個月之後）寫道：

彼得這學期表現得很好。只有因感冒缺課一天。學期結束後整個人變得很疲倦（我想是緊張得筋疲力盡的緣故），喉嚨發炎而在床上躺了兩天。放假的第一個禮拜，他的臉會因緊張而輕微抽筋。後來我們的老么也放假回家來，兄弟倆從沒像目前這樣玩得那麼開心過，彼得緊張性的抽筋不見了，所有疲倦的徵狀也消失了。他是全班第二名，成績很好，下學期要升上二年級了。他聽到這個消息時臉都紅了。數學看來是他的強項。他也參加很多工作坊，現在還動手做獨木舟——用事先送給他當生日禮物的材料做的。他好像沒交到要好的朋友，但和大家都處得很愉快。

310

彼得的弟弟明年暑假要從寄宿學校畢業，之後我們也很希望把弟弟留在家裡，家裡有彼得在真令人開心，所以我們希望弟弟也可以分享這家庭之樂。或許弟弟也可以和彼得上同一所學校的不同學院，也當個通勤學生，特別是他的成績達到了獎學金標準。您認為讓弟弟和彼得上同一所學校，對彼得會不會有不良影響？弟弟向來總是學得比哥哥快，不過他們目前處得非常融洽。如果他們讀不同的學院，他倆之間的競爭會不會被稀鬆平常的、大家都經歷過的「學院內競爭」所沖散？

我的回信寫道：

我很高興彼得這學期表現得很好。至於妳所提的弟弟的問題，我認為彼得應該有能力應付弟弟住在家裡的狀況，雖然，一如妳所說的，這情形勢必和只在放假時和弟弟相處有些不同。也許在做成決定之前，妳可以跟彼得提這個想法，我很高興他們兄弟倆將在不同的學院就讀。

請繼續和我保持聯絡，這對我很有幫助。

三個月之後，母親又寫信來，距離初次諮詢已經十四個月了。

又是一封關於彼得近況的信。這次是不太好的消息，他得了鏈球菌性咽喉炎，已經有五個禮拜沒上課了。醫生找到病因之前，他連續兩個禮拜因體溫過低發冷，甚至還懷疑自己是不是太過神經質。之後，彼得的兩位同學喉嚨痛且發高燒，這情況很容易辨識，於是，彼得做了喉嚨的抹片檢查，才找出原因。醫生認為彼得很可能還是帶原者。

這一陣子他都待在家裡，倒不一定躺在床上，還動手做模型飛機。他不會遊手好閒無所事事，很喜歡動手做東西。目前他身體狀況已經好多了，正準備期末考，雖然只上了半學期的課。我覺得他並不擔心學業沒趕上的問題，但還是想考好它。他的獨木舟完成了（漆上漂亮的藍白

311

色），我們在翰利（Henley）附近的一條河裡下水試乘過，非常成功。這讓他開心得不得了，每個人都對他欽佩不已。由於他待在家裡的時間很長，所以他沒有同年紀的朋友，但他很快活，脾氣溫和。他十五歲了，還沒變聲。他即將遠行，到舅舅家去住兩個禮拜——這是他離開寄宿學校後頭一回單獨離家遠行。等他回來，我們全家要和朋友一起去度假。我希望這一切真的會讓他愈來愈健康。

一個月後又來了一封信：

非常謝謝您睿智的覆函。我提筆是想再次向您請教一件事。彼得考試考得不理想。他原本就不會考得好的，他覺得很可惜。我在想，是不是要讓他補習，以便趕上進度。我和他談過補習一事，後來我認為別替他擔心比較好。我們收到他的成績單了。可否請您過目一下呢？這份成績單是學校一位年輕又沒經驗的導師評的，我不想讓彼得下學期繼續留在他這一班。他給彼得的評語是他很懶惰，這一點讓我覺得很遺憾，因為當彼得在學期結束前回學校上課時，他沒辦法打起精神，這多少和他一直服用盤尼西林有關。我很想在下學期開學前去拜訪這位老師，跟他說明彼得的狀況，但我不知道該怎麼措辭才好。我也不曉得怎麼幫彼得才是最好的。我可以說那則評語無關緊要，不過我知道他會放在心上。他因為喉嚨發炎，有五個禮拜的時間沒和同學院的同學相處，不過我覺得有一、兩段友誼正在滋長。而且他很想再和學院的同學一起玩耍。

我先生出差半年[310-1]，所以我們沒辦法一起討論，您若能給點意見，我會很感激。請不必匆忙，彼得不在家，還沒看到他的成績單。您認為下學期之前先補習某一科好不好呢？我並不擔心他的功課好不好，只是我覺得，如果他對課業有信心的話，他會快樂得多。

312

我回電給母親，也寄回彼得的成績單。

母親的下一封信，是初次見面的二十五個月之後收到的：

我想再度談談彼得的近況。這次是好消息。他好太多了，也更快活了。您現在可能不認得他了，他塊頭大了好多，已經高過我先生了，不過還是一張娃娃臉。學校成績非常亮眼，從九月以來只有零星的幾天沒上學。在學校還是沒交到要好的朋友，似乎過著獨來獨往但滿愜意的生活。他在家的時候總閒不下來，會動手整理花園、下廚等家務。他花很多時間參加學校的工作坊，有幫手的話他會做木工。

有件事我想向您請教。去年九月有陣子他犯了偏頭痛，痛起來一陣一陣的，左邊右邊輪流痛。他之前就有過偏頭痛的情形，但沒這次那麼頻繁。頭痛起來雖不至於讓他非躺下來不可，但也把他整得慘兮兮。我自己總是不時犯偏頭痛，我發現只要吃一些帶鐵質的東西就不痛了。醫生以前開過補鐵錠給我服用，自我生下女兒後就不時服用。我覺得也許補鐵錠對彼得也會有幫助，所以我讓彼得

310-1 這位母親大概沒察覺父親缺席對這個案例所造成的特殊影響。

每天早上服一錠，放假時則每兩天服一錠。我很確定這些藥片可以補充彼得所需要的物質。只是我還是不禁會想，自己這樣做明智嗎？這些藥片是否已經對彼得造成了傷害，只是我沒發覺而已？

我女兒（十九歲）到國外打工旅遊，所以彼得很享受當獨生子的幸福。放假的時候和弟弟也玩得不亦樂乎。彼得讀的學院的女舍監似乎滿喜歡他的，所以他在他們的學院內還挺吃得開。

上學期有件事令我很沮喪，他說謊被逮到：忘了帶課本卻不承認。我們都知道這件事，因為他的老師告訴了我先生，也告知了學院院長。但彼得並沒向我們提起這件事，也不曉得我們都知道了。他似乎滿能理性地面對這件事，幸好那位教師也很通情理。

313

再次感謝您的幫助。

我的回信如下：

收到妳的信我真高興，正巧我也想提筆向妳詢問彼得的近況。這封信看來是個好消息。

我想要說的是，我看不出有任何理由不讓彼得服用補鐵錠。不過，如果他吃了補鐵錠偶爾偏頭痛還犯的話，妳也不要太失望。而且，如果他因而便祕的話，也許妳可以考慮停止服用那種藥錠，至少停一陣子。

初次諮詢六、七年之後，我寫信給母親，請她告知我彼得

（已經二十二歲了）的近況，她回信道：

我常常想要寫信給您，每次總想再等一陣子看看，確定一切順利再說，結果就這麼耽擱下來了。我只有好消息相告。彼得就讀目前這所學校已經五年了，前四年讀日校，也就是說他會在家用早餐和晚餐，白天其餘的時間都在學校，最後一年住宿，最後一學期還當上宿舍的督察呢。他過得很好、很快樂，只是沒交到要好的朋友。他是學院的足球代表隊的一員，第八號射門。他身高將近一百九十五公分，壯得很！他修了進階級數學、進階級物理和進階級化學，但其中只有化學及格，這也是他最感興趣的一科。他下定決心要念大學，儘管沒有一位老師鼓勵他這麼做。他重修進階級數學和物理，並到倫敦去補習，但住在家裡。後來他這兩科都過關了，進入一所偏遠的大學念生物化學。從他寫回來的信看來，他過得很快樂，期末考結束之後他找到一份短期的暑期工作，在倫敦一家公司的研究部門打工。他參加了在蘇格蘭高地舉辦的非處方藥物研習營，研習期間他也獨自遊歷了高地地區，揹帆布背包搭便車旅行。

接下來就看他能不能順利拿到學位了。

再次衷心感謝您在我們迫切需要您伸出援手時，給予我們幫助。雖然我們不需要再去跟您請益，但這一路走來您一直陪在我們身邊，給我們無窮的力量。

314

感謝您親切的詢問，我相信看了我以上所說的，您將非常開心。我們從沒和彼得談過他和您的那幾次會面，也沒提及他當時的困擾。您認為有機會的話我們應該和他談一談嗎？

我的回信：

我非常感激妳的來信，這信實在長而有趣。能聽聞彼得的近況，我自然很高興。我看不出來有什麼特別的理由要你們刻意提起他和我會面的事，也許某一天這個話題會自動浮現呢。

結語

這又是一起反社會情節嚴重的例子。這孩子被當成生病來治療，而不是當成愛闖禍來管教，而且獲准把自己的家充當療養院來進行心理復健。經過一年左右的時間，他便從異常的精神狀態下康復，如此的成果全賴他母親以及全家人的付出，以及當地一所寄宿學校願意配合他的特殊需求。

這其中，我的主要功用就是明確地說出：這孩子病了，他必須被告知自己生病了，而且他必須得到充分時間，讓精神方面的病情自然而然地康復。

推究起來，這孩子的病因是三歲大時遭受到的相對性剝奪；這孩子出生後，由於父親戰時從軍，生命的頭三年裡父親被剝奪了。

【個案十七】如絲，八歲

我和如絲的見面有段故事。一名男子前來跟我談他自身的困擾，他就是如絲的父親。在我們談話的這一個鐘頭左右，他滔滔不絕地談論自己，告訴我很多事。談到如絲的問題時，兩件事別有意義。一是，他這個女兒在三個孩子中排行老二，她開始在學校行竊，性情也變了個樣，變得鬼鬼祟祟、偷偷摸摸的。學校功課也一落千丈，校方要求她退學。另一件是，這男子努力工作以維繫家庭之餘，對於如何處理妻子的病卻很茫然。他妻子身上有三種病痛，分別在三家醫院就醫，所以他必須和三家醫院打交道，而不知怎麼搞地，這三家醫院的社工單位之間，相互聯繫得很糟糕。他覺得自己像被扯成三塊，大半的時間都花在配合這三家醫院的要求上，把妻子依次送到這三家醫院就診，看樣子，他跟自己也溝通不良。晤談即將結束之際，他說，終於有人聽他叨叨絮絮地吐苦水，他頭一遭可以把這些零碎的事情看成相關的整體，並自覺有辦法應付這些事，不必尋求他人協助了。 315

不過，他覺得需要有人幫他處理如絲的問題，於是我便安排了時間和如絲見面。我必須在與如絲晤談的過程裡把她的反社會傾向逆轉過來。若是成功的話，我相信這名男子就能應付他家庭的整體狀況，包括他妻子的三種病情，當然，他太太表現出來的一些正面特質也幫了大忙，雖說她身上帶著病痛。

母親的三種病有必要在此一一說明，因為它們牽動了如絲努力想解決的問題。如絲的母親很愛小孩，尤其喜歡孩子小時候對她的依賴。她把大女兒帶得很好，也很疼愛還是小娃娃的如絲，直到她懷了老三，而老三又是個女娃，事情有了變化。當時整個家庭陷入一片愁雲慘霧之中，如絲的母親知道，再度懷孕，她要負擔的責任超出她能力之外。有一陣子，她對丈夫失去了信心。如絲的母親因為應付不來，所以在第三次懷孕期間生了病，如絲身受其害，雖然當時父母雙方都沒察覺到。如絲的母親患了風濕性關節炎，不良於行，懷孕末期又患了急性抑鬱症（acute melancholia），分別因這兩次生病而先後住院。最嚴重的一次是老三出生後，她進精神療養院住了好幾個禮拜。她拒絕藥物治療，後來才慢慢回歸家庭生活，漸漸找回照顧孩子的滿足與快樂。當嬰兒幾個月大時，她和先生才發現，他們冷落了如絲。雖說他們並沒有棄如絲於不顧，不過，這段時間的疏忽在治療諮詢裡自然顯露其關鍵性，往下看便知分曉。

316

要呈現事情完整的原貌，不得不提如絲母親的第三種病，她在治療此病的過程中，對醫生產生了極大的信賴感，這種信賴幫她度過了最絕望的歲月。她從小患有支氣管擴張的毛病，是早期接受開刀切除一整邊肺部的個案之一。執行這項手術的醫院對她極感興趣，院方特別安排了一所很棒的安養院供她養病，即便她已經結婚成家，也能隨時利用那個場所。一旦覺得身體不適，就可以去住上兩個禮拜。

當我見到如絲時，對這些情形和家庭背景已經略知一二。我沒有把握的是，如絲能不能透過和我接觸的過程，讓我看到她眼中的童年生活。我希望，諸位能藉由檢視治療諮詢裡先後發生的一連串事件，一窺孩子的內心世界，而孩子也能善用我們提供給他們的這個特殊情境。在這個個案裡，不容否認的是，我不只把

我對偷竊和剝奪之間的關係的理論融入其中，而且還援引如絲的 317
父親所描述的家庭狀況和個人困擾為證，強化了我的理論。

重要的是，如絲於諮詢末了有了轉變，且看以下面的描述。

如絲

我盡量把生活史交代得愈簡短愈好。我見到如絲時，她八歲，有個十三歲的姊姊和五歲的妹妹，家庭完整。她的父母親彼此依賴甚深，因此家中瀰漫著天長地久的氣氛，這對孩子來說很有益。

和父親晤談時我發現，侵蝕這家庭天生的自癒力，使這個家庭搖搖欲墜的蛀蟲，就是如絲丕變的性情。如絲一直備受疼愛，甚至可以說多少被寵壞了；然而她突然整個人變了樣，而今還會偷東西。父母對這件事相當自責，（他們說）這一切都得怪他們自己。他們無能為力，只能眼睜睜看著如絲愈來愈走樣，這是從媽媽懷了第三胎開始的。

我拿定主意，要幫助這個家庭復原，當務之急就是先和如絲見面，如果可能的話，把她的強迫性偷竊治好。要治好她，我必得掌握到她眼中的剝奪情事如何。治療諮詢於是展開。

這次諮詢，除了如絲的偷竊行為就此畫上句點、其情緒發展邁向新階段、學業有進步之外，沒什麼不尋常之處。這孩子停止強迫性的反社會行為後，家人對她表現出正向的回應，父母也能善用他們得到的全新自由，重建親職工作，而這一點確實值得關注。

治療諮詢

318

如絲很快便能安然自在，她談到正在上學的姊姊和妹妹。她說請假來見我，她並不介意。如果當時在學校的話，她要上英文課。她同意玩我提議的遊戲，於是我著手塗鴉：

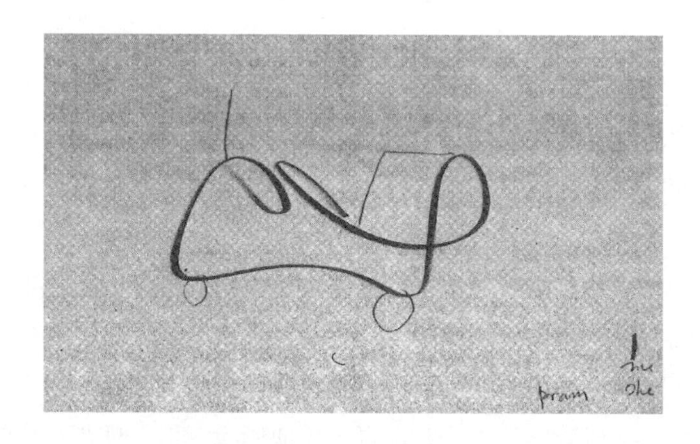

圖一：她把我的塗鴉迅速變成娃娃床，她睡了一年的娃娃床，我由此得知她有三個洋娃娃，「這樣子就夠了。」她說。

圖二：我把她的塗鴉變成盆栽，她說是天竺葵。

圖三：她應我要求畫下她的三個洋娃娃。她說：「我試試看……」「她這樣不對……」我說：「喔，又不是學校考試，妳只要把妳想畫的畫出來就好了。」

她說：「最大的是蘿絲瑪莉，茱蒂思的頭髮捲捲的，波比有瀏海和馬尾，綁上蝴蝶結。」

我問她：「妳要當爸爸還是媽媽？」她馬上接口說想當媽媽。她說：「我的小孩愈多愈好。」

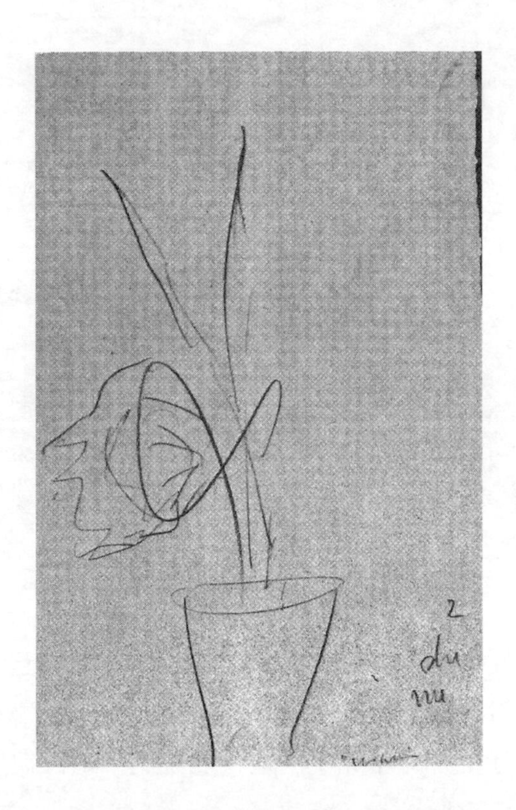
2

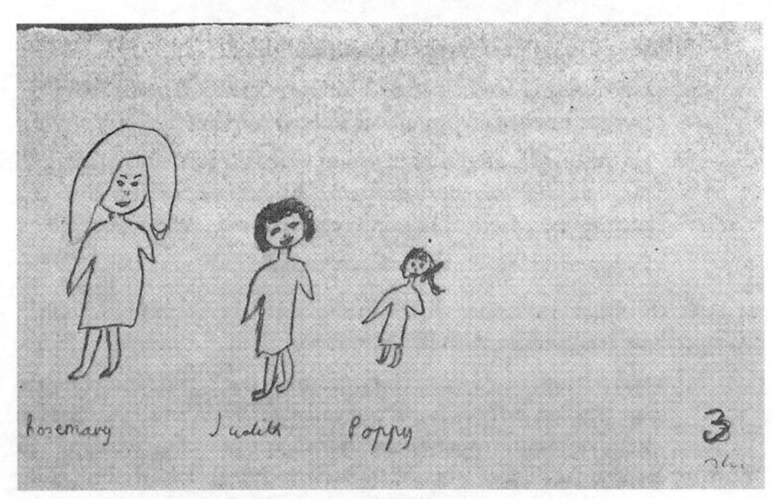
Rosemary
Judith
Poppy
3

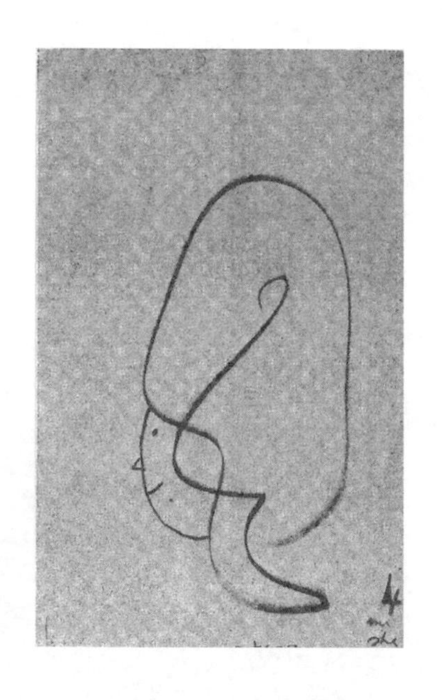

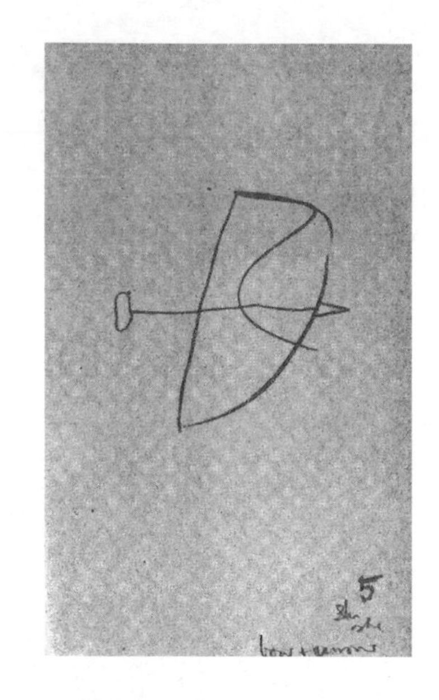

她用洋娃娃來代表她的家人，朱蒂思就是她自己。從這個圖可以看出她對母親的認同，所以她畫的胳膊和腿的下半部都是變形的；而且手的部分不見了，這一點說明了她母親生病時的無助。

320　　圖四：她把我的塗鴉變成「人像」。

圖五：她的塗鴉，塗畢她說：「喔！我知道了！」隨後把自己的塗鴉變成弓和箭。

圖六：她把我的塗鴉變成蝴蝶。此時她提到，有個男子在她的花園放了個馬桶，把花園搞得亂七八糟。「問題是，不知道能不能恢復原狀？」

我說：「男生都笨手笨腳的。」

諸位可發現，我並沒做解釋，和她玩遊戲時，我只單純聊天。

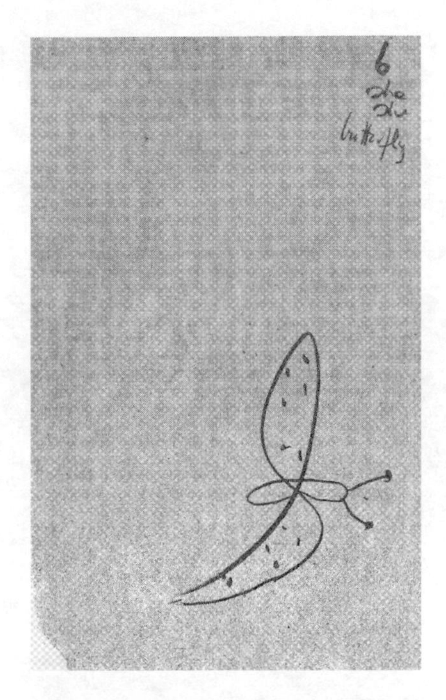

圖七：她的塗鴉，我搶著接手畫，要不然她會逕自塗畫下去。（我想藉這個動作向她傳達一個訊息：這遊戲我也有份。）我把它變成一架飛機，不過她說是蒼蠅。

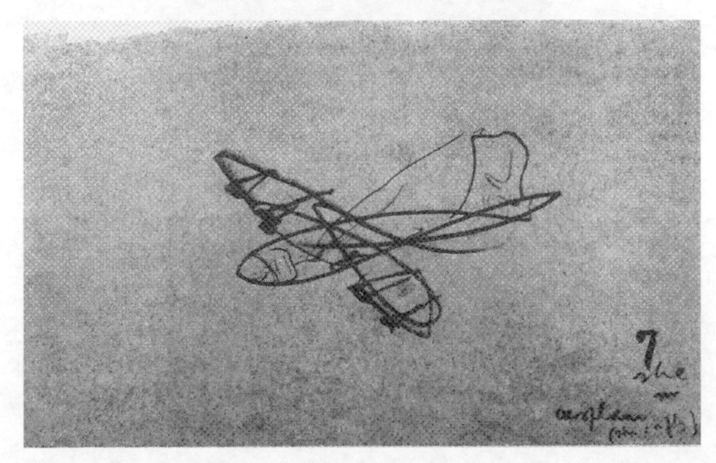

322　圖八：她把我的塗鴉變成一匹馬。她頗得意自己的傑作。

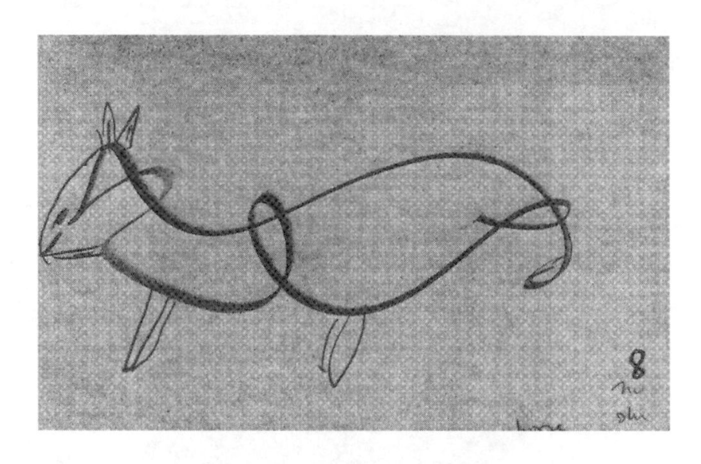

圖九：我把她的塗鴉變成一隻動物，她說是長頸鹿。

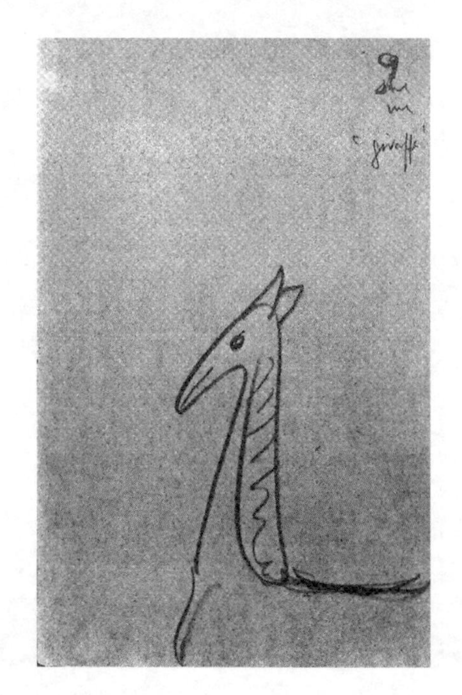

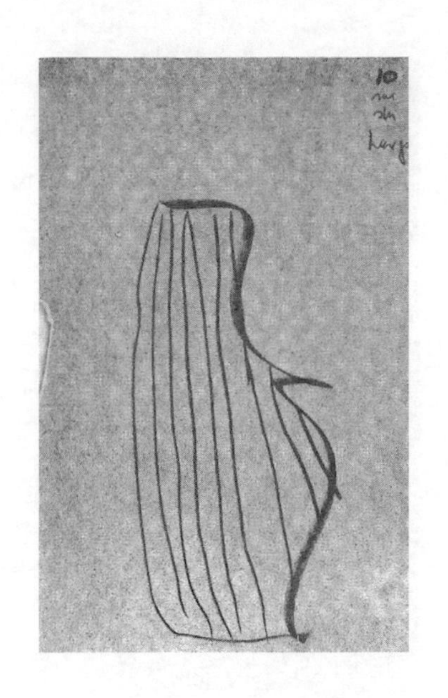

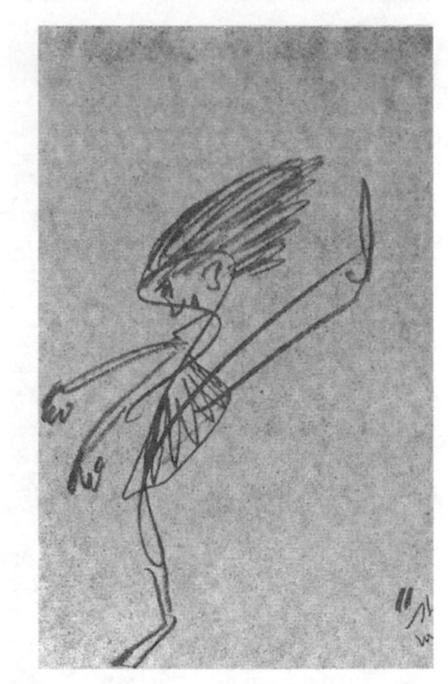

圖十：我的塗鴉，她即刻接口道：「喔，我知道是什麼！」她一面把它畫成豎琴，一面跟我說她吹直笛的事。有支直笛就立在她身旁的架子上，但她無意吹奏它。

圖十一：我把她的塗鴉變成跳舞的人。

324

圖十二：她把我的塗鴉變成女士的頭〔354頁左上〕，這女士原本是伸出舌頭的，但如絲把舌頭的部分改成香煙，我猜這樣看起來比較體面。

圖十三：我把她的塗鴉變成一盆植物。〔354頁右上〕當我在畫的時候，她給了我一顆馬球（很貼心），我接受了。我問：「妳會不會覺得這遊戲不好玩了？」她回道：「不會啊，我喜歡。」

遊戲進入了中間階段，意謂著孩子已經建立起信賴感，隨之而來的，是孩子準備好要往更深層的地方探去。

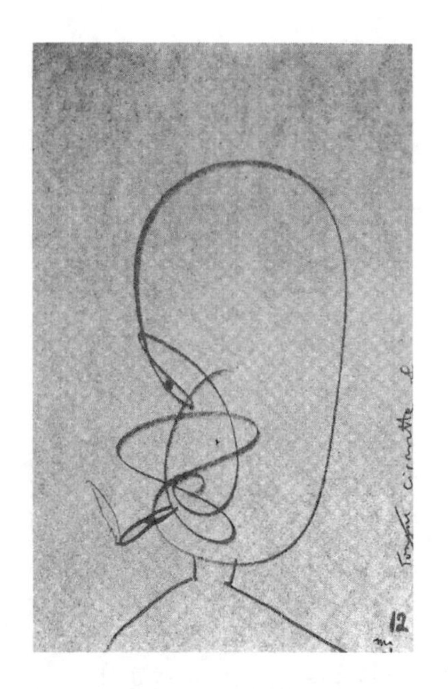
12

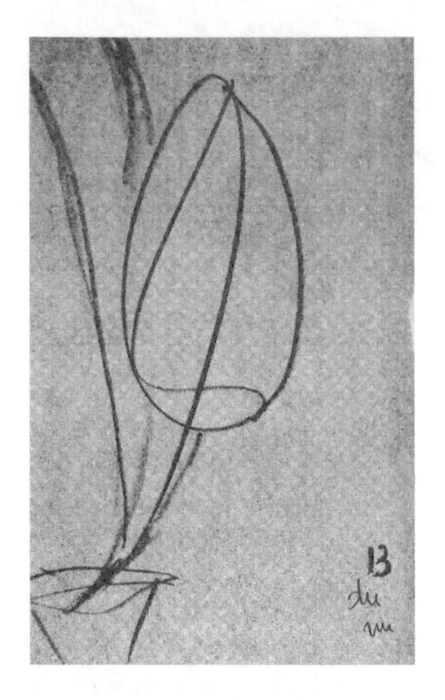
13

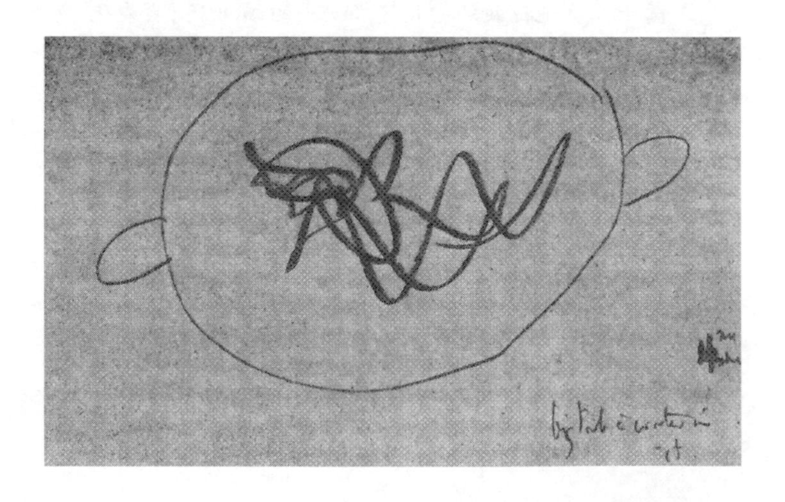

325

圖十四：我畫完之後才發覺線條粗黑，而且我是刻意胡亂塗畫的。她畫了個浴缸把它圈起來，這麼一來，我亂塗的一團變成浴缸裡的水了。這圖是她私密的幻想，因而我可以去探訪她的夢境了。我問她作夢時有沒有夢過類似的東西。她說她在電視上看過某個浴缸裡面有一條魚，但浴缸破個洞。我不死心繼續追問，說：「有沒有做過什麼好笑或恐怖的夢？」於是她話鋒一轉，說起自己做的夢：「我做的夢差不多都一樣，每晚都做夢。」她拿了一張全開的畫紙要把夢畫出來。

（進行這份工作時，孩子拿出大張紙來畫總是意味著，將有意義重大的內容冒出來。）

圖十五：舊時的船隻，水不斷湧上來。〔356頁〕「那是我妹妹還是小嬰兒需要人抱的時候，我一直在跑，當時媽媽還有腳可以走。水一直沖進來，我拿著東西，給嬰兒吃的東西，他們為了嬰兒才買這些東西。這個夢的結局是好的，爸爸開車回來了，車要倒退回車庫時，撞上了船，把所有的東西都砸碎了，水也都退了，所以是好的結局。」

這個夢說到一半時，她顯得極為焦慮，就是尚未提到爸爸出現救了大家一命之前。

326

請注意，這位母親的嘴角上揚，像是微笑，孩子正走向她，或者說就在她身旁。小嬰兒也許還沒出生，因為媽媽沒有腰身。這母親的手不管用，腳的下半部畸形。

此時我說出我的看法，指出她滿懷希望地奔向母親。她說她

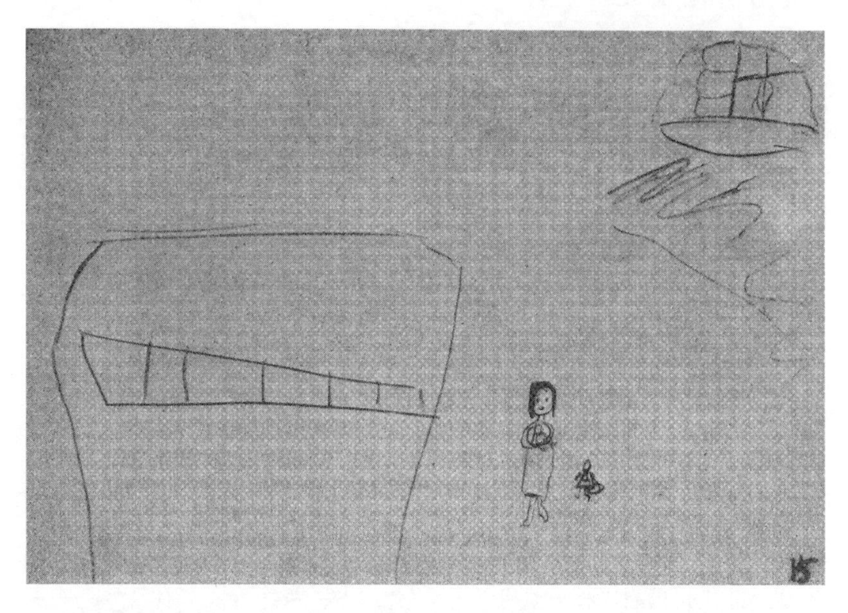

也可以當媽媽，幫媽媽餵小寶寶喝奶。事實上，如絲是在母親懷孕的後期變成生病的孩子。她先是偷走奶粉罐，後來則是偷錢去買嬰兒食品，然後就偷上癮了。在這個案例裡，我是碰巧獲悉這些背景細節的。

327

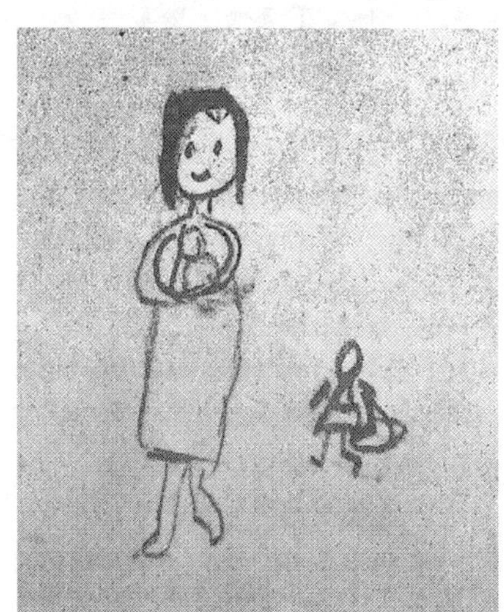

（圖十五細部，依原始尺寸大小複製）

這個夢很樂觀，最後一切都好轉了。所以，同樣的夢應該也有以悲劇收場的版本，我需要知道悲傷的版本，所以我請如絲畫出最糟糕的一個夢。

圖十六：如絲的另一幅畫。畫中媽媽抱著小嬰兒，畫著畫著，如絲自己也嚇一跳。「怎麼會這樣！是小矮人！」她說她背後的海水裡有毒，海水的毒讓小嬰兒縮小了，媽媽也會縮小，「喔，你看，我離媽媽愈來愈遠了！」

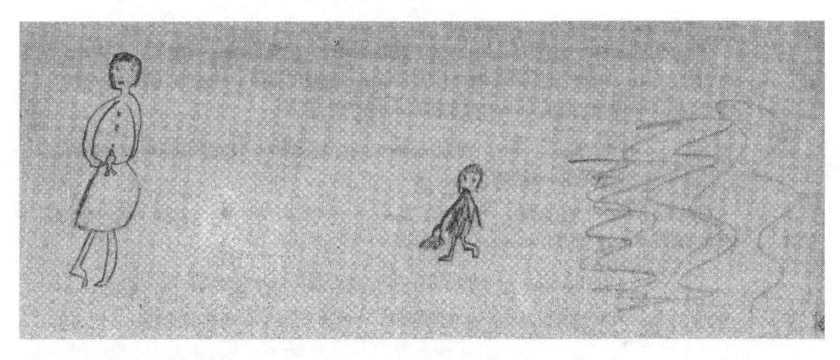

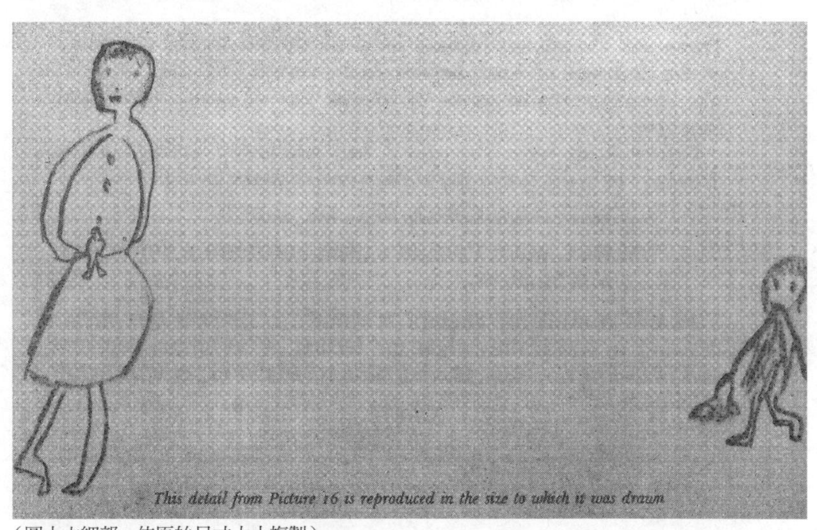

This detail from Picture 16 is reproduced in the size to which it was drawn

（圖十六細部，依原始尺寸大小複製）

這個圖直截了當地傳達出如絲與母親分離的經驗中最受創的一次，及因而湧現的無望之感。這幅圖她畫得很快，畫時流露出存在已久的情緒，她把媽媽的嘴畫成一字形（憂鬱），也畫出媽媽 328

的腰身，意指小嬰兒已經出生了。不過，小嬰兒縮小了，因為喝了有毒的海水（嬰兒食品的相反），如絲一面畫一面感覺到離媽媽愈來愈遠了。

她畫中的自己，由肩膀往下延伸，嘴巴的線條直接和手臂接在一起，最後和袋子連成一氣，袋子裡並沒裝嬰兒食品。

她說：「所以我要努力吃東西，當毒不見時，我又變得很胖。」

還有更多的細節，但在此省略，只留以下所述：

我刻意問如絲：「妳有沒有順手拿過東西？」

她的答覆是：「小時候有，我以前會偷嬰兒食品，把這些食物都吃掉，我特別喜歡給嬰兒吃的罐裝水密桃。」

這些話從如絲口中說出來尤其重要。

把這些細節全湊在一起看，我理當可以宣稱，這孩子真實描述了自己所遭受的剝奪情事，剝奪發生於她自覺無法面對母親的懷孕，也無法透過認同母親的母性及哺育角色來面對妹妹的出生時，失去希望的那一刻。畫夢境時，她所畫的畸型的洋娃娃和畸型的自己，透露出她對母親的認同，不過，這是認同母親生病，不是認同健康的母性功能。

如絲離開前，我們又多畫了兩幅塗鴉，讓如絲由深層浮出表面，並有助於我們輕鬆地道別：

圖十七：我的塗鴉，她把它變成一條魚。

圖十八：她的塗鴉，我畫了個盤子，把它變成一個裝

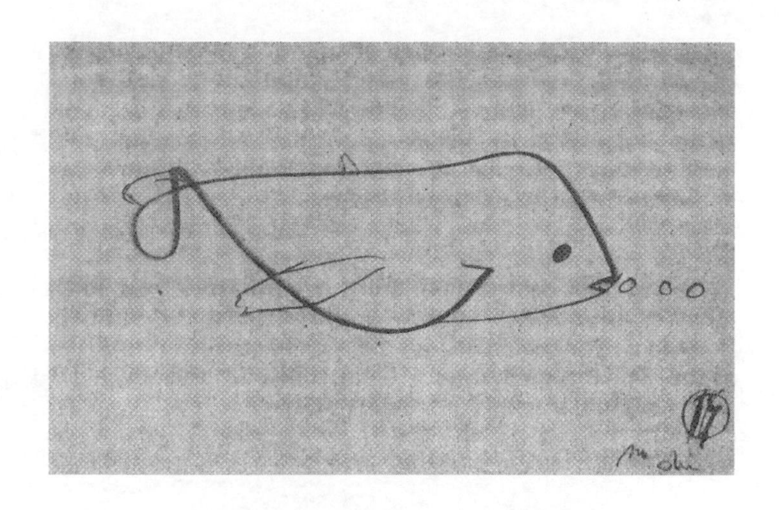

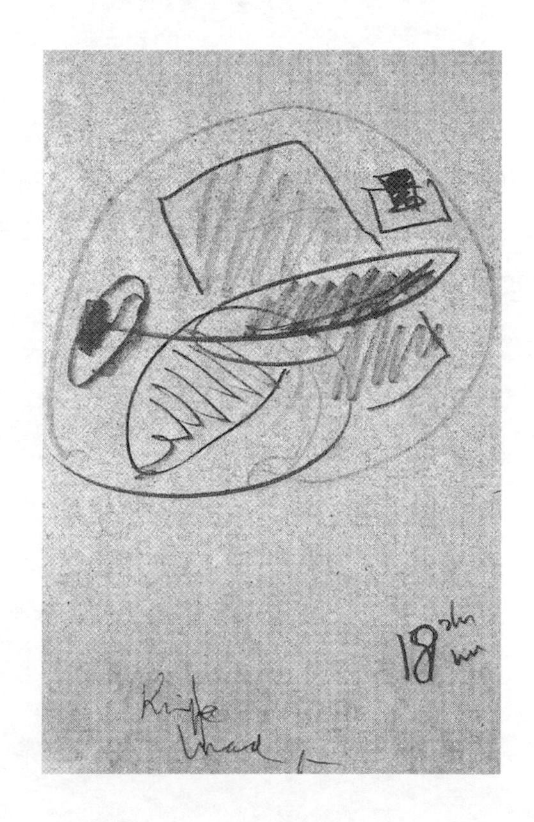

有麵包等食物的盤子。

在這個脈絡裡，我的用意純粹是呈現孩子的畫作，在畫作裡，她捕撈到自己所遭受的剝奪及隨之而來的無望之感。由於如絲能在治療諮詢的支持性環境裡，清醒地重新捕捉到這個經歷，她強迫性的偷竊行徑瞬間消失無蹤，也不再說謊。她的整體人格也隨之好轉，就像這類案例常有的情形一樣；學校方面的態度也變了，校方很快便把如絲曾是令人頭疼的孩子，並一度想勒令她退學一事，拋到九霄雲外了。

330

總結

透過治療諮詢，八歲大的如絲回想起自己淪為被剝奪的孩子那當時的沮喪，並再次體驗到那種沮喪，而且她能在畫裡把剝奪情事呈現出來。對如絲來說，這過程具有療效，而如絲的改變也使她整個家庭受益。

追蹤

五年後，如絲發展得很順利，不再行竊，家庭也重建了。

【個案十八】X太太，三十歲（女兒安娜，六歲大）

我想要加進一則與家長晤談的描述。與家長晤談和與孩子晤談比起來，並沒有重大的差別，只不過，與大人晤談時和與青少年的大孩子晤談一樣，不適合以畫畫交流的方式進行。 331

這是我從醫院看診的病患中挑出的一例。個案的女兒之前在醫院接受治療，是我一位小兒科醫師同事轉介給我的。初次和孩子晤談時，我就發現，帶孩子來醫院就診的母親本身很需要協助。這母親無法靜心想一想自己到底在做什麼，只是疲於奔命地帶著女兒流連醫院做檢查，醫生一位換過一位，治療孩子身上一些不如她所焦慮的那樣嚴重的小毛病。就這個案例來說，兒童精神科團隊的介入很有必要，這團隊持續和這對母女保持聯繫，一邊關照她們，一邊等待孩子的發展。幾個月過去之後，這位母親漸漸不再疑神疑鬼，也發現到自己本身急需別人援助。

這個團隊的社工單位告訴我，此時有必要和這母親談一談，所以我記下這段晤談經過。從院方適時對孩子伸出援手的角度來看，這次晤談的成果帶來有利的轉變，因為母親說出她的心聲之後，能夠採取新的做法，把女兒交給院裡的團隊來接手處理。因此，這次晤談後，我們能把孩子安置到一所適合的學校就讀，孩子在校方的協助下度過了接下來的幾年。由於學校特別的關照，母女倆得以一直保持聯繫。

此次晤談的描述，與其是證明這母親得到了治療，而要治療這母親確實需要有人投注大量的心力，倒不如是陳述一個過程，

332 那就是，只要耐心等候，一定會達到非常個人層面的溝通。順道一提，這母親談到她的成長歷程時，勾勒出的樣貌顯示她也曾是被剝奪的孩子，如今長大成人，獨自帶著私生女一起生活。此外，我們也可以宣稱，經過這次晤談以及後續的安排（女兒得到適切的照料）之後，這母親更能妥善處理自己的事情。

> 我和X太太單獨見面。
>
> 我說：「哈囉！妳看起來好苗條！」
>
> 她說：「其實我胖得很，衣服都穿不下了。」
>
> 她看來嚴肅而憂心忡忡。
>
> 我說：「我們聊一聊安娜吧——以便打開話題。」（安娜六歲大。）
>
> X太太說：「她是個好孩子，你知道的。我沒有給她很好的生活——譬如說，我從沒跟她說話談心，單純是因為我小時候沒有人跟我好好聊過。我心情不好，安娜就會變得很糟，有時還真是煩人。」

她接著講到自己求學時沒有參加一些必要的檢定考對她很不利，所以她不能當護士，找工作也不如意。二十歲時她曾向某診所的女醫師求診，診療書上寫道：「是非不分，沒有學經歷，心智長期處於青少年狀態。」但就像她自己說的：「要透過治療來告訴你自己本來就曉得的狀況，實在沒意思。」她認定自己很糟，這想法一直到諮詢結束都沒變。

> 「問題是，」她說：「假使我喜歡上某人，不管是男的女的，對我來說，那就是性。十九歲時我初次嚐到擁吻

的滋味，那也是生平頭一回有人對我好，所以這兩件事是同時發生的。」

我說：「我難以想像妳是怎麼熬過來的。」

她說：「喔，我常常自慰。」

她只撫弄陰蒂。直到最近她才知道陰道深處的高潮為何物。

她說：「問題是我的佔有欲把什麼都毀了。我也不想這樣，但就是會忍不住質問對方『你做了什麼？你到哪裡去了？』一副別人老是要傷害我的樣子。曾經還有人說：『連我去上廁所妳也會吃醋。』」

333

我說：「小孩子常常會這樣——也許安娜也這樣？」

她說：「是呀，我長這麼大了還像個孩子似地，豈不是糟透了！」

這時她開始哭了起來。

她說：「男人、女人都無所謂——只要有人對我好，我就和對方發生性關係。我曾和兩個女人有性關係，那兩段經歷大概可以說是最令我滿足的。」

她們都是大塊頭而豐腴的女人——大量的性愛遊戲、搓揉乳房等。

我說：「喔，這實在很令人難過，妳曾經遇見美好的事物，但這些都消失了。我能確定這一點，因為妳可以察覺安娜的美好。」

於是她又叨叨絮絮說著她的往事。

她曾經由A市市政府監護，因為她母親曾對她施虐。三、四歲之前她一直和母親同住，我說：「也許從妳的眼裡看來，媽媽一開始對妳還不錯？」

她說：「如果她真那麼狠心，讓我必須從她身邊被帶走，她不可能對我好。」

這時我們談到她絕望的孤單，她用雙向的角度描述這種孤單的滋味：「不得人緣讓我覺得很孤單，我非常忌妒那些很受歡迎的人，尤其是我的女性朋友。」

這時我說了我的看法：「孤單一人比較安全。」

她說：「我就是跟我朋友黛西這樣說的，一、兩個禮拜之前。」然後她用自己的話把我的意思重說一遍。

她繼而談到黛西，一個漂亮得不得了、活潑、開朗又誇張的二十二歲女生。她什麼事都做過，對什麼事都說得頭頭是道，銀行裡有兩個戶頭，存了一大筆錢。

334　從她所說的點點滴滴，明顯可以看出，她把一些朋友的個性套到自己身上，來活出正常的自己，（或許因此）極為妒羨這些朋友。

由於她談到黛西，於是我問她：「妳有兄弟姊妹嗎？」

她說：「我記得孤兒院辦的一次聖誕晚會上，有人拉著一位女生跟我說：『她是妳姊妹。』她長得很漂亮，後來我沒再見過她。」

這件往事繼而勾起她的兒時回憶，她告訴我，在孤兒院裡大家叫她波莉，不過，當她看到自己的出生證明時，卻發現生父是「Y」，生母是「Z」，但對波莉這個名字卻隻字未提。她發現自己竟然出生於A市！她經常會胡思亂想，猜想家裡是不是有人作奸犯科，所以孤兒院才會把她的名字改掉以免她蒙羞。她被A市市政府的社會孤兒院所收容，起先被安置在容納了一百五十名孩童的大收容所裡，後來轉到比較小型的收容之家，最後才到A市來。這些收容所當中，有位所長B小姐是從國外來的。

我問她可不可以詢問她小時候的事，她說，如果我問的話她會很高興，不過，她向來會迴避這類問題，很怕一問之下，發現事情遠比她以為的還糟。她所透露的貧乏細節證實是對的。那些事發生於三〇年代。

她隨而談到自己幾度的憂鬱發作。遇到這種時候，她不是早早上床睡覺，就是**做白日夢**。她老是把自己假想成很特別的人物，或者對某件事很在行，但事實上，她兩者都不是。她說，她只是個又醜又瘦的小孩，而且還因為憂鬱而就醫。這讓她想起某些事，惹得她又哭了起來。[334-1]她生命中曾遇見一位好人。她八、九歲時因發燒而住院，住在一間小病房裡，整個住院期間都沒有人來探望她。只除了有一天，有位女士出現在她病房裡，打開手上的袋子說：「挑樣東西吧。」她選了一面鏡子。這位女士便走了出去，把這面鏡子交給護士，最後護士把鏡子轉交給她。她說這件事是「我童年唯一碰上的一件好事」。她住院的六個月期間，沒有半個訪客。她一定在醫院待了半年之久，因為她在醫院過了生日（在夏天），也在醫院度過聖誕節。她記得自己被推進病房時穿著黑色長襪，漸漸地，大家開始鼓勵她下床走路。她不知道自己當時生了什麼病，只記得一位藍衣男子把她從孤兒院送上

335

334-1 我希望諸位讀到此處時能感覺到，儘管我隨意發揮，但晤談的進行實際上是由病患所主導。

救護車。

我說，從孤兒院被帶走，感覺一定很糟，這和從自己家裡被帶走很不一樣，因為妳不曉得什麼時候會回來。她住進了隔離病房，記得當時有位聖誕老人，他後來變成她的主治醫生。此時我說道，隔離病房只照顧到她的身體，對她身體以外的事並不關心。照她的反應模式，她一聽完便馬上感到內疚，她說：「我覺得別人欠我很多，不過，當然了，錯都在我。可是，因為我覺得是人家欠我的，所以我總是不讓事情順順當當的，如果事情進行得很順利，我就從中搞鬼，這麼一來，我也傷害到自己了。」

> 我說：「了解到什麼事會讓妳生氣一定很難受，所以妳心裡面藏有強烈的憤怒。」
>
> 她說：「沒錯，不過憤怒發作的方式很怪——我會感到全身傳來一陣顫慄，覺得好像**瞬間**（她覺得非常難以形容）**就要瘋掉了**，然後我想起了自己身在何處，然後就好了。」
>
> 我說：「妳的意思是說，妳**真的**發瘋了，只不過它來得快去得也快。妳怕的是，發瘋的時候是不是做了什麼可怕的事。」

隨後她告訴我一件事，她說自己「從沒跟別人提起過」，而且這件事讓她很沮喪。她十四或十五歲時，沒被安排到工廠去工作，因為人們說她手腳不夠俐落，所以她被留在孤兒院對面的一間托兒所打雜。她要幫忙照料嬰幼兒，老師不在時幫忙代班等等。曾有個小孩尖叫哭鬧，讓她很受不了，差一點把小孩給勒死。（這和我之前的說法十分吻合。）她勒住小孩的脖子用力甩，但隨而住手。另一回，她把孩子緊緊摟在懷裡，藉此挑起性欲。「這樣做實在很糟糕，也很下流，有哪個女人會做出這樣的事情來？有時候安娜上床抱我，也會挑起我的性欲。有哪位媽媽會像我這樣？在托兒所時，不用說，所有骯髒汙穢的活兒都落到我頭上，包括清理嬰兒大小便，照顧嬰兒的一些重要事情都沒我的份。」 336

托兒所的嬰兒都會被他們的爸媽領回去，所以，我說，這也許就是她差點謀殺那個小孩的原因之一，她自己從來沒有家可回。

她繼續滔滔不絕地說。她十八歲時在某戶人家裡幫傭，她必須出示出生證明才行。她反反覆覆告訴我，這令她多難過，因為在她的白日夢裡，總是幻想著也許有一天會發現自己的父母有多麼美好，不過她看見出生證明上自己的名字和她向來被叫慣的名字不一樣，而且發現父親是個居無定所的小販時，她的淚水奪眶而出。

於是她在那宅子裡幫傭，每個禮拜領十五先令，年輕的女主人有美麗的衣服可穿，有漂亮的起居室可用，但她卻不准逗留其內，而且，女主人的包包裡總是有大把的鈔票可花。她偷走了一英鎊，給自己買些漂亮的東西，雖然女主人荷包滿滿，但她對這不翼而飛的一英鎊，可是斤斤計較得很，於是她被解雇了。

我接著提起她內心那股不知從何說起的怒火。

我說：「譬如，對上帝發脾氣。」

她說：「在孤兒院的時候，院裡的人告訴我們上帝很可怖的一面，十三歲之前，我睡覺時都把手臂交叉在胸前，這樣萬一我死掉就不會下地獄。我一離開孤兒院，我就沒再告解過，從此再也沒有任何信仰。我一度想當修女，不過，那只是想讓自己看起來虔誠而已。打從十二歲起，我就很想要有個小孩，看看我現在這樣，把生活搞得一團糟，我要怎麼好起來？西瑞爾（安娜的爸爸）和他媽媽都不喜歡我，一定是因為我在孤兒院長大的緣故。我總是把錯怪到孤兒院頭上，常常覺得它讓我很丟臉。不過也有一些人，像瑪麗蓮・夢露這樣，會拍電影，大方地讓人知道他們是在孤兒院長大的，那是因為他們很有魅力，可是我一點魅力也沒有。我們常常挨打，修女姆姆（她這麼稱呼的）會用木頭杓子打我們的手心。我常在半夜偷食物，偷餅乾、糖、可可粉等。我們平常沒有甜點吃，只有在禮拜天會得到一塊餅乾或蛋糕。」

337

她說想吃甜點的渴望從沒消失過。

我再次問到她的母親以及她的過往，她說她什麼也不敢做，就怕做了之後會遭到難以承受的嚴重打擊。

她說：「你知道嗎，從我三歲到十六歲的這些年來，媽媽從沒來看過我。我的一個朋友就跟我說過：『妳老是在尋尋覓覓某樣東西。』」

此時我解釋道，她的強迫性偷竊和她老是在尋尋覓覓某樣東西有關，也許是想找回母女之間曾有的一絲美好關係。她說她現在不偷東西了，不過對甜點的渴望還是無法扼抑。任何時候，只要想吃甜點，她就會迫不及待地衝出去買個蛋糕，就算正在幫安娜洗澡也會馬上把她抛在一邊。

於是我問起她做的夢，她說：「白日夢嗎？」我說：「不，真的夢。」她真正做的夢全是噩夢，和老鼠有關。

她說：「我在電視上看到一隻老鼠，結果整夜睡不著。我實在很怕老鼠。我的噩夢裡一定有老鼠，我連看到老鼠藥的廣告都會發抖。有個夢我夢了三次：我和某人一起在房裡，房裡有一顆橘子。有隻老鼠在啃那顆橘子，除了橘子之外，就沒有別的食物了，我要不就餓肚子，要不就得吃那顆被老鼠咬過的橘子。我老是從這類夢中驚醒，所以不管怎樣我總是亮著燈睡。我試著和安娜一起去逛動物園來幫自己壯膽，因為那裡的老鼠都很可愛，可是根本沒用，我還是很怕老鼠，至少我到了十八歲時還很怕。」

「最恐怖的一幕出現在『十號急診室』[337-1]，有個女生患了鼠疫，醫護人員到她房裡時發現，她的床上爬滿了老鼠。我簡直嚇壞了，差點嚇出病來，整夜不敢睡。」

我問她擔心什麼，她說：「喔，我怕老鼠咬我。」 338

我沒有挖掘這個夢。

她說：「有些夢你一睡著就會夢到，然後馬上驚醒——我夢見火車從鐵軌上駛來，就突然驚醒，或者夢見我在爬樹，一直往上爬，卻爬不到樹梢。另一回，我夢見成千上萬的小人追著我，我一直跑呀跑，這些小人的身體很小但頭很大。小時候我隨時隨地都可以睡著——喝下午茶、上課等等，不管什麼時候都可以。我的頭常常髒髒

337-1 電視影集。

的，頭上的跳蚤會跑到枕頭上來，讓我忍不住想搔頭抓癢，雖然這一切糟糕透了。我一直很希望有人愛我、抱我，但我直到十九歲才有初吻。姆姆道晚安時，從不親吻我們任何一個人。我常覺得生活在孤兒院很丟臉。」

這時，她說了一段話，透露出她的幽默感。她說：

「有次在公車上，車掌小姐問姆姆（她是修女）說：『這一群都是妳的孩子嗎？』姆姆的臉紅了起來，說：『是啊，但都不是同個爸爸生的！』」

這段話猶如沙漠中的綠洲。但她隨後即刻返回沙漠，她說：

「對我來說，一切都很糟。」

我說：「聽起來，妳好像藉這些蟲子來談自己的生孕。妳從十二歲起就很想要有小孩，這沒什不妥，只是生小孩之前，生孕和排泄物、髒東西、寄生蟲等全都攪在一起了。」

她說：「我原本以為生小孩是很可怕的一件事，我媽就很不想要小孩！不過，後來（一定是我十歲時皇室舉行加冕典禮）我讀到公主的故事，也看到女皇，我開始不怕了，而原先會害怕是因為沒人告訴過我生小孩這方面的事。我的第一次月經是半夜來的，我嚇壞了，趕緊把姆姆搖醒。她很生氣。「妳老是跟別人不一樣。」她只丟下這句話。可是我看到血，以為自己就要死了。」

339 沒有人向她解釋任何事，姆姆給了她一些紙巾，說：「妳自己把這些清乾淨。」她羞到了極點。

我問起孤兒院男女合班的事。她說院內也有男生，不過男生和女生泡澡的晚上是錯開的。

好似想起某件早已忘記的事一般，她接著說：

「我九歲的時候曾看過一個男生光溜溜地炫耀身材。（細節她有點搞混了）「他要一個女生親他，我記得他說：『親它一下。』在場的小孩哈哈大笑。」後來姆姆突然現身，我們全都挨了一頓木杓子。

她說姆姆真的很不稱職，最後姆姆被調離開了。

「舉一個例子說好了，有個男生很會尿床，直到今天，我每次想起他『全身被捆綁得緊緊地』睡在自己的床上受罰的樣子，都還會難過。姆姆做事很不公平。每個禮拜她可以休兩天。有些姆姆很壞，但有個姆姆人很好，不過，我們都會騎到她頭上；我們會很晚回來，吃太多奶油和果醬，功課亂寫一通。不過，你知道，她人真好，大伙兒都無法無天。有時候她會差年紀大的孩子出去買洋芋片回來，大伙兒一起吃光光！不過我現在回想起過去，全都只有幹活兒、幹活兒、幹活兒。」

於是她生動描繪出忙得馬不停蹄的生活：

「我們什麼活兒都要做，要刷洗學校的地板，趕兩哩的路回到家，準備好午餐，飯後洗好碗再趕回學校，然後再衝回家準備下午茶，收拾好下午茶之後，接著補襪子。我們看著小孩子玩耍，我們自己根本一刻也不得閒。」

然後她想起擦拭黃銅器以及把台階刷白的諸多細節。姆姆從不跟孩子聊天，她也不記得玩過什麼玩具。我問她有沒有可以拿來抱著睡的玩具，她說安娜沒有，她自己也沒有。她小時候會把枕頭往下拉，以便睡覺時用被單把頭蒙住，這樣她就看不到燈光。不過她總是清晨五點就醒了，然後做兩個鐘頭的白日夢。做白日夢時她會把手夾在兩腿間，然後她向我示範出她童年經常做的一個動作：把大拇指夾進胳肢窩裡，同時讓身體前後搖晃，她這個習慣讓她挨了不少耳光。

340

這時我做了個解釋。我覺得我們雙方都談得差不多了，我得要做點工作，我要不就馬上行動，要不就什麼都別做。

> 我說：「妳知道嗎，也許就是那些老鼠夾在妳和好媽咪的乳房之間。當妳回到嬰兒的狀態，想起了媽媽的乳房，最好的辦法就是把自己變成老鼠。」
>
> 她似乎震住了，邊發抖邊說：「這怎麼可能！」

我說教般地說，老鼠代表她的咬噬，乳房也變成會咬人的客體，和她自身的咬噬已經密不可分。我說，這得追究到她發展過程中需要應付咬噬衝動這個新難題的那段期間，她母親的失職。她接受這個說法，並開始尋找她與母親的關係裡留下了什麼。她說她從沒夢過好夢。她說她會做悲傷的夢，總覺得自己會死於非命（不是自殺），會活不久。隨後，重大的轉機出現了。她說她想起了某樣東西——某樣留下來的東西，和來到孤兒院之前的時光有關。有兩樣東西留下來，一樣是「啵啵」，她家鄉的一種穀類食品，所以這和她到孤兒院之前的那段時期有關；「不過，另一樣是很重要的一段記憶，我記得要來孤兒院時的情景（也就是當她四歲時），我總把那一幕想得很恐怖，因為那是我來到孤兒院之前留下來的唯一一樣東西。」

她極力地回想才想起來。

「當時有個聲音——腳快跑的聲音，我知道門打開了，門邊站個男人，有人喊叫，某人手上拿了個袋子或箱子。」這是她從家裡被帶往孤兒院的那一刻。

對她來說，這則回憶極為珍貴，遺忘它會令她難過，雖然這則回憶不像「啵啵」這字眼能把她帶回到早年的歲月。

這會兒，X太太回到了斷層之前，某個程度上來說，她喚起了內在「好」媽咪的記憶。

結束晤談時，我說，她和母親的母女關係一開始極可能是很不錯的，雖然從旁人的眼光看來，她母親對她很殘忍。隨後，我們必須暫且告一段落。然而，她說，如果我想看她的出生證明的話，她願意拿給我看，她可是把那文件上了鎖，從沒拿給任何人看。她一度差點和一位好男人成婚，不過在拿出出生證明的最後關頭，她落跑了。

雖然這是一次與家長的晤談，但這個過程和與孩子晤談時一樣，冒出許多可以玩味的想法和感覺。這位母親相當自然而純真地呈現出，偷竊和剝奪以及偷竊和希望之間的關聯。

結果

就像一開頭說的，這次晤談給了安娜一個嶄新的機會，讓她得到院方團隊的幫助，而這些幫助不但是她極為需要的，也是我們一直等候機會想給的。這母親需要時間來建立她對我們的信心，在她能善用這種以她為生病的一方所進行的晤談之前，這種信心是極為必要的。這次晤談之後，她不再認為女兒生病需要治療。這孩子有人代為照顧，她和母親之間的良好關係也能繼續維持，而且更加深厚。安娜目前幾乎是個大人了。

【個案十九】莉莉，五歲

下面這則簡短的案例穿插於此處，與其說是為了描述這類晤談技巧，不如說是藉此說明，談論偷竊的主題時，經常自然而然提到過渡性現象，所以，偷竊和過渡性現象這兩個概念的研究總會彼此牽連在一起。 342

莉莉於1965年被帶到我位於派丁頓・格林兒童醫院（Paddington Green Children's Hospital）的診間。

家庭成員

哥哥　七歲

莉莉　五歲

弟弟　一歲半

家庭完整，但常因父母有口角而起紛擾，家中老大和老二在學校的表現皆不理想。外婆在家裡很強勢，一手掌管家中大小事務，她喜歡指使女兒（莉莉的母親），但對小男嬰十分溺愛。

我先和哥哥談過，但此處想描述的是我和莉莉晤談的情形。晤談進行時，還有兩位精神科的社工師及兩位來賓在場觀摩。

莉莉主動想畫，畫了她做惡夢時會出現的主角，一隻怪獸。這隻人形怪獸有濃密的頭髮，我問她，她是不是有娃娃之類的東西和怪獸長得很像，於是她畫出自己的兩隻泰迪熊。隨後她又畫下第三隻，她說這隻熊光溜溜的，沒有半根毛。她說媽媽老逼她玩洋娃娃，但她不想要洋娃娃，只喜歡泰迪熊。她管那兩隻泰迪熊叫熊爸爸、熊媽媽，同時聲明它們不是洋娃娃。那隻無毛的泰迪熊有個故事：媽媽曾把牠丟到火裡燒，就為了逼她玩洋娃娃。

我事後曾和莉莉的母親聊過，想問出客觀的事實為何，這母親相當吃驚，她沒料到孩子竟然記得她深以為恥的那件意外。這母親說，當時她為莉莉買了嬰兒車，但莉莉卻去拉扯它，蓄意破壞它，令母親極為光火。她曾在報紙上讀過一篇文章，文中說，當孩子喜歡破壞東西時，家長應該毀損孩子的某件物品以示懲戒，所以她抓了隻泰迪熊（莉莉畫的沒有毛的那隻），把它扔進火爐裡。隨後她發現自己鑄成了大錯，因為莉莉對那隻泰迪熊特別有感情，打從莉莉還是小嬰兒開始，就明顯偏愛它。這件意外發生在莉莉四歲的時候。一回莉莉翻看兒時的相片簿時，還特地指著那隻泰迪熊說：「那是我的！」

343

這母親很自然地從這件事說起莉莉近來的偷竊行為，譬如偷書、偷糖果、偷玩具錶，好似這母親明白，莉莉行竊是為了找回媽媽一時氣憤而損毀的過渡性客體一般。母親毀壞這過渡性客體的同時，也毀掉了孩子賴以與自己、與媽媽本人、媽媽的身體及媽媽的乳房保持聯繫的心理機轉。

有機會聆聽這些故事的醫生，會相信這些故事，並察覺到當母親或孩子在晤談時變得安然自在、有信賴感、不覺得需要設防時，依序透露出來的意念有其重要性。

這案例的治療，在於讓這家庭察覺到，他們全都承受了其大無比的精神壓力，有人需要好好放假休息。倘若對這案例的處理方式，是我安排時間和這女孩進行治療，這樣只會讓這個家庭更分崩離析。協助這個家庭去察覺，比方說，這對夫妻與強勢的母親同住所面臨的困境，有助於改善其家庭的環境與氣氛，孩子也會從這有利的轉變當中受惠。

遺憾的是，我能以老練的精神分析師再回頭看這案例時，因自己深諳治療技法而開心之餘，覺得當初應該把這孩子轉介給分析師做治療，雖然這樣做也許會錯過更重要的事，那就是這個家庭的復原與重塑。

這個案例沒有後續的追蹤，所以這裡描述的，只能視為一種觀點罷了。

【個案二十】傑森，八歲九個月大

344 接下來要描述的個案，得從其父親的來信說起。這父親於信中說，他兒子表現出承受精神壓力的跡象，這狀況已持續好幾年，日前的精神壓力則表現在算術以及學校課業方面。這位父親問道：這孩子是不是碰到什麼情緒障礙，還是有什麼精神壓力，以致沒辦法集中注意力？又或者，根本就是他的智商有問題？這位父親希望我針對下面這件事提供建議：是不是別讓他和弟弟同住一個屋簷下，免得彼此有正面的競爭比較好？他有三個兒子，分別是八歲九個月、七歲和三歲九個月。這父親有效地列出了「影響這孩子情緒發展」的八大因素：

一、傑森過了預產期才出生，生下來就一副餓壞了的樣子。

二、由於他是頭一胎，雙親經驗不足又焦慮，所以他出生頭四個月常常腹絞痛、哭鬧。

三、他四個月大時，媽媽再度懷孕，因而他十三個月大時有了個弟弟。第二胎生產時，媽媽因為受到感染，所以有五個禮拜的時間不在家。那段期間，整個家庭繃緊了神經，爸爸簡直忙不過來。

四、傑森兩歲大時因疝氣開刀，四歲時又接受另一次手術（嚴重的盲腸炎），動刀之後沒多久，又因為摔跤而頭殼受傷，六歲時發現他兩眼的視力不同。

> 五、傑森反覆感染支氣管炎，有時會併發氣喘，所以常缺課。不過這些症狀目前幾乎根除。
>
> 六、他是個左撇子，而且身體的協調性不佳。
>
> 七、就各方面來說，他都比不過小他一歲的弟弟。正面頂撞父母的情形是家常便飯。
>
> 另外，這父親自稱自己不是個稱職的好爸爸，他自己也因為個人的困擾而接受心理分析。父親生病並且接受治療一事，對孩子的母親來說是很沉重的心理負擔，而這母親也正在接受心理治療。

除了列出這張清單，這父親還補上他的一點觀察，他發現傑森**開始偷媽媽的錢**，此外，他也會沒先問過爸媽就拿起食物吃、撒謊、一有煩惱就眨眼睛。算術遇到困難時，眼睛似乎眨得特別厲害。

這孩子以前向兒童精神醫師求診過，進行了六次的治療，有些效果。他們的家庭醫師很積極，對這孩子很關心。諸位將會看到，在這個個案身上，偷竊只是一連串的麻煩之一而已，從精神診斷的角度來看，我們可以說，偷竊其實是個好的徵兆，顯示出這孩子身上顯然有好幾種防衛機轉同時運作，而這些防衛機轉某種程度上是可以彼此轉換的。這個案例比起其他只出現偷竊症狀的案例來說，要簡單好處理多了。

我事先和孩子的父母解釋過，在和他們會面之前，我會先和孩子單獨談一談。傑森和父親一同前來，起先，我和他們父子倆談了五分鐘左右，傑森懶洋洋地靠坐在書桌旁的椅背上，這個位子通常是給家長坐的。他父親則相當靦腆地坐在另一張椅子上，我一走進來他馬上起身，父子倆的行徑形成強烈對比。傑森不時猛眨眼，整個晤談下來都沒停過。這眨眼的動作給人一種因為兩眼有視差所以看東西總是很吃力的感覺，這感覺八成是對的。

傑森樂意說些日常的事：

他八歲（接近九歲）。

有兩個弟弟，七歲和三歲。

最小的弟弟很吵，是個討厭鬼，因為他常常搗亂。

媽媽整天都在家，做家事和煮飯，「媽媽很會煮飯。」他說。

然後他主動說道：家裡「上禮拜六有點怪怪的，」我想這和他父親出席一場研討會害他上學遲到有關，大概也和他太太發脾氣有關。這謎團一直沒解開。

346

我問他長大後要做什麼，他答道：「這個嘛，我想過要當游泳選手，也想過在郵輪上當大廚師。我很會游泳哦，你知道吧。」

隨後他突然插進一句話：「你猜不到我銀行裡存了多少錢。」

我努力想了一會兒，說道：「十三鎊？十一鎊？十鎊？」

隨後他用一副想讓我訝異的表情說：「我有一百鎊，爺爺給我的。」並繼續說他從爺爺、奶奶那裡陸陸續續得到很多紅包，一拿到紅包就馬上存到銀行裡。他把錢存起來，也許有一天會買棟房子也說不定。

此時，我們的話匣子已打開，所以我請父親移駕到候診室等候。我把小桌子挪近，提議來玩個遊戲，並解說塗鴉遊戲怎麼玩。

他開口道：「你不知道計分的遊戲嗎？」

他讓我覺得，他受不了無關輸贏的遊戲，所以我對塗鴉遊戲不抱什麼希望。[346-1] 不過，我執意玩塗鴉。

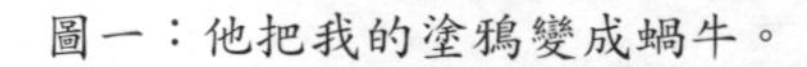
圖一：他把我的塗鴉變成蝸牛。

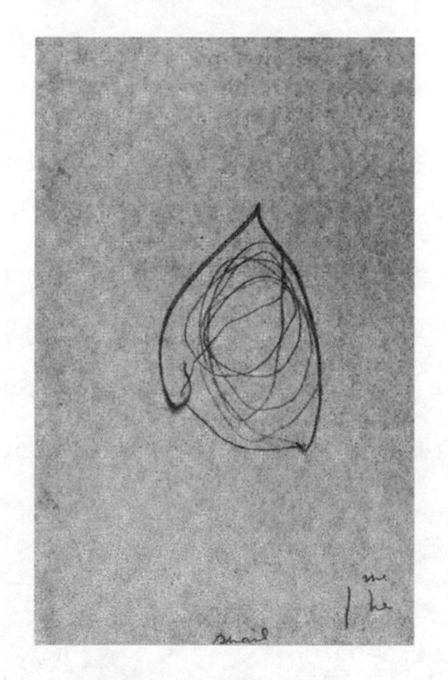

他讓我覺得，塗鴉遊戲沒什麼好玩的，並一直喊著要玩可以計分的遊戲。

346-1 遊戲和玩耍兩者之間有個有趣的差別，後者幾近（比遊戲更逼近）一種創造性活動，也難以預測，而且更令人感到深層的滿足。

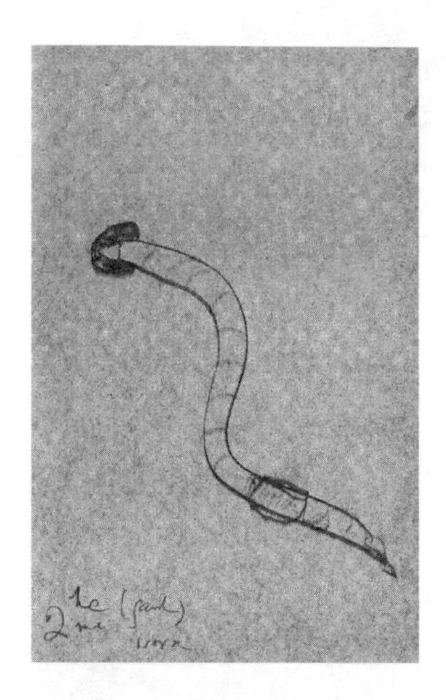

圖二：我把他的塗鴉變成一條蟲，畫這圖的時候，我問起他家的環境，他說家裡有花園。

圖三：他把我的塗鴉畫成鰻魚或鯊魚。他煞費心思地塗塗畫畫，尤其是牙齒的部分，但他嘴上仍舊嘮叨著說想玩可以分出勝負的遊戲。畫牙齒時他不小心把鉛筆尖折斷了，並向我致歉。他所畫的齒尖部分卻透露出殺氣騰騰。

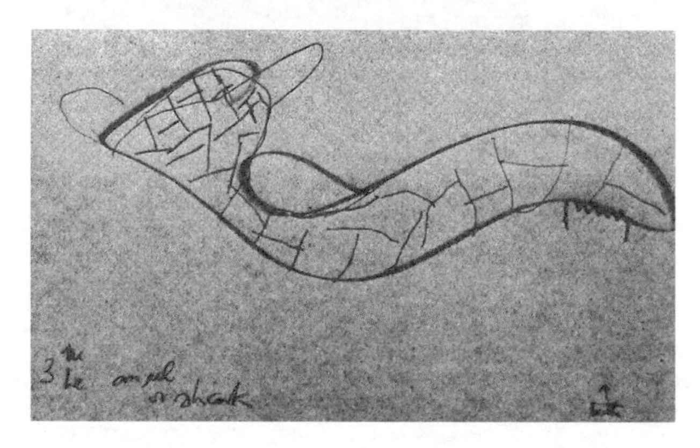

圖四：我把他的塗鴉變成蝌蚪，不過這個圖對他來說沒什麼意思，因為他對蝌蚪沒概念。他以為那是條魚，不知道蝌蚪長大會變成青蛙。

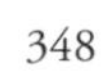

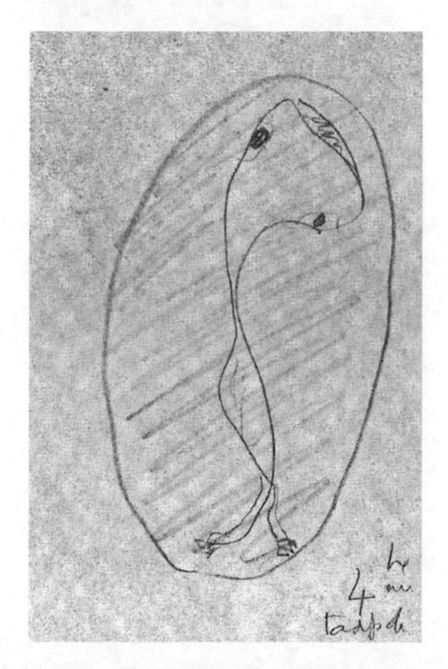

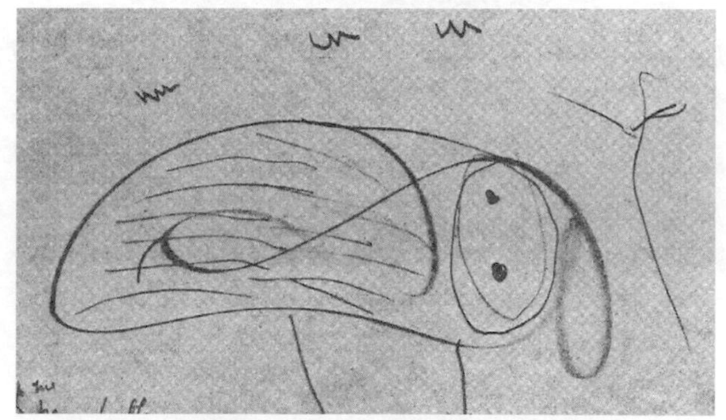

圖五：我先著手塗鴉，他看著我的塗鴉說：「我絕不會……我必須把它改一下，很難改喔。」他煞費苦心、全神貫注地塗改，最後把它變成金龜子，旁邊有幾隻鳥和一棵樹。

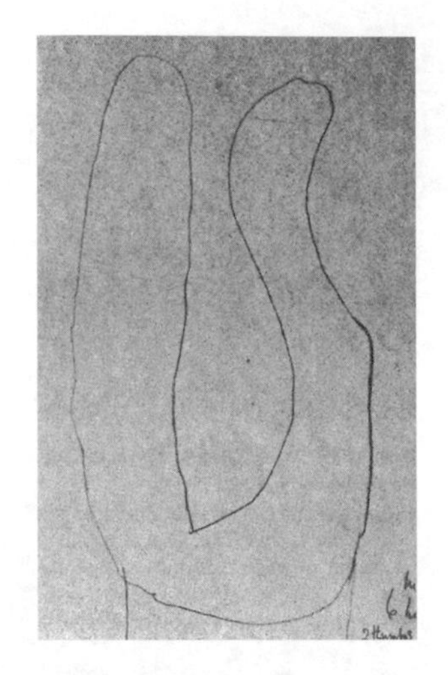

圖六：他先塗鴉，他想自行把它變成某樣東西，說道：「有了。」他的塗鴉原先是精心畫出來的曲線，隨後他把這曲線變成「兩隻大拇指」，但卻沒交代兩隻大拇指怎麼能這樣連在一起。

對於這兩隻大拇指，我有我的看法，但我沒做任何解釋。

圖七：又是他起頭塗鴉，我把它變成一隻狗。他說本來應該是鴨子。

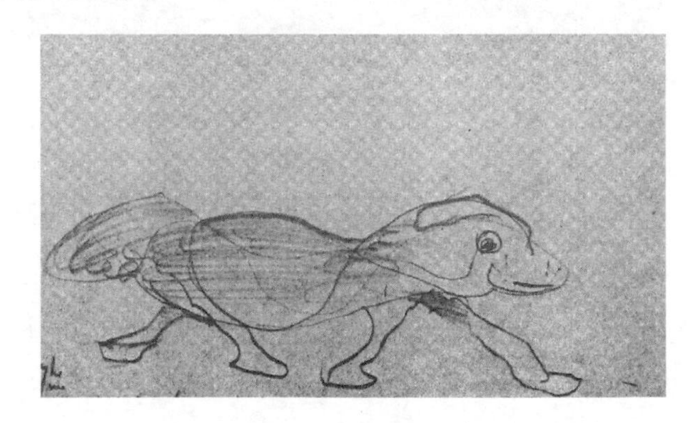

350

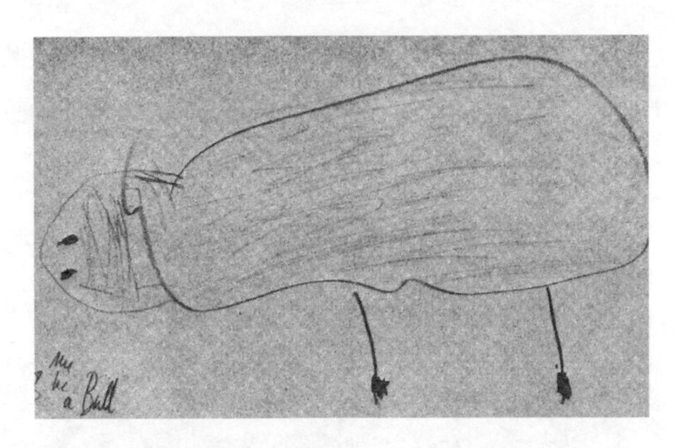

圖八：我先塗鴉，他說：「這個簡單。」隨即把它變成他所謂的公牛。

就一般的標準而言，八歲的孩子畫出這樣的公牛實在畫得很差，不過我沒讓畫畫的品質太過影響我對他智力的評估，因為這隻公牛是在遊戲當中突然冒出來的。事實上，我們是在玩耍，不是要努力完成什麼，或刻意表現什麼。

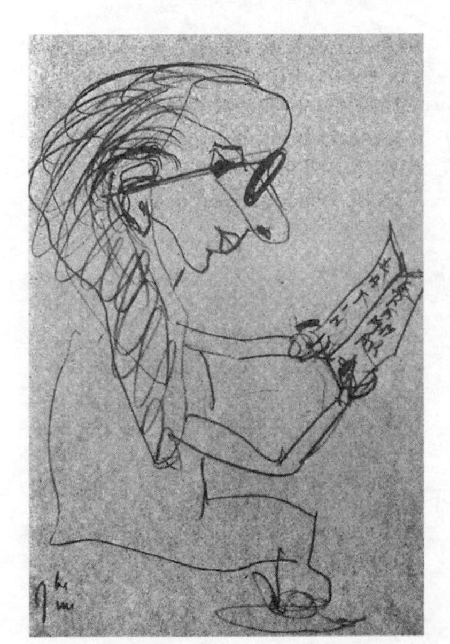

351

圖九：他先塗鴉，我把它變成一名孜孜不倦的學子，「看書學拉丁文」。

圖十：這會兒，我得接受不一樣的玩法，好讓遊戲繼續下去。他說：「你來畫。」然後給了我一張全開的畫紙。

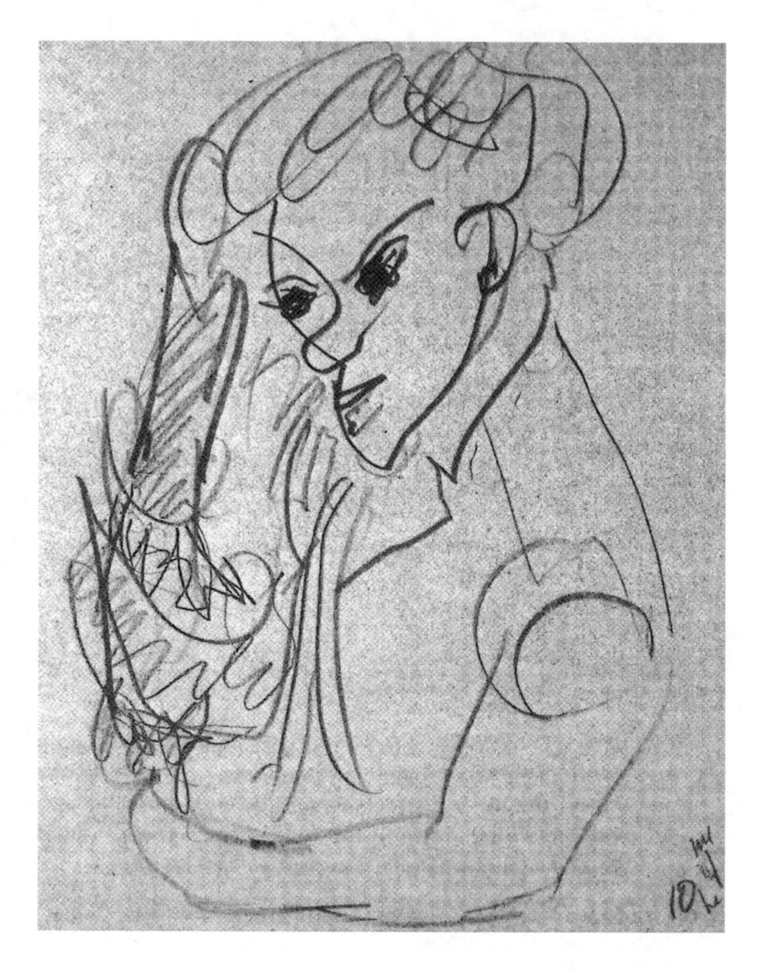

我把他的樣子畫下來，畫得不像。畫他的時候我發覺自己只是在兜圈子而已。

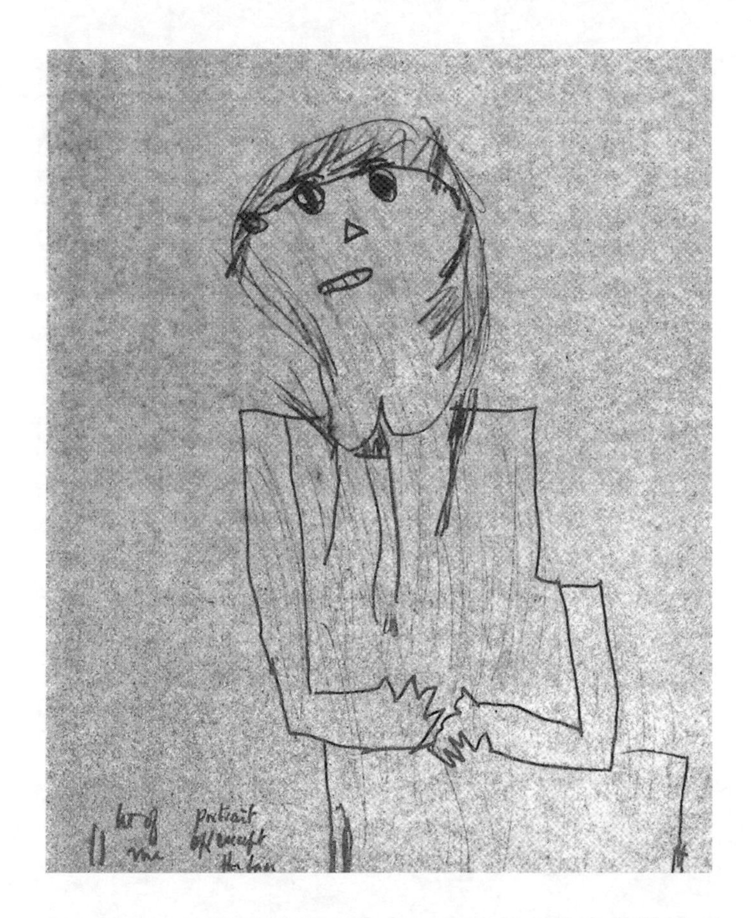

圖十一：從他的眼光看來，我這幅人像畫畫得還可以，於是他著手畫我做為回報。他說，他覺得自己畫得「還不錯，但臉除外。」當他逐步完成這幅畫時，他說畫畫還滿好玩的，也滿刺激的。於是他說他要畫一幅他想畫的圖。

圖十二：他畫了一艘軍艦〔388頁〕，艦上有一名發飆的船長。有人正在轟炸這艘船，所有的槍砲都出動了，很多飛機盤據在天空。（他做出應景的轟炸聲。）

353

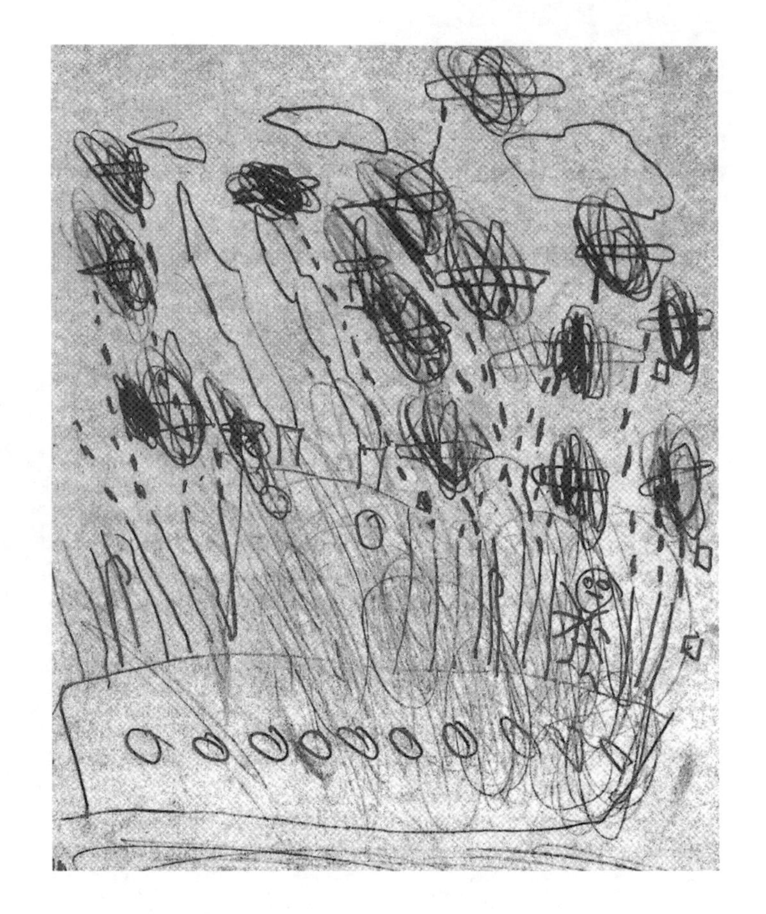

他的焦慮從他打岔的話裡迂迴地透露出來，他問：「你覺得爸爸到哪裡去了？」儘管他其實知道。

我說：「他在候診室等著。」

他回說：「搞不好他已經走了。」

354　他的應答裡透露出很重要的心思，不過我當時並不知道接下來會發生什麼。

「這是一艘英國船，帶頭的轟炸機幾乎把這艘軍艦炸燬了。」（他做出逼真的聲響。）

軍艦朝錯誤的方向開了一砲，他循著炮彈的軌跡，最後發現它失誤打中了飛機。攻擊如火如荼地進行。「我要製造出更多的飛機，它們真的會把船炸掉，戰爭到了最後一天，我們只剩下這艘船，這一架飛機是帶頭的，快！丟炸彈，一顆、兩顆，炸了它！」

他愈來愈亢奮，不時配合戰爭場面發出聲響。「艦上被炸出兩個洞，大家都跑到船底去補那兩個洞。火箭彈來了，很好，它們真的讓軍艦爆炸了，那是領航機最強的火力，軍艦已經沒有機會反擊。艦上的槍砲都出動了，但還是不夠。火箭砲炸掉兩架飛機，炸得落花流水，領航機快要爆炸了，只剩下六架飛機，它們不停地往下丟炸彈，船快爆炸了。」

隨後他突然語帶悲傷地說：「可憐的船。」船長陣亡了。

「他們補好那些洞，船還是可以往前開，爆炸的船使得船上的槍砲往四面八方所有的飛機和領航機掃射。」

這時我開口說了話：「聽起來你好像在說你家的狀況。」不過他很可能沒聽到我說什麼，因為他製造出來的戰爭聲響淹沒了我的話。

「它爆炸了，這樣不好，這艘船贏了，所有的船員都死了，只剩一名船員在裡面開船，但因為其他人都死了所以他很傷心，結果他跳海自殺了，後來這艘船就在海上漂，沒有半個人在船上。它一直漂，船員已經把滲進艦上的海水舀出去了，花了三個禮拜船才漂回家。現在幾點了？」

我說：「喔，你覺得離開家很遠了。」然後我告訴他當時的時間以及我們還有多少時間可以相處。我問他有沒有做過類似的夢，他回答道：「沒有。」他似乎很開心能從這場無止境的戰爭中分神，於是他告訴我他的夢。

355

（這場戰爭描述並不是他做過的夢，只能說是「幻想」，就像小孩子看漫畫時所沉浸的狀態一樣。）

夢境：「我自己一個人在跑，掉到河裡去，後來我在水底下。」

我請他把夢境畫出來，於是他畫出：

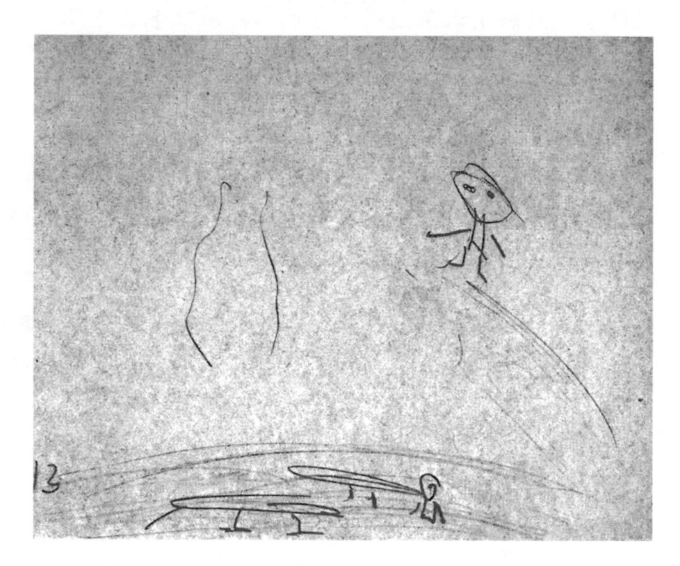

圖十三：「我到水底下，看到很多海魚，我覺得這些魚想把我吃掉。我趕快從溪流裡逃出來，結果到地面上時

遇到地震跌倒了，站不起來，我只好待在那裡，直到死掉。我放棄了，要自殺，從一百呎高的地方往下跳。我常常做這個最後自殺的夢。我要畫那把刀。」

顯然一百這個數目字是他吹牛時亂掰的。「我銀行裡存了一百鎊。」 356

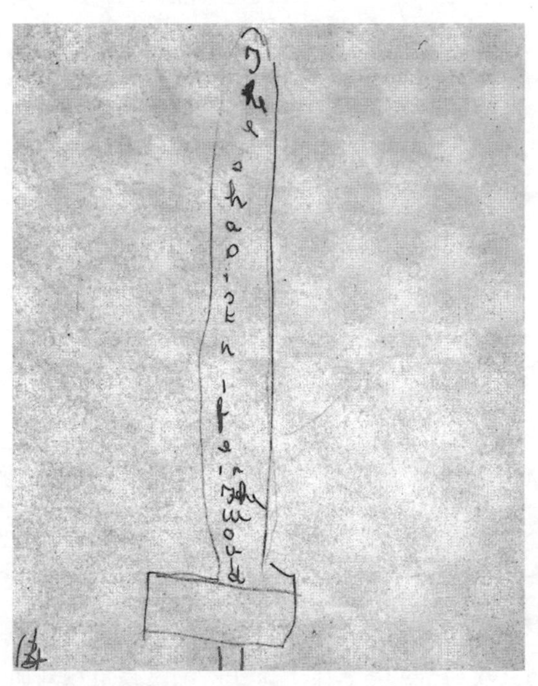

圖十四：「我們會不會很浪費你的紙？我就是用這把刀把自己的頭砍下來的。這是一把劍，劍上有刻字，寫著：『世上最利的劍。』」

然後他改變了聲調，說：「你知道劊子手要砍人家的頭時，都用哪一種斧頭嗎？你畫一隻給我看。」

於是我畫：

357

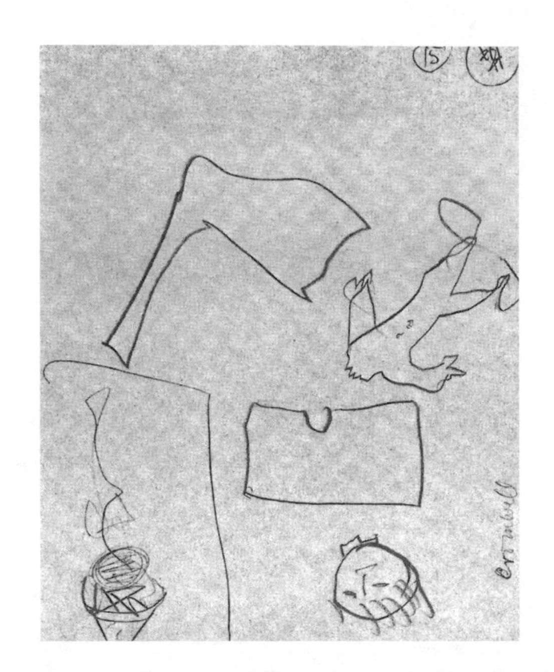

圖十五：他對於頭怎麼被砍落地的細節很感興趣，我最後畫了一把火，表達出他腦子裡焚毀的意念。他說畫中人大概是克倫威爾[357-a]。他的頭不是被砍下來了嗎？我說，我認為是克倫威爾砍下了國王的頭，他似乎同意了我的說法。

我請他說說自己是怎麼樣的人。我說：「你來說說你碰上的最壞的情況是怎樣，你可以說說目前碰到的，也可以說這輩子曾經碰到過的，譬如說，夢到這個夢的時候，當時的生活是不是讓你覺得很絕望，所以你才會自殺。」

他變得很嚴肅且回到現實。他說：「我是在六歲時夢

358

到這個夢，當時我有兩個弟弟，一個一歲，一個五歲。你

357-a 中譯註：Cromwell，是英國十七世紀圓顱黨領袖，曾領軍迫使國會以叛國罪將英王查理一世處死。

知道，當我四歲或五歲的時候，我盲腸炎住院，真的很可怕，他們一直……」

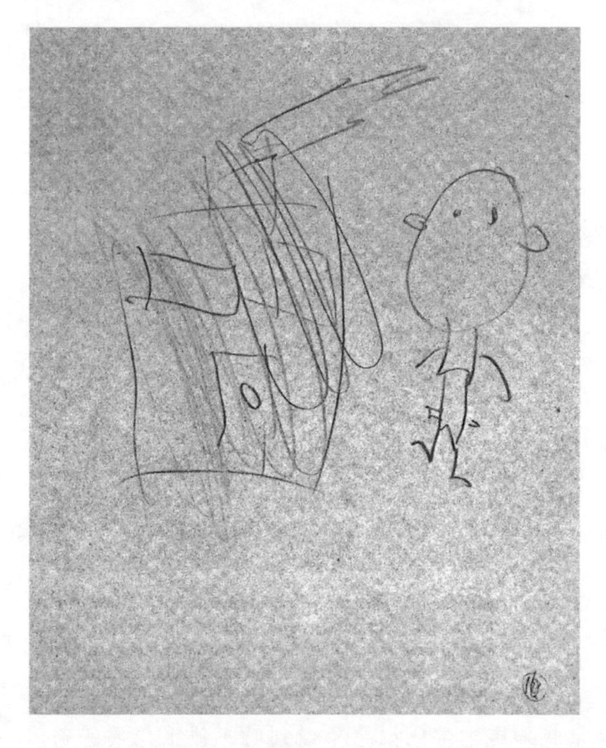

圖十六：「往我的屁股上打針。」想到這件事他激動了起來。「我就是在那時候開始做惡夢，夢見惡魔穿過房子直直向我走來。你可以看到他的血管全都被掏出來，裡面的血傾瀉而下。他可以穿過火，也可以穿過房子。房子著火了，惡魔在裡面走來走去。」

我說：「惡魔就是拿針筒幫你注射的醫生。」他接續我的話誇張地說：「而且他拿刀直直戳進我身體裡。」

359

他所表達的是，醫生不懂得尊重病人築起的心防。

他繼續說道：「你知道，當時爸爸在候診室，九點鐘的時候他可以進來看我，時間一到他真的來了，就沒問題了，不過，夢是爸爸出現之前做的，那時候會客時間還沒到。」

我說：「好吧，我也是醫生，爸爸現在也在候診室裡，你剛剛還納悶著他在不在那裡。所以我可能就是會對你做這些可怕的事，但你又阻止不了的惡魔。」

他似乎聽懂了我做的類比，雖然他說：「不對。」接著又說：「惡魔是真的嗎？」我迅速接口道：「在夢中是真的，但醒來就不是了。」（說出這麼機智的回答，我可是得意得很。）

他問了一句話，這句話透露出他的焦慮：「我什麼時候得走？」不過他的問法顯然透露出他不是真的想離開。

這時，他開始表露出正向的情感，他說：「我想有別人在等吧？」他此時的感覺是，假使他發現什麼好事的話，鐵定是一對兄弟現身，就像他家裡的情況一般。他清楚地讓我知道，當他被惡魔嚇到時，他很想要爸爸陪，而不是媽媽陪。

「有多少人來見你？上百人吧，我猜？」

我說：「大概一天八個。」

他說：「滿多的，他們為什麼要來？」

我說：「喔，大概是因為他們很怕某樣東西，就跟你一樣。」

他抗議道：「我來找你是因為我想問你我以後要做哪一行。」

我說：「對啊，某方面來說是這樣沒錯，就像你聽人家說的那樣。不過，你來的真正原因是你有很深的恐懼。」聽了我的話之後他回道：「好吧。」

360

隨後他問：「你認識我看過的另一位醫生嗎？喔，跟她見面挺好玩的。」——於是他說起怎麼用火柴、炸彈、陸軍坦克車玩遊戲，以及那遊戲有多好玩。他這時又回到畫軍艦的那場戰事的狀態，逕自幻想著。

我說：「對啊，你那時玩得很開心，就像畫那艘軍艦你也很開心一樣。不過，你在這裡並沒有玩得很盡興，你在這裡發現了自己的恐懼、恐怖的夢、絕望、自殺，還有萬一惡魔在你醒的時候出現，你不知道該怎麼辦。」

他問：「我可不可以走了，我想見爸爸？」我說：「可以，不過再等一下。」他說：「好吧，拜託。」

我說：「那麼，現在我很想知道最壞的情形是怎樣。」

他說：「就是我想要爹地把醫院的惡魔趕走的時候找不到爸爸。所以我把他殺了。」——意味著，大家為船（母親）而傷心，最後全部罹難，並害他自殺的這一切背後，是他對父親的憤怒，因為當醫生來打針的時候，爸爸沒有及時出現把惡魔這個可怕的意念趕走。當然啦，理智上他知道，而且他也說了，九點以前爸爸不能來會客，所以爸爸是不得已才讓兒子失望。

他說：「我現在想走了。」我說：「好吧，這次爸爸一直等著你，如果你喊他，他會來的。」於是他前去喚爸爸來。我跟他說：「我本來很想跟爸爸聊一聊，不過我想

> 你現在沒法再多等一下了。」他說：「沒錯，我現在就想跟爸爸一道走。」於是我跟他父親說明這個狀況，他們就離開了，離開時傑森匆匆說道：「拜託，我下次再來見你好嗎？再見。」

處理這案例時，我也提議和孩子的父母談一談。和父母會談的重點是，這對父母意外地探觸到傑森的人格深層，以及他所呈現出來的情緒面的極端衝突，而這個情緒衝突他們卻絲毫沒察覺。他們帶著懷疑的態度前來，而且看起來還帶著點敵意，不過，會談結束時，他們對自己的兒子有了新一層的認識。他們態度上的轉變不是因為我告訴他們該怎麼做，或是因為我讓他們了解孩子大致的情形，而是我給了他們機會去接觸、了解我和傑森一起進行的這份工作是怎麼一回事。依我看，當父母多少可以信賴，不會在與孩子相處時不負責任地濫用治療師透露給他們的治療內情時，居家環境最能帶來可欲的轉變。

361

與父母晤談（和傑森晤談後的五個禮拜）

傑森的爸媽前來和我討論傑森的問題，傑森沒有一道前來。

一開頭，我們喝著咖啡彼此寒暄，這位父親看來相當緊張，儘管他的專業令人稱道，而且顯然頗能應付家裡的狀況。他的個性不是非常強勢。母親則有點像個小男生，瘦小而活潑，親切好動而不造作。

我從母親的來信開始談起，信中她說道，她原本懷著希望等待傑森有所改變，不過，我們都同意大家得接受事實，傑森絲毫沒變。在我的詢問之下，母親答說，傑森出生時，已經有個家準備好等他到來。當時他們住在一層公寓裡。說著說著，母親赫然發覺自己當時有多麼孤單。現在他們住在倫敦市郊，鄰居都會互相幫忙，這對她和三個孩子來說，可謂是「美好的生活」。他們可以成天騎腳踏車，不會有危險，把自己搞得髒兮兮也沒關係，還可以到彼此的家裡過夜。

我們接著談到傑森發展的狀況。傑森的媽媽在他四、五個月大時再次懷孕，他十三個月大時弟弟出生。媽媽很高興自己又懷孕，因為她自覺沒把頭胎傑森照顧好，所以二度懷孕給了她重新來過的機會。不過，媽媽懷孕卻對傑森帶來不好的影響。傑森十個月左右時變得愈來愈棘手，想必是媽媽懷孕的關係。傑森十三個月大時，媽媽因產褥熱而住院一個月，這讓情況更是雪上加霜。這段期間傑森被託給外婆照顧，外婆很會杞人憂天。媽媽出院回家時倒是很花心思，她沒即刻把小嬰兒抱進家門，而是和先生兩人一起陪傑森玩耍，玩了兩個鐘頭之後才把小嬰兒抱進來，不過毫無疑問地傑森還是深受打擊。

傑森是那種不願爬東爬西四處搜尋，寧可坐在地毯上把所有東西抓到跟前來玩的小孩，他的意思彷彿是：想要什麼東西伸手就有，何必那麼麻煩還要起身去拿？十七個月大時他學會走路，還滿早熟的。十三個月大之後，他的攻擊性便很明顯。他會打翻檯燈、把書甩開，而且極欲擄獲別人的眼光，好像要跟其他的孩子較勁似地。他很注意小嬰兒的一舉一動，而且會打小寶寶。媽媽為小嬰兒洗澡時，得把傑森放到娃娃床上以免他搗亂。花園裡架設的遊戲護欄也是為了限制他的活動範圍（把他隔離起來）。爸媽也注意到，他兩歲大時，連四歲大的男生都怕他！他和某些人

362

感情很好，但和他母親除外。可以說，他和母親之間從他十、十一個月大以來就彼此有隔閡。

此時父親開口說話了：「妳記不記得，傑森三個月大時，我曾經盯著睡在搖床裡的他說：『哦，天呀，我終於了解為什麼有人會想把孩子丟出窗外了！』」所以傑森自小就令人頭疼，不過後來四個月大到十個月大之間，傑森變得很好帶，之後又故態復萌，這和母親的懷孕脫不了關係。

傑森喝母乳，斷斷續續喝了三個月。說到這裡，母親說自己下定決心要做對的事，包括餵母奶在內。她熟讀史波克醫生[362-a]的育兒理論。她認為她的寶寶一定要喝母奶，因為母奶含有抗體。不用說，媽媽不屈不撓的決心讓傑森吃了不少苦頭，如今媽媽認為，要是她當時早一點讓步的話，情況可能會好很多。醫院並沒有提供協助，院方秉持的態度是，媽媽必須親自哺乳。媽媽因為自己沒做到讓傑森喝母奶而很氣餒，當她成功做到餵第二胎喝母乳，一喝就喝了七個月，她相當開心。

我問到傑森看見媽媽餵寶寶喝母奶時有何反應，她說傑森沒什麼特別的反應。她說她知道一般的孩子有時候看到媽媽餵小寶寶喝母奶時，會向媽媽扔東西。她繼而談到傑森的攻擊性，當他一有能力攻擊別人時，便常常打人或出手推其他孩子。她老覺得他會在別人家搗亂，只要她一進家門就會發現他又闖禍，而他的確經常惹事。

在戒用夜壺的習慣這方面，他倒是表現得不錯。學習自己動363 手吃飯則有點慢，不過父母不介意他自行吃飯時弄得杯盤狼籍，

362-a 中譯註：Benjamin Spock，是知名的小兒科醫師，一生致力於兒童醫療照護及兒童發展研究。代表作《育兒寶典》是二次世界大戰後新生兒父母的育兒聖經。

也許就某些方面來說，他的這些表現還滿正常的，甚至有點早熟。這對父母不是記得很清楚，不過傑森的發展確實沒有重大遲緩。父親說出他的看法，他認為傑森開始吃固體食物時，情緒的狀態倒是展露了曙光。不過，大約在這時期，傑森身體上又有了新的毛病，下巴起疹子。媽媽認為是過敏，是魚或番茄所引起的，奶奶則認為是穿毛料衣服的關係，沒人能證實原因為何。

關於大小便訓練，媽媽從不嚴格。寶寶就只坐在便盆上，屁股扭來扭去，沒真的在解便。但他兩歲左右，有天突然開竅了，不到一個禮拜，坐便盆大便的問題就此解決。兩、三歲時，他因疝氣就醫，住院的五天期間，媽媽白天都盡量陪在他身邊，但晚上則難以抽身前來，因為她還要照顧弟弟。同病房的一個九歲女孩說：「妳的小孩哭得很兇。」顯然傑森夜裡大半都在哭喊中度過。開刀完的隔天，傑森強忍著疼痛。手術很成功。住院期間他康復了，但也回到從前的邋遢樣。後來他上幼幼舞蹈班，跳舞跳得很高興，但笨手笨腳地。這期間他和其他孩子的關係也改善了。他很會玩拼圖，玩益智遊戲時反應也不慢。一歲左右開始會講話。一歲九個月大時他可以口齒清晰地說出下雨、沒下雨、花等一些單字。兩歲左右開始會造句。

我問傑森比較偏愛爸爸還是媽媽，他們說看不太出來。傑森會說：「爸爸早點回家不是很好嗎？」但看不出他偏愛誰。父親此時提起一件事，傑森學爬的時候很會鬧脾氣，會往地面搥頭。他坐在附有餐盤的矮桌椅用餐，若餐盤沒放正，他就會大發脾氣。一回他讓自己摔了出去還傷到嘴巴。父母對這件意外很不以為然，聽父親的口氣，彷彿傑森有意要弄傷自己似地。

這孩子有個特點，就是坐在娃娃床裡或安全座椅裡時，還滿守規矩的。比方說，他不會像別的孩子那樣把買來的東西丟滿地，可以乖乖坐上好幾個鐘頭東看看西看看。不過，倒是有一回，他不知哪根筋不對勁，瞬間變成了個**磨人精**。媽媽說她會讓傑森躺在嬰兒車裡，推著車在房裡走好幾個鐘頭，以安撫他的情緒；也會翻書、隨處指東指西給他看，花很多時間和心力把注意力放他身上，就怕他又磨起人來。他的一個特點是他會要媽媽告訴他幾點，他很早就學會看時鐘，對時間一向很感興趣，這一點在他和我的晤談裡也顯現出來，他常掛在嘴邊的問題之一，就是「現在幾點？」

他的臉部神情很有意思，看起來就是很難搞定的樣子，那神情由來已久。父親談到傑森玩的其中一個玩具：郵筒，他不懂郵筒是做什麼用的，不過他擺出一副很懂的樣子，但其實一點也不明白，好似是故意逗著父親玩似地。母親則說傑森六到十個月大時很會逗她開心，她記得他當時胖嘟嘟的，還不會爬，他會搔她癢，每每讓她彈了起來，逗她逗得樂此不疲。我問媽媽她是不是那種會逗孩子玩的媽媽，她自覺不是。

這對父母於是說到讓傑森分心的方法（免得他磨人）。一回他們試著大力甩上冰箱的門來轉移他的注意力，連甩十五次，他根本是鐵了心不為所動。這時母親說：「當然，我絕不會賞孩子巴掌。」她覺得這樣做太過頭了，不過她說她火大起來也會給孩子一點教訓。譬如說，傑森一、兩歲的時候，有次她真是氣到沒輒了，索性把他放到高腳凳上，讓他杵在那兒下不來，給他嚐點苦頭。她也很少打其他孩子耳光。隨後她接口道：「當然，我氣炸了也會狠狠賞他一巴掌。」她繼續說道最糟糕的時候是她和先生賭氣、吵架時。其他孩子會閃得遠遠地，但傑森反而變得愈火爆，情形每下愈況。她話裡的意思是，傑森使了伎倆讓他們分心，因而夫妻吵不下去。

我問起孩子們的過渡性現象。

傑森（目前八歲九個月）

他會吸吮自己的手背，之後改吸奶瓶，瓶裡一定得添加野玫瑰果糖漿。他兩歲一個月大之前就是用這個奶瓶喝奶的。他的床上放有一隻泰迪熊，不過他不會隨時隨地拎著它。吸奶瓶的癮頭是這樣結束的：有天他們回爺爺、奶奶家過夜，他使性子把奶瓶往地上一摔，結果奶嘴的底環裂開了。他一直嚷著：「壞掉了、壞掉了、壞掉了。」然後哭喊了三刻鐘。這是他二十五個月大時的事。之後，儘管他經常看到娃娃用奶瓶喝奶，但他無動於衷，他會說：「寶寶的奶瓶」之類的話，卻毫無情緒。

老二（目前七歲九個月）

他會吸吮右手大拇指，直到四歲大才改掉。他喜歡毛茸茸的東西，最愛吸咬某隻泰迪熊的耳朵，最後那只耳朵被他扯掉了，得把耳朵跟緞帶縫在一起，把緞帶釘入他的椅子上。這隻泰迪熊對他來說一直很重要，直到四、五歲，也就是老三出生之後才把它丟一邊。

老三（目前四歲）

他從沒吸吮大拇指，也沒有抱什麼娃娃。他喜歡毛茸茸的東西，但從不會迷上這些東西。總地來看，他的兩個哥哥都討厭他，在他們眼裡，他根本是個討厭鬼，他會把哥哥們惹毛，會打破窗戶。他們家裡的窗戶是鑲鉛框的，框內嵌有很多玻璃面的小窗格，這傢伙就是有辦法爬上窗用腳把玻璃踢破。

這時，這對父母補上關於傑森的一些小事，大概是摔破奶瓶這件事的後遺症，之後傑森打破任何東西都無動於衷。他做任何事也都是這副模樣，就像他毫不在意地扔掉腳踏車一樣。他們在傑森三歲半時搬離倫敦，好玩的是，在現在這間有花園的房子安頓下來之後，老大和老二從來不會想踏出花園大門一步，老么則成天想往外跑。兩個年紀大的孩子雖然願意待在這個範圍內，但調皮搗蛋的事從沒少過。

傑森四歲時上幼稚園，幾乎是一上學就染上了支氣管炎，從此以後很容易被感染。他也從那時起開始眨眼睛，現在依然如此。他很喜歡幼稚園的老師。四歲九個月到五歲大那段期間，當時弟弟剛出生，他又患了嚴重的盲腸炎。**他對打針這回事非常大驚小怪**（這對父母的說法確認了我和傑森晤談時所觀察到的）。他後來還喜歡上之前幫他打針、令他討厭的護士阿姨。他在醫院住了一個禮拜後就出院了，但後來卻又再度住院。這一回他住院住得還挺高興的，覺得像做夢一般，連打針也不排斥了。出院回家後他回歸正常。他的生活不因新生寶寶的到來有什麼改變，不管怎樣，媽媽這次不再對每個小地方吹毛求疵。傑森學到了一招，知道怎麼讓女性為他效勞。

366

我問這對父母，有沒有想過要生個女孩。生女娃對他們來說意義重大。懷老二和老三的時候，他們很希望是個女娃，尤其是生老三的時候。媽媽說當她發現傑森這一胎是男生時，心情很激動，特別是她之前還夢見自己那一胎會生女娃。顯然此刻我必須探究一下，她身上所散發出來的男孩子氣是怎麼來的。我問起她男孩子氣的那一面，於是她說起自己的童年。十多歲時，她就留短髮，個性、舉止都很男孩子氣，最典型的例子就是有人喊她男生的名字桑尼，當時她十三歲。她認為自己小時候就是個嬌滴滴的獨生女，雖然她從來都只玩火車而不玩洋娃娃。隨後她說到對母親的情感的轉變。她總以為自己和媽媽很親密，像一對「姊妹」似地，她從來不會撒野。她很聽媽媽的話，母女倆還會一起在鄉間漫步。但問題是，兩人之間的敵意是從哪冒出來的？傑森一出生，她媽媽就變得很古怪。她媽媽原本答應她要請假幫忙帶小孩，不過當孩子出生的第九天，她從醫院帶著小嬰兒回家時，她媽媽卻說：「噢，我沒辦法開口跟經理請假。」所以她從沒有以過來人的身分為這位新手媽媽提供什麼協助。不幫忙還好，糟的是她媽媽不時拿著小兒驅風散或一些沒用的偏方來幫倒忙。這母親說：「我實在沒辦法原諒她。」她母親還說：「喔，我忘了我們家有小嬰兒呢。」不過，奇怪的是，她對別人家的小嬰兒倒是很喜愛。

我問：「妳媽媽原本想要生男生還是女生？」她斬釘截鐵地說：「我爸媽都想要個男生，他們一向都說得很明白。」

367

真相大白了。傑森的母親本性是個女生，但為了迎合她爸媽，她只好刻意發展出本性裡男孩子氣的那一面。當傑森出生時，第一個考驗來了，她發現媽媽根本沒辦法提供母性的榜樣讓她認同，因而她必須獨自摸索怎麼當個女人，照顧頭胎傑森很不順利，直到她生下第二胎才摸出頭緒來。談論這些前因後果的過程中，她又提到其他的重要細節，其中一件是這樣的：傑森是過了預產期才生的，所以儘管出生時很健康，但他卻活像從貝爾森集中營[367-a]來的一樣。她覺得自己本來可以照顧好傑森，可是產房的一名護士（她人很好，後來兩人變成好朋友）一見到傑森時脫口說出：「妳把他餓壞了！」因而壞了事。護士的這句話讓她焦慮得不得了，也攪亂了她體內泌乳的功能。那句話也許只是玩笑話，但在生產的時刻對著焦慮不堪的產婦不假思索地說出來，不僅對產婦的身體功能造成負面影響，連孩子整體的發展也受到波及。

這時，我和這對父母就目前的情形來討論，把傑森的畫作拿給他們看，並回顧晤談全程。傑森和我相處的一個鐘頭裡的表現，令他們驚訝不已，基於這些新發現，他們同意，目前就讓情形自然發展。我願意再次安排和孩子見面，倘若（1）孩子目前的情況惡化，或者，（2）他想見我的話。

這位父親特別對我回應孩子問的「惡魔是真的嗎？」的答法感興趣，因為他兒子問他同樣問題的時候，他沒把這個問題放在心上。

我提議安排傑森接受智力測驗。

這次和父母會談之後，他們寫了一封信給我，信尾有兩人共同的簽名，表示他們很看重這種可以了解孩子的狀況的機會。他們也告訴我智力測驗的結果，如下：

史丹佛比奈修訂版智力測驗　一〇九
語文測驗　　一二一
非語文測驗　九十九
魏氏兒童智力測驗　一一二

367-a　中譯註：二次大戰時納粹德國的一處集中營。

兩年之後

兩年之後我收到傑森父親的來信。信中說，我和傑森晤談後，傑森有些許進步，但目前傑森的老毛病又犯了，又開始從媽媽的皮包裡偷錢。再者，傑森常跟一群孩子混在一起，這群孩子的行徑顯然瀕臨犯罪邊緣，只是不法之舉還沒被揭穿而已。同時，他氣喘的毛病有復發的跡象，和煙火節晚上施放煙火所引起的恐懼有關。而且，傑森被車子撞到，有腦震盪，充分的證據顯示，這起車禍是他自己引起的，他是咎由自取，推究起來，和他具有攻擊性的亢奮行徑脫不了關係，而他這些行徑隨處可見。這位父親列舉了一長串他們夫妻倆共同認為的傑森人格發展上的進步之處，同時也指出這孩子愈來愈有能力和父母談論他自身的問題。這位父親也提到「另一位對手」的加入，傑森多了個妹妹。他的死對頭——弟弟（小他十三個月），不僅比他聰明，而且課業上也追過他，這情況衍生出許多問題。

有鑑於此，我安排和傑森進行第二次晤談。二度晤談結束不久，我連絡上傑森的父親，他告訴我傑森已經度過這個關卡，偷竊的行為也消失了，只是他持續帶給他媽媽壓力，彷彿逼著她在某些時候要把更多心思放在他身上。偷竊的行徑不見了，取而代之的是他很會要求別人，而這些要求媽媽通常都能滿足他，譬如：「帶我去游泳。」等等。父親也說到傑森沒再抽煙了。

第二次晤談，傑森已經十歲，第一次晤談十五個月之後

傑森和母親一道來，她知道他需要她陪同，母親後來逛街去了。傑森有點不自在，一開始並沒想起自己以前來過這裡。他知道自己經歷過一些事，他注意我桌上排放了好多小人像。我幫助他回想，然後他說：「對了，我以前見過的一位醫生的桌上也擺了這些。」顯然他根本不記得自己之前和我有一面之緣。

於是我們開始玩塗鴉遊戲，這遊戲也沒讓他回想起來。於是我著手隨意塗畫：

369

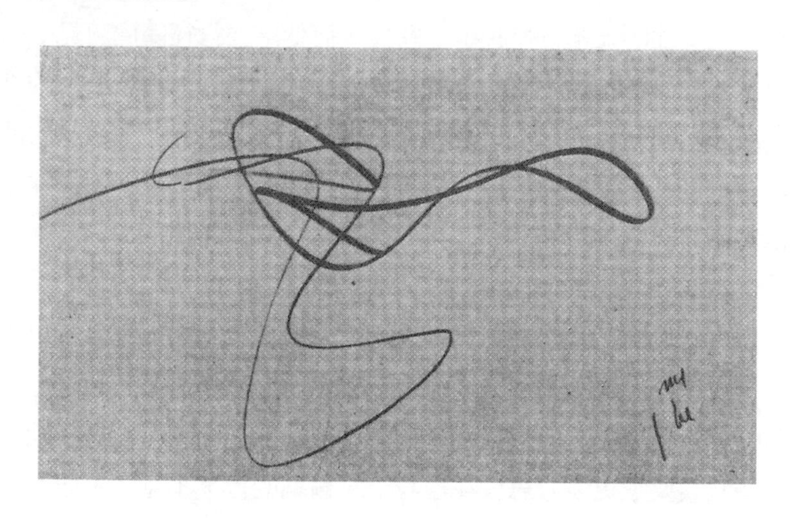

圖一：我的塗鴉，他單純只是在我的塗鴉上再塗鴉一次。我明知故問地問他幾歲，他答說十歲，但他其實快十一歲了。他即將離開現在就讀的學校，轉到更大間的學校去。這樣很傷感，因為，正如他說的，在現在這個小學校裡他得到了最好的學習，而且他在這裡念了四年，全都是小班制。

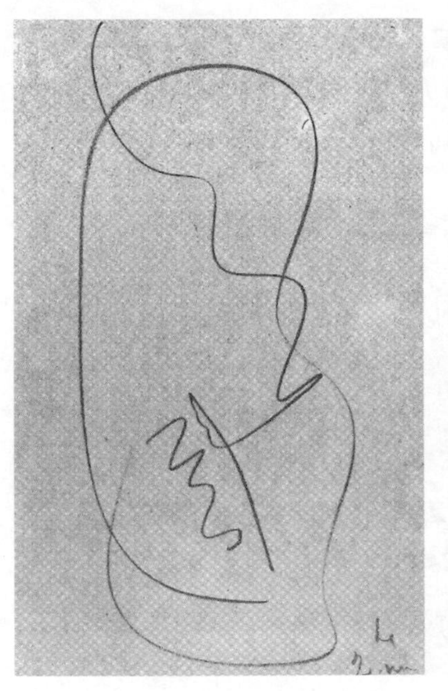

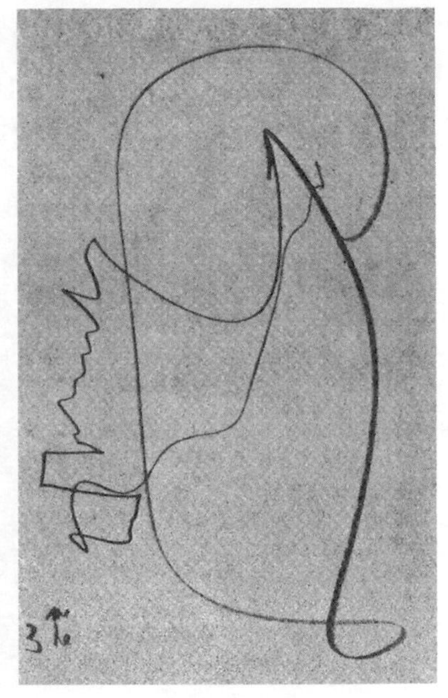

圖二：他的塗鴉，刻意畫的，分成三、四個部分。我隨意畫了個不規則的圓把他的塗鴉包起來，我是有樣學樣，學他在塗鴉上塗鴉的做法。

圖三：我先著手塗鴉，他只就著我的塗鴉延伸出一些線條，沒把它變成什麼。 370

圖四：他的塗鴉，我把它變成狗之類的動物，他說：「很聰明喔。」即便是我把他的塗鴉隨意發揮的舉動，也沒讓他想起我們在1965年玩過的遊戲。

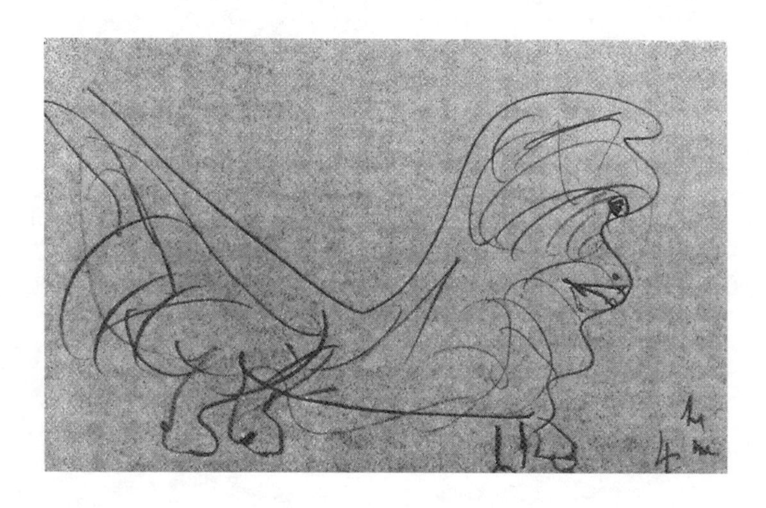

371

圖五：我的塗鴉，他說：「看看我可以把它變成什麼。」他像是快要想起我們以前玩過的遊戲，不過他只是模仿我上個圖畫的，把它變成一隻動物。

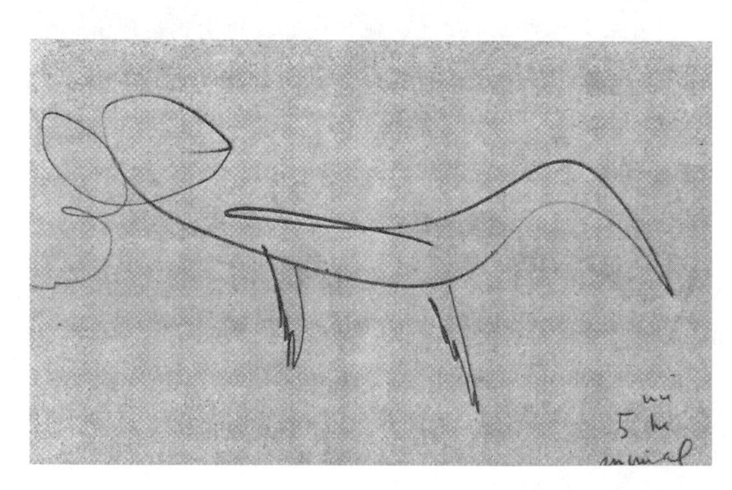

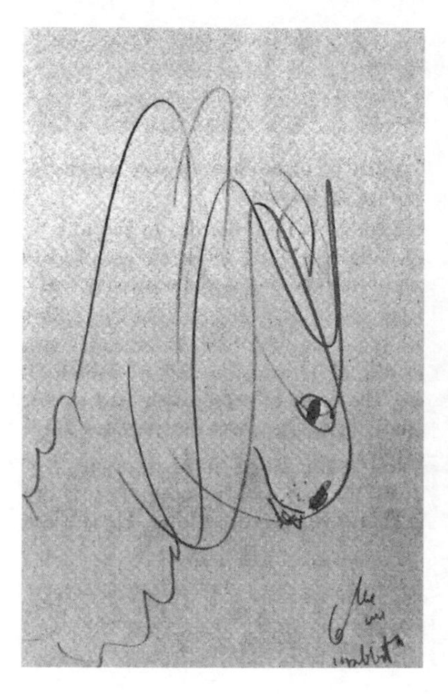

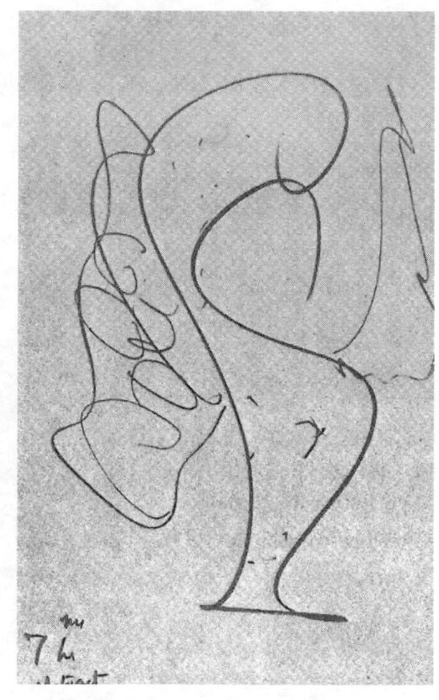

372

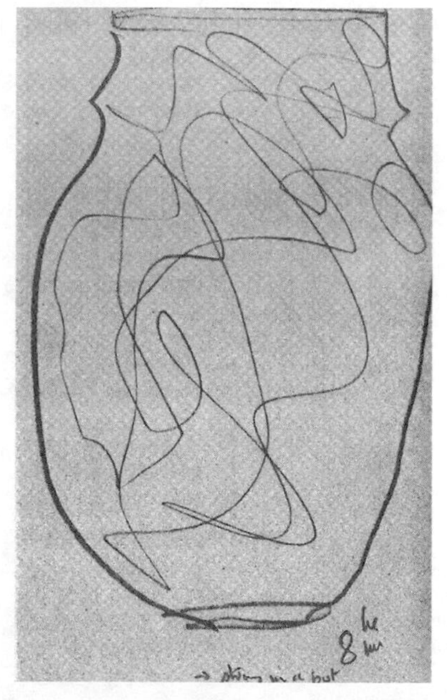

圖六：他的塗鴉，我把它變成他所說的兔子。

圖七：我的塗鴉，他用心地添上好幾筆。據他所言，這是「抽象畫」，而且「沒有什麼意思。」

圖八：他的塗鴉，是一條精心畫出來的彎曲長線條，顯然我可以依此隨意發揮。我最後畫了一個罐子把這線條裝起來，並說那是一條細繩，隨時可以拿來用。

圖九：我的塗鴉，他出乎意料地用鋸齒形的線條把它包圍起來，他說那是輾碎機。他馬上想到了個可愛的念頭，說有棟豪宅裡裝滿了錢，成千上萬鎊的錢。輾碎機的鋸齒是為了進到有很多寶藏的地方用的。

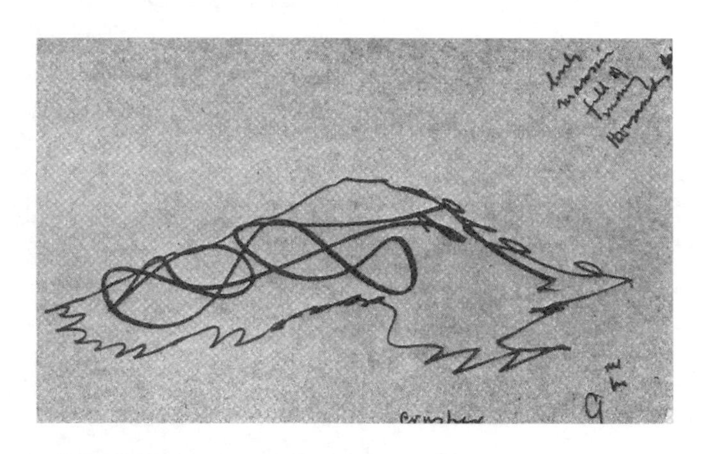

這時我們回頭把圖一到圖九重新看了一遍，我總結說，他一

373 定夢過某個東西裡面藏有錢的夢。他只簡單地表示同意，沒多說什麼。我知道他正回想著某個由偷竊衝動所驅使的夢。

他默想的時候，他畫下：

圖十：他的塗鴉，又是一幅跟圖八的線條很像的塗鴉，不過他這次加上了眼睛。我在這一團線條底下畫了個罐子，讓這些線條像是從罐子裡跑出來似地，並說神燈裡的神怪來了。他被逗得很開心。

374 這時，夢的念頭讓他著手把幾乎想起來的夢畫出來，所以他畫下圖十一：

圖十一：他很高興地拿了張全開的紙來畫，在這個夢裡他遇到了一場嚴重的地震，所以他跌倒了。圖中，他站

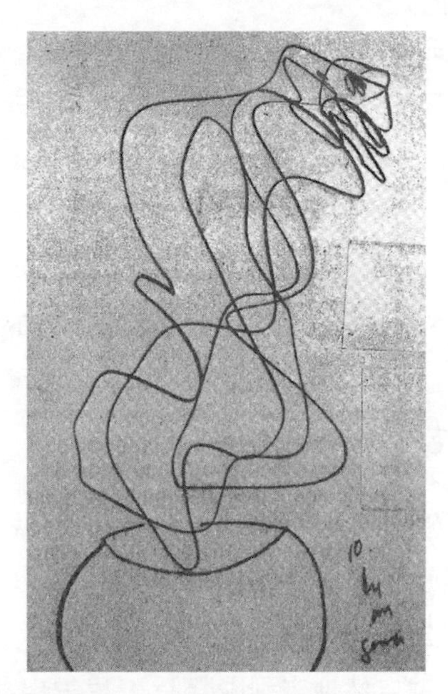

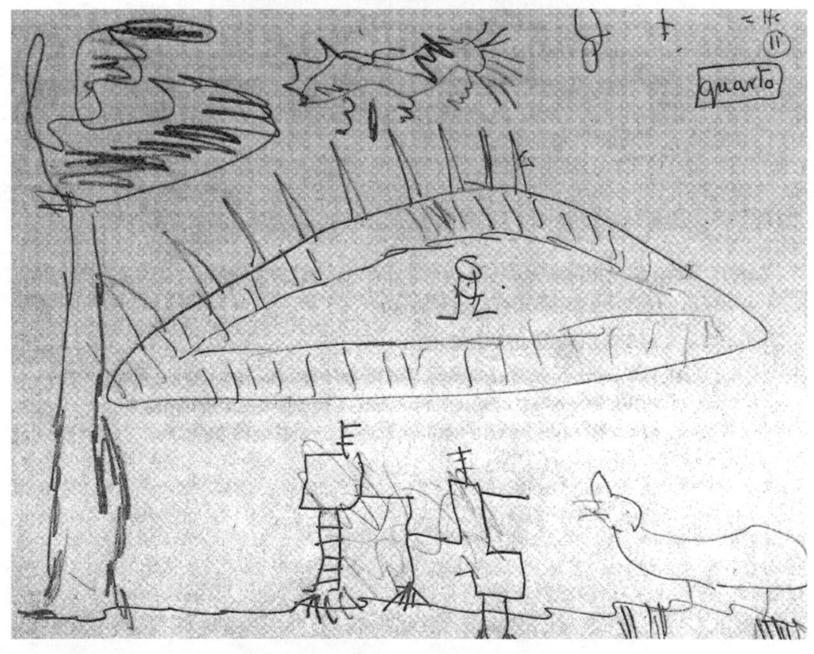
quarto

在有尖尖突出物的陸地中間，下面有隻怪獸，外形像機器人。只要怪獸稍微動一下，就會天翻地覆，而如果它一碰到水或什麼的，就會造成機械短路。右下角有隻動物，牠是隻全自動化的天鵝，有特殊的腳和腳趾頭。只要這隻天鵝的腳往地上一跺，可怕的事情就會發生。藉由天鵝施展威力，他似乎能在某種程度上掌控大局，要不然機器怪物一發作起來，整個情勢可是會完全失控。在圖左邊陸地之外，是一棵古老的樹。

375

他一畫完這幅圖，就要求我陪他玩別種遊戲，顯然是想逃開內在被挑起的焦慮。我二話不說地陪他玩遊戲（圖A、B、C、D），玩了約十五分鐘。就是得把這時間捱過。

當我們的遊戲自然地來到尾聲時，我說出我對他的夢的看法，藉用他所遺忘的兩年前的畫作內容來說。我記得他當時畫了個有利齒的頭等物。

我說：「你夢中感受到的恐怖的事，就我看來，就是你很孤單，爸爸不在身邊，除非他藏在古老的樹上，所以沒有人能幫你。」

他很快地回應我的話，說道：「這倒提醒了我。」於是他在畫面上方畫了一隻飛行怪物。這代表他父親奇幻且背叛他的一面，不過他父親「有權力把我帶走，他可以把我舉起來。」——他接著說到，水淋到怪獸身上所造成的驚人效果。對於我說的，假使爸爸可以讓他信賴，能把他舉起來，他就不會尿床的說法，他聽了之後顯得很開心。

376

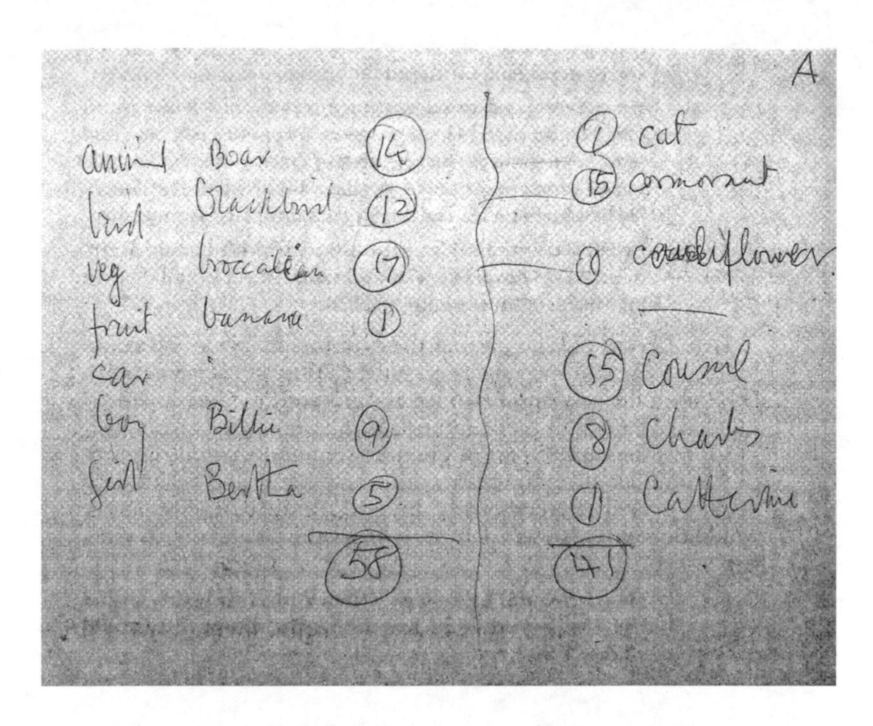

在這幅畫出夢的畫作裡，他展現出驚人的幻想力，這幻想力在上一系列以定時炸彈及爆炸為主題的畫作裡也展現過。

此時他回到畫本身，願意把為了轉移注意力而玩的遊戲擺一邊，於是我向他指出，噩夢的端倪早在圖九裡就已經出現了：輾碎機。

他說：「是啊，在別張畫裡也出現過。」他翻出我畫的圖十說：「你滿聰明的，可以看出那是神怪。因為這樣，我才有辦法想起這個夢。」

隨後他翻出罐子裡裝有可用細繩的圖八，細繩的部分也可能是尿。

他三番兩次地提到「我把圖十稱做神怪還真好運！」

他翻出圖三說：「尖尖的那部分也有噩夢的影子。」那尖尖的部分當然是我塗鴉的一部分，他後來添上了些細節，他當時根本沒料到那可能意味著什麼。

最後我們回顧了那幅抽象畫，他曾說那幅畫沒有什麼意思。他翻出抽象畫並說：「在這幅抽象畫裡真的到處都有噩夢的影子，只是你看不出來罷了。」

這時他卸下了以模糊來掩蓋明確的極端防衛。他現在平靜許多，想起了兩年前的晤談，也很高興我提醒他，他之前畫了那艘靠了岸卻無人生還的傷心之艦。

我做出最關鍵的詮釋，說他對母親的愛左右了這一切，以致他想把所有人都趕走，雖然他真的這樣做之後媽媽會非常難過。這個詮釋是從兩年前的晤談延續下來的。

尤有甚者，他補充道：「我常常很生氣地回到我的房間，自言自語說『真希望他們通通死掉！』」

378 這一切關乎他想把媽媽佔為己有，但卻從不可得。隨後他跟我聊到小嬰兒，他頗為自豪地細數小妹妹會做些什麼、會說出哪些字等等，顯然他非常喜愛她。

接著，他跟我談到那場車禍，那輛積架的車車速飆到五、六十英里。他在醫院待了三天，意識不清，然後他不嫌麻煩地翻開他左膝上的傷疤給我瞧瞧。他說這都應該怪他，不過，我認為他引用了媽媽的說法，他極為同意媽媽的看法。不過，看樣子，這場差點讓他喪命的災難，禍首極可能是他自己，就這一點來說，與他的噩夢十分吻合。

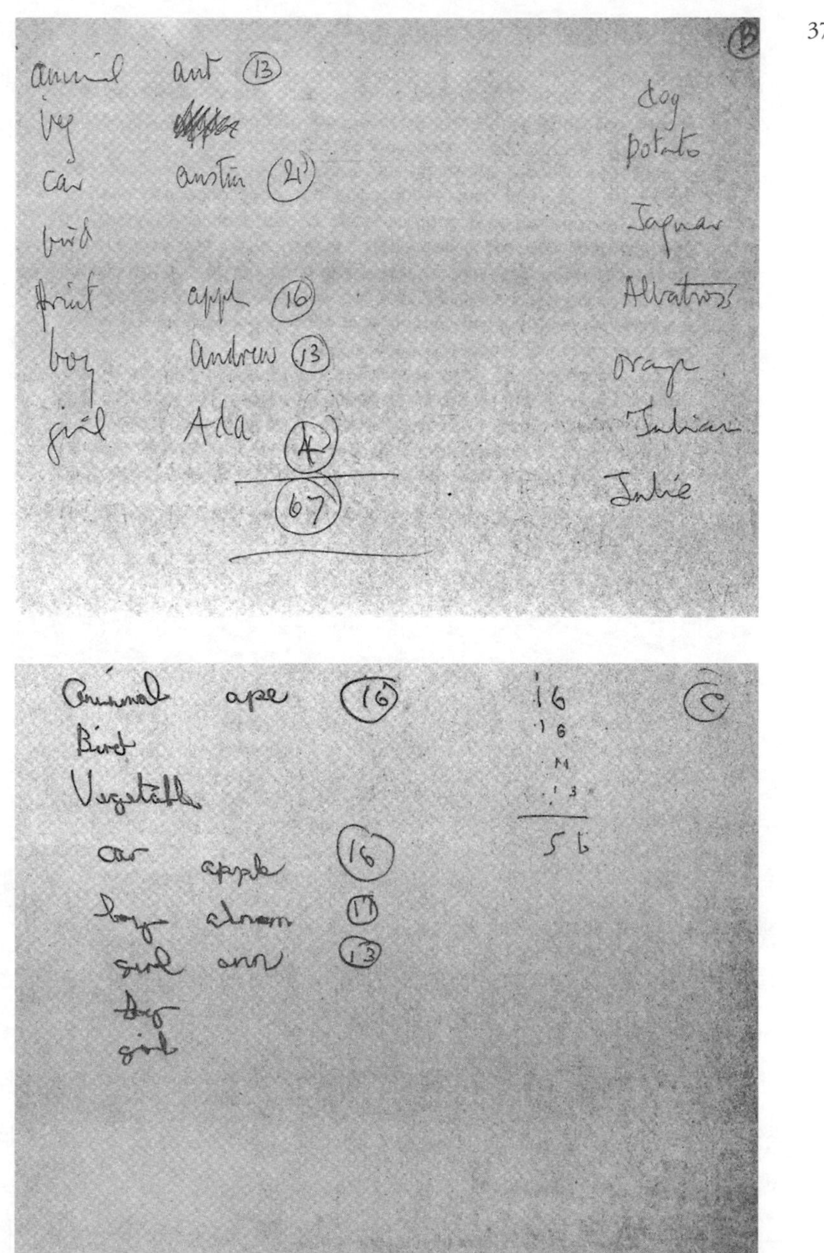
B
animal ant 13
veg
car austin 21
bird
fruit apple 16
boy andrew 13
girl Ada 4
67
dog
potato
Jaguar
Albatross
orange
Julian
Julie
C
Animal ape 16
Bird
Vegetable
car apple 16
boy 17
girl ann 13
girl
16
16
13
56

接著他對噩夢中在天上飛、和爸爸很像的人物的魔法，做了許多描述。他說這個會飛的爸爸「好像帶來了『馬爾他』。」他說的「馬爾他」大概是指「岩漿」。他最後得救了，到了這一刻，他才算是脫離了真實的夢境，來到了幻想的層面，在這個層面裡他

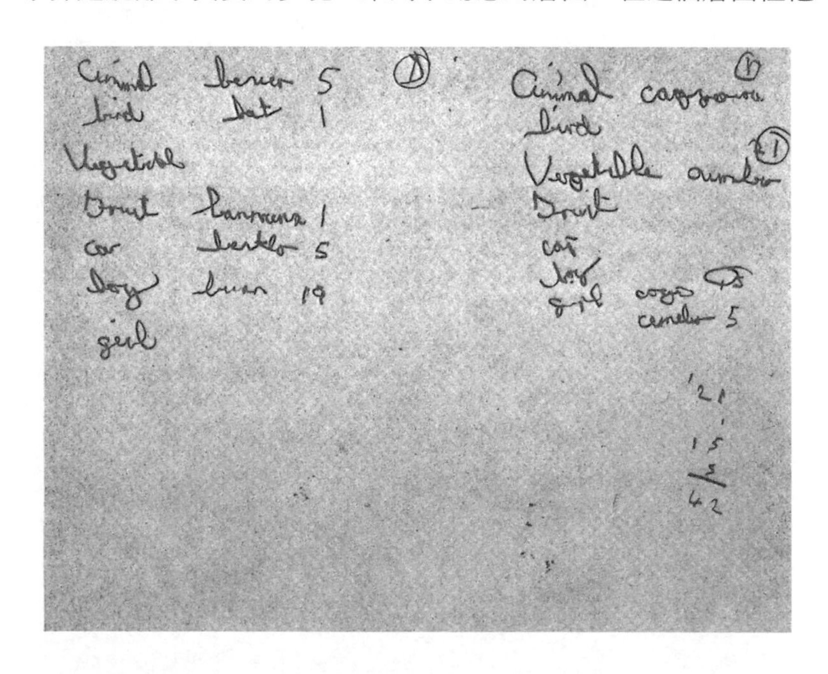

379 有能力操縱意念。他說起輻射槍和一種神奇的盾牌可以抵擋輻射光。他再次提到妹妹，說他們齊聲喊：「海盜來了！」的遊戲，這讓他很開心，單純是因為讓一歲大的孩子靠近擺好的遊戲時，她會把眼前的一切瞬間毀掉。

他提到他認識的某個家庭，以此來結束我們的談話，他說，那一家人共九個孩子全擠在一層公寓裡。他的意思是，有人的狀況比他還糟。

我們道別之前，一起回顧了兩次晤談的兩組畫作，以及我們

對這些畫的看法。他似乎準備好要離開了，不過遲到的媽媽尚未現身，為了打發時間，我替站在前門台階上的他拍了一張照片，之後把相片寄給他。

總結

這個複雜的案例可由以下的觀點來總結：父子之間正常而健康的同性戀關係受到相對上的剝奪。而這項剝奪則要追溯自幼兒與母親的關係受到相對性的剝奪，包括與母親的創傷性分離經驗在內。看來，傑森父母的共同投入，加上家庭環境的支持，某個程度上「治癒」孩子身上於幼時所遭受的母子關係的剝奪，但是他卻在父子關係中屢屢受傷，而這位父親也深感父者難為。這位父親覺得，當另外兩個孩子的父親還挺容易的，但身為傑森的父親，他卻老是感到不解與困惑。

這個案例的處理，是基於與孩子的兩次晤談以及與家長進行的一次會談，加上三年之內的幾通聯絡電話。看來，這個案例的動力來自於與父母親的一場會談，多虧有那次會談，他們才能看到這孩子與我晤談時的表現，隨而能對他有所理解。

【個案二十一】喬治，十三歲

380 最後，我想描述一個有犯罪傾向的案例，該案例僅靠我這書裡所陳述的工作不足以應付。我想藉著檢視案例來描述偷竊的心理機制，在這些案例中，孩子心理防衛的僵化程度不至於過強，所以可以偵測到孩子的進展，而且孩子的家庭環境由先前的無望與無助，轉為滿懷希望且效能十足。

此則案例的病況，其細節和書裡的其他案例十分類似。唯有健康的孩子，不論男女，才會是截然不同的個體，各有各的獨特樣貌。生病的孩子表現出來的模式都很雷同，其病勢的程度經常可以由病態模式的僵化程度來測量。不過，就算在這個病得很重的孩子身上，我和他晤談之後，他還是多少表現出些許的改變，在這一點上，這個個案和前一個案例可以相連貫。我和這孩子晤談之後，他跟他媽媽說：「好好笑喔，醫生問我有沒有做過偷東西或小偷之類的夢，我跟他說我從沒做過那樣的夢。不過，我見過他以後，就做了個夢，夢見我偷了一個皮夾，然後我跑到另一個城裡偷了另一個皮夾，然後又跑到另一個城裡偷了另一個皮夾，這樣一直下去。好好笑哦，我以前從沒做過偷東西的夢。」

倘若要對這孩子進行治療，治療最有展望的一面，便是善用這類的夢，因為就是他人格裡的隔離作用使得他接觸不到夢境，所以他才會透過強迫性的行動外化來讓自己和夢境有所聯繫。即便在這個極嚴重的案例裡，只要孩子致力把被隔離的人格部分整合起來，就算努力的過程中反社會的行徑依然出現並造成社會問題，我們還是看到了一線生機。

我和這孩子單獨晤談了一個鐘頭，之後和他母親有一席談話。

家庭史

姊姊　十七歲

哥哥　十六歲

喬治　十二歲十一個月　381

史丹佛比奈智力測驗　智商一一二

閱讀能力　十歲程度

「在校表現不良」

我與這孩子見面之前，曾收到他的家庭醫師的來信，信中說道，喬治一直有偷竊的毛病，大體上是個問題人物，他並且補充說，依他看，這孩子的雙親雖然知道孩子有問題，但是了解得有限。信中還附上孩子之前在精神科求診的紀錄。

單獨和這孩子晤談，絲毫沒有困難。他談到自己念的學校，這所學校非常開明，所有的術科都被視為和學科同等重要。

我採用塗鴉遊戲，這方法互動起來可以輕鬆又自在。

圖一：他把我的塗鴉變成一顆人頭。〔420頁左上〕

他挺滿意自己畫的這個既怪異又扭曲的人頭，我覺得任何人都可以察覺到，他不覺得這顆人頭有趣。換句話說，我很快就發現到，在這個案例身上缺乏幽默感所提供的迴旋空間，所以，他和我大概沒辦法打成一片。　382

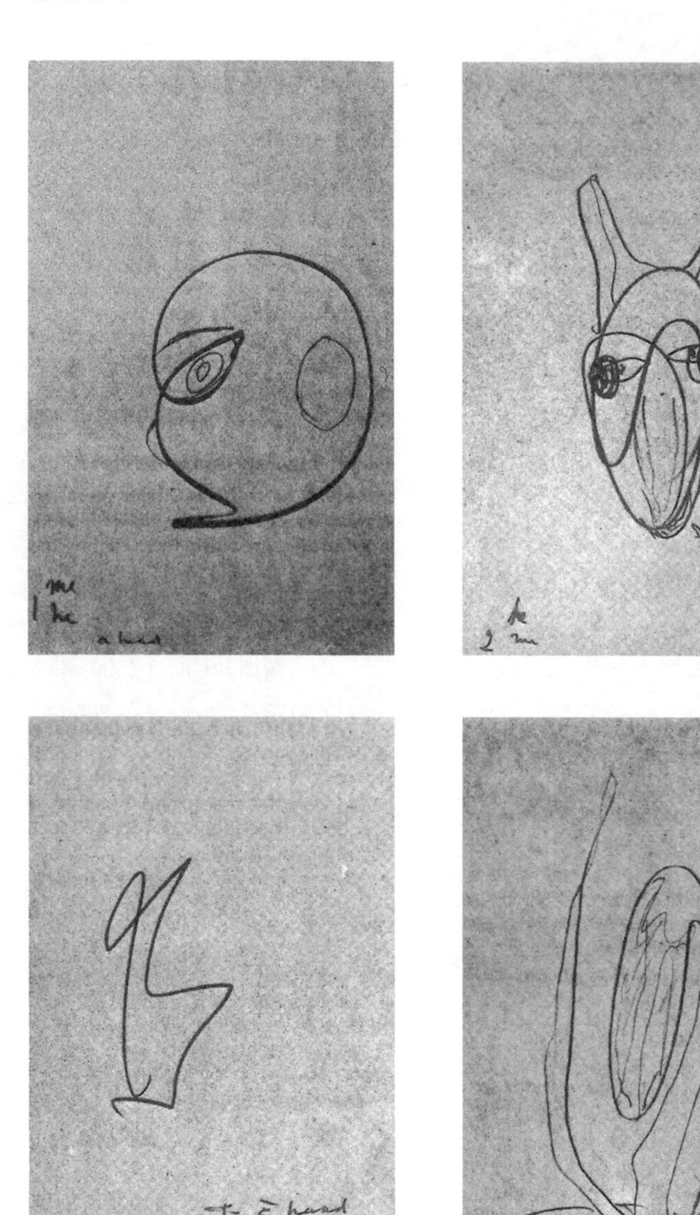
1 me he
a head
2 he me
3 me he
something on top of
finger
4 he me

圖二：我把他的塗鴉變成馬頭。

圖三：我的塗鴉，他說是人的手指向某處，手指上有個東西。或許是女孩子的手，也許手指上戴著戒指。

圖四：我把他的塗鴉變成盆栽。 383

圖五：他把我的塗鴉變成蟹螯。

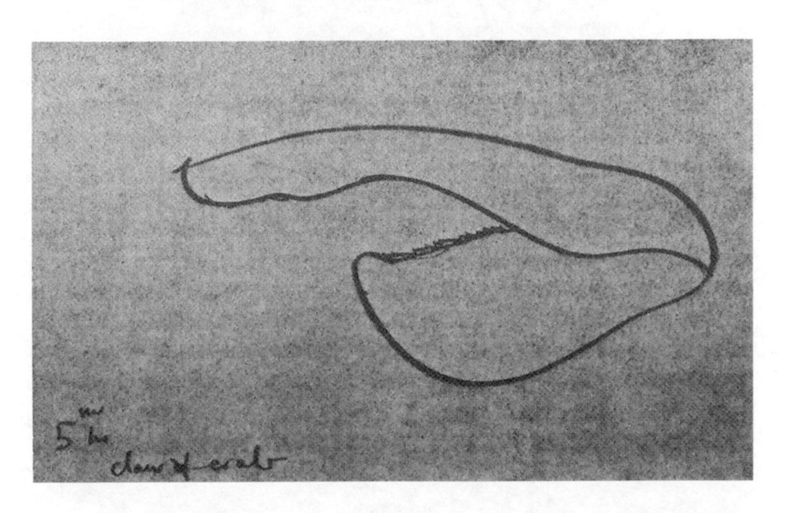

我不得不注意到，圖一欠缺人的身體，圖三也沒有男人或女人的身體，圖五的螃蟹也沒有身體。彷彿我們是生活在部分客體（part-objects）的世界裡。 384

圖六：我把他的塗鴉變成一隻奇怪的生物〔422頁〕，參加奧林匹克運動會的賽跑。我注意到我們其實一直在原地打轉，不過我們繼續畫著。

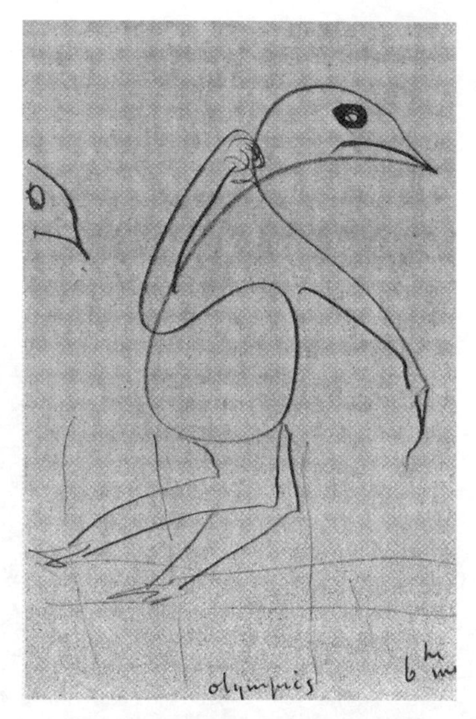

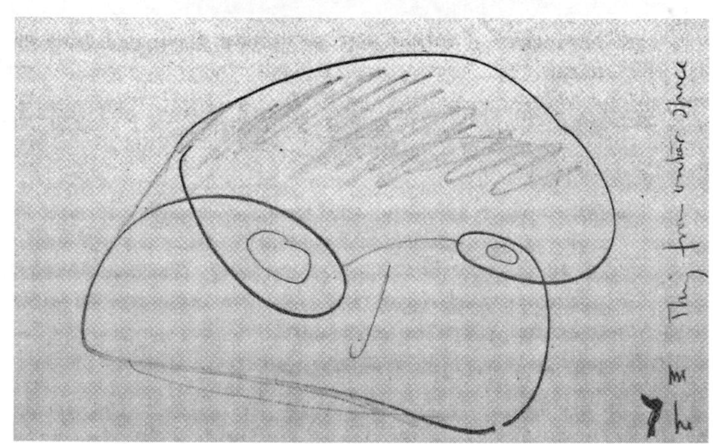

圖七：他把我的塗鴉變成外太空來的東西。這圖又是只有頭沒有身體。

這種沒有玩耍的感覺，也毫無幽默感的狀態，一直持續著。我的技法所施行的對象，是個看起來斯文，穿戴得體的孩子，他很有禮貌，只是看起來有種心不在焉的飄忽；與其說是分裂型的隱遁，倒不如說他置身事外，只是表面上客客氣氣的。他談到他念的學校，說他很高興這所學校接受他入學，他說話的時候多少有些自吹自擂，而不是因為學校出過一些風雲人物而引以為傲。他告訴我他母親的藝名，期待我認得她，此處透露出他對受到鎂光燈青睞的人有某種認同。事實上，他在某次話劇的演出裡表現得很出色，顯然入學口試時他讓甄試委員印象深刻。他告訴我他哥哥念的是普通高中，由此我得知他自知考不上普通高中，不過，就我看來，他似乎並不在意這件事。

這時我開始問起他做過什麼夢。

386

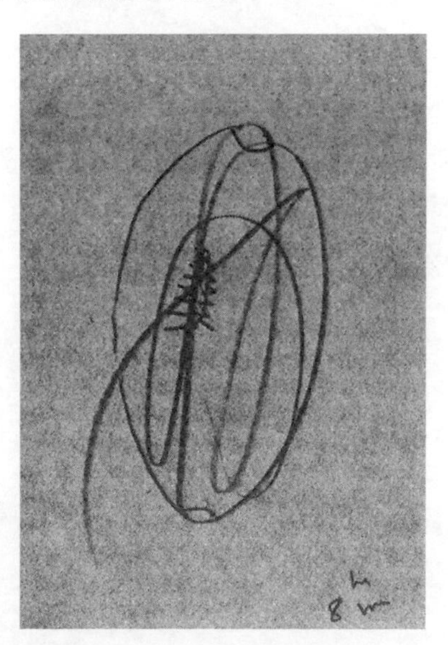

圖八：我把他的塗鴉變成一顆橄欖球，想不出還能變成什麼東西。

顯然他並不喜歡校內的運動，雖然他嘴裡說他下課時間會玩，看來，他演話劇會滿投入的。

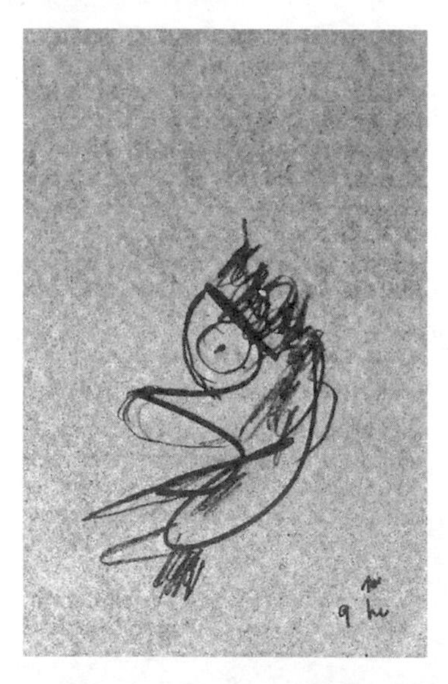

圖九：我先塗鴉，他添了令人驚訝的豐富細節。他把它變成人頭，再度呈現出沒有身軀的特色。這人頭可以說是既怪異又醜陋，但從這孩子身上你感受不到他有任何情緒。

圖十：他的塗鴉，他自己添加了細節。

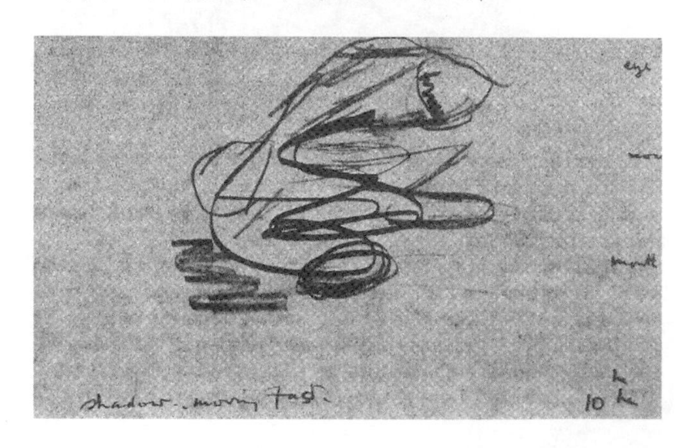

這一幅畫是這次諮詢最極致的作品。這幅畫及前一幅畫裡藏有一些蛛絲馬跡，隱約可以看出他的狀態。在我看來，他呈現出非常原始的東西，也許是遠在環境的不利因素或疏失影響他做為個體的情緒發展之前，一開始就已經存在的東西。如果把這些面孔想成是他腦裡最原初的客體，以精神分析的行話來說，通常指的是乳房，其等同於面孔，那麼你會看到，當他一來到這個世上，想找個客體與之發生關聯，從他的眼裡看來，這客體是很怪異的，在大多數小嬰兒的初次經驗裡，這客體也是完全無法令人安心的。他說圖十是快速移動的影子，並指給我看眼睛、鼻子、嘴巴在哪裡。我感覺到，畫了這幅圖之後他逐漸鬆懈下來，我們也能搭上線了。 388

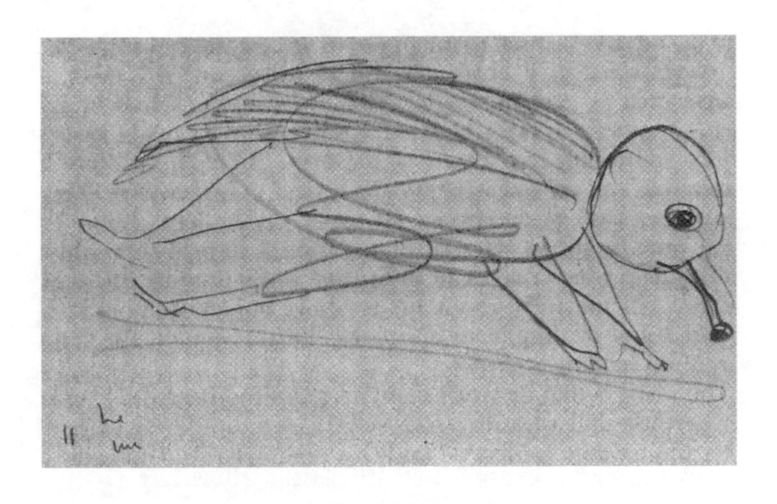

圖十一：我把他的塗鴉變成一隻昆蟲。

圖十二：我先塗鴉，他加了些筆畫，並給了它一個名稱：「什麼也不是」。

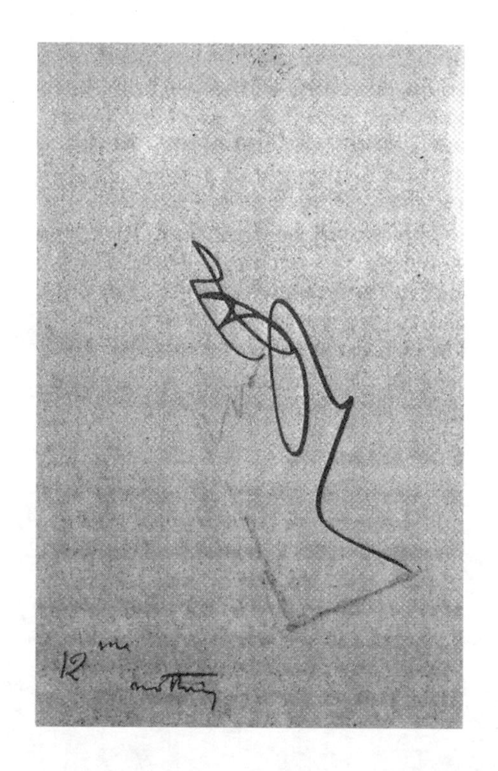

在我看來，這圖表示他自身的毀滅。在某個關鍵的時刻，或者說曾有過一連串的這種時刻，他伸出手摸索，但周遭空無一物，沒有任何反映出他的基本需求的東西，或者說，他想像中的渴切之物。這幅畫彷彿描繪出他出生之後自身的死亡。

做這般關於他的描述時，我運用了我的想像力，而我的想像力一定深受我與他實際相處時他所傳遞出來的不存在感所影響。他戴上假面孔，藉此得到他可欲的一切，但卻是靠順從而得到的，除此之外他別無所有。他只知道部分客體、部分功能，其骨子裡「什麼也不是」。不過，他卻能藉由部分客體來表達自己「什麼也不是」。

至於當男生是不是很好，或有沒有想過當女生這個問題，對他毫無意義，這是意料中的。基於他的順從，他認為自己的所為全是理所當然的。

他告訴我他父親的事業以及家族的狀況。在我單刀直入的詢問下，他說他來見我是因為偷東西的緣故，不過他只偷媽媽的東西。他說：「我四歲起就會偷東西。」他曾被送到兒童心理診所裡去，不過，他卻跟媽媽說：「我什麼也不會說。」你幾乎可以說，他身上最真實的地方（一如他在這一個鐘頭裡向我論及他自己），就是他抱怨會頭痛、會憂慮。當然，也包括他傳達出他的不存在感。他經常跟他母親說：「我實在是不得已，我也不想偷東西呀。」然後他會表現出懊悔的樣子，但同時卻依舊偷東西，於是再也沒有人相信他會後悔，要不就是認定他的後悔只是做做樣子而已。他說「我需要人家幫忙」，但同時又透露出，對得到幫助一事已全然絕望，以致根本迴避向人求助。關於行竊一事，他並沒有對我全然吐實，表面上他坦承偷媽媽的東西，實際上是藉此對我隱瞞大部分的偷竊行徑。

390

最嚴重的是他也偷外婆的錢，外婆靠養老金過活，當喬治偷了她為了付水電費等帳單而另外存起來的錢時，她馬上陷入窘境。他也能表現得討人歡心，有些時候也不會鬼鬼祟祟地打母親錢包的主意，他會跟她說：「我愛妳，我不再偷了。」不過，這些話不管是跟他已經犯下的或即將要犯的偷竊行徑，都毫不相干。近來，他夥同其他男生，把學校的好幾架鋼琴給拆了，而這幾架鋼琴是學校為極力提升音樂、藝術與戲劇要用的。鋼琴遭破壞是學校最不堪想像的夢魘，就算他沒有實際參與這齣惡作劇，他也極可能是頭一個坦白認罪的人。招認是他典型的作風，也是他隱瞞自己不斷扯謊的伎倆，而不斷扯謊則是他招認一些非他所為的罪行的徵狀之一。

有個後來顯得重要的細節是這樣的，我一度問他，有沒有夢過自己偷東西。他的回答表明他自己是不可能去偷東西的，不管怎樣，做夢不是他理解事情的方式。

與母親晤談

我自然對喬治早年的生活史很感興趣。與喬治晤談後幾天，我和他母親安排了一個鐘頭的談話。我旋即得知喬治沒告訴我的一些更嚴重的犯罪行為，儘管他其實很有機會可以向我吐露。這些犯罪行為都有個慣常模式，譬如說，媽媽一進門就看見煙從扶手椅上冒出來，喬治會明擺著一副完全事不關己的模樣，但只要媽媽細查，一定會發現扶手椅旁的地板上有燒過的火柴。屋內幾乎每一張椅子不時都會著火。最典型的例子是，一回喬治患了重感冒，他也能把屋子搞得像被風暴掃過一般。他被單獨留在屋子裡不過半小時，顯然正合他意。當媽媽一回來，發現他早已下床不見人影，沒跟外婆說一聲，也不留個紙條。他中午就出門，到了快半夜還沒回來。最後警察打電話來說，發現他在某個親戚家外面挨餓受凍，手裡還拎著一只皮箱。他父親去接他回家，他大哭，對自己的行徑卻說不出個所以然。他說他想到親戚（叔叔）家過一夜，但他卻用月票在地鐵站裡進進出出，坐著地鐵瞎晃好幾個鐘頭，也沒東西吃。最後他努力做出解釋，說：「妳跟爸爸老

391

是吵架。」媽媽說：「他好像真的這樣認為，不過事實上我們並沒有吵架。」他似乎很喜歡姊姊，但只要她顯露出個人的情緒或煩惱，他就對她大吼大叫。他很容易沒來由地跟爸爸大吵一頓。

儘管發生這些事，這家庭看來對喬治頗為疼愛，但他們也常被他惹得很惱火，不時發現花園的棚子著了火，或鋼琴背面亮著火光。

早年生活史

喬治出生不久，就經常哭得沒完沒了。可以說他老是整夜哭泣。和其他孩子相比，媽媽發現，其他孩子會大聲哭出來，喬治則是無止盡地一陣陣哭喊，她說，就是嘶喊哭叫個一聲就嘎然停止，然後馬上又重來一次，這樣反覆持續下去。

在我看來，喬治就是在這般哭叫中，一再經驗到自己什麼都不是，這也就是孩子接觸到母親內在現實的死亡意象時所感受到的。

他從還是小嬰兒起就像個小豬仔，很貪吃，而且會貯藏食物；他把食物拿去藏起來，但不會把它吃掉。

姊姊很早就扮起保護喬治的角色。他哥哥常阻止爸媽要他認罪，一來是知道這樣做只是徒勞，二來則覺得，為了大家相安無事，不管喬治闖了什麼禍，還是快快讓他脫身為妙。久而久之便慢慢形成對他的姑息縱容，而這個家庭就是靠這般息事寧人的模式勉強熬過來。喬治兩歲大時，這種姑息縱容已經牢不可破。 392

早年還有一件事值得注意。喬治的父母剛結婚不久，爸爸就得離家上戰場。直到戰後全家始能安頓下來，一起過了一段苦日子，當時老大和老二都已經出生，也都跟著爸媽度過了各種關卡，但一家子總算是團圓在一起，媽媽能善盡母職照料這兩個孩子。隨後這家庭歷經了一段非常艱辛的歲月，家裡一度瀕臨破產，可謂諸事不順，父母還得忍受眼見和他們背景差不多的朋友春風得意，而他們卻處處碰壁。為維持家計，媽媽還同時幫人家帶好幾個小孩，賺取的收入正好足以支付家裡的基本開銷。隨後，媽媽發現自己懷孕了，她知道自己勢必無法應付孩子生下來之後要面臨的窘況。她透過一般的管道詢問許多醫生墮胎事宜，但醫生們一拖再拖，直到做成決定時，墮胎的時機已過。她只好辭去所有的保母工作以便待產，等待這個她並不想生下來的孩子出世，而且她一直很怨恨，就是因為沒人理性處理這件事，墮胎的決定才會被耽擱下來。

所以喬治一開始的境遇就和他的姊姊、哥哥很不同，他是沒人要的小孩。然而，就母親的想法，她就是太愛孩子怕孩子受苦，所以才會想把孩子拿掉。

母親餵喬治母乳餵了一個月，但因奶水不足，她實在沒辦法滿足喬治，後來，他那些沒完沒了的哭叫便開始了，所以才會在他兩歲大時變得對他百般縱容。自兩歲以來，任何人想擺脫他，就會給他糖果之類的東西。換句話說，他因為被徹底寵壞了，所以才能感受到自己活著；不過，話又說回來，他卻根本無法利用別人對他的溺愛。

過渡性現象

大姊有奶瓶可以吸，她會吸著裝上奶嘴的奶瓶睡覺，即便奶393 瓶是空的也無妨。哥哥也有個一樣的奶瓶，不過他讓自己入睡的招數，是吸吮自己的舌頭，而且他有自己一套把頭埋入枕頭以便入睡的獨特癖好。描述這些事情時，看得出來媽媽懂得孩子由清醒轉為入睡的困難。喬治則找不到圓滿的方法讓自己入睡。他很早就會自言自語，不過，沒能發展出一套個人的方法來應付難熬的過渡狀態，總是有點不正常。等到他夠大時，他開始會生悶氣。不過，他倒不是心情不好，整個情形比較像是：倘若有人叫他別鬧了，他會把自己反鎖在廁所裡，好幾個鐘頭不出來，在裡面自言自語，有時還會唱起歌來或敲敲打打，讓鎖在外面的所有人覺得，他非常自得其樂。（顯然他覺得無望至極。）

喬治有個妙招，就是當別人感到內疚或自責時，他反倒把一切忘得一乾二淨，特別是有聲音響起的話。最好的例子就是，他很喜歡外婆讀故事書給他聽。不過，學校裡的鋼琴就是被他和死黨一起拆掉的。其他時候他也會玩鬧鐘或錄音機，並跟著哼哼唱唱、敲敲打打，這一切似乎是他早年那些沒完沒了的哭叫的遺跡。隱藏在這些聲音裡的，是他最後一絲的希望餘痕。

偶爾他也會跟爸爸到工廠裡幫忙，父親會說，他幹起活兒來手腳比一般工人快上一倍，而且做得更好。不過，這並不表示說，他真的幫上了忙，這種情況就像，入學口試時他表現得比預料中的好，但這和他在學校裡的一般表現以及同儕競爭上，則是兩回事。好的一面是，媽媽說到他最近參加學校話劇表演，他希望彩排時媽媽能到場觀賞，他正好可以藉機炫燿自己的媽媽曾經是頗負盛名的舞台劇演員，而以此自豪。她自己則說喬治誇大其詞，不過她確實名噪一時。我們似乎可以合理推想，比起他獨自一人而什麼也不是，相形之下，舞台上**扮演某個角色**的他會覺得比較真切。在他眼裡，獨自一人時他便沒有了認同，而上台演出時，他整個人都是假我（false-self）的事實，就姑且不那麼明顯

394 了。

為了讓我對這孩子有多一點了解，媽媽說她自己學歷不高，我因而推想，她從表演中找到了自我認同，而且我也察覺到，從表演中找到認同，跟她在日常生活中對自己的不確定，兩者息息相關。

喬治進到這所學校之後進步了一些，他說他很喜歡這間學校，只是「那些男生經常威脅我。」他最近甚至坦承犯下幾樁罪行。或許他朦朦朧朧地發覺到自己對反社會行為的強迫性狂熱，也感覺到自己並不是有意如此，因而在意了起來。

就在這時候，媽媽說喬治告訴她，上次和我晤談之後，他就夢見自己偷東西。這個細節透露出我和他的互動對他造成某種衝擊，我對此大感興趣之餘，也警覺到這個個案還是不碰為妙。這個細節，和塗鴉中出現的頭、臉等部分客體，在在向我指出，若我再和他晤談個兩、三回，我會發現自己在他的夢中出現，那麼這個個案我必得全面接手才行，而這原非這份工作的本意。要治療這孩子，需要與提供膳宿的機構密切合作，以專業的態度和平常心來對待，願意把全副心思放在孩子身上，或者，把他交由專門全面照顧這類孩子的團隊來照顧。不過，在所難免的是，工作人員的身體或周遭的物體、環境可能會遭受危險。

按理說，要我來治療這孩子並非不可能。他知道自己可以過更好的生活，也知道自己可以活得比目前更真切。但是，他可以成為什麼的可能性都被切斷了，連**存在**都談不上。實際上來說，整個困境無邊無際，也許直言不諱地說這孩子治不好了還比較明智。

喬治跟哥哥說我不是精神科醫師，但是個很和善的紳士。這句話是出於自衛，為了回答哥哥魯莽的問話：「精神科醫師說你怎樣啊？」「你現在都偷哪些東西啊？」

在陌生人面前，喬治倒是很收斂。可以說外人都很喜歡他，都說他很貼心。母親說喬治的爸爸天生心軟，所以她只好扮黑臉，不管這樣做和她本性合不合。那個他很喜歡而且會讀故事書給他聽的奶奶，是他外婆，可他就是無情地偷走了她的錢。說不定外婆人格上的某種病態影響了他。外婆很憂鬱，她總認為世界末日就要來臨，她也不避諱地表達她這個想法。她也會施行招魂術，會看見一些面孔，這些面孔也許就出現在喬治的塗鴉裡。這些事情引起了家庭紛爭，結果外婆負氣搬離，而喬治的媽媽覺得自己的媽媽生活過得糟透了。假如喬治真能帶有感情地體會別人的生命處境，想必他也會這麼想。外婆的父親在她三歲左右自殺過世，這件事無疑對她的人格發展影響至鉅，而外婆讓自己快樂起來的能力也連帶受波及。

母親這時可以安心地告訴我更多關於喬治的家世淵源。喬治的父系家族，除了喬治祖父母受納粹迫害遭瓦斯毒死之外，還有自殺及惡劣的反社會行為的歷史。眾家族裡的一個正面人物是喬治的祖母，由於她的性情溫暖、積極，凡受她影響的人多少都覺得人生充滿希望，而從她身上找到安定的力量。

除了喬治家世上的壞遺傳，以及他自始就是個不被期待的孩子之外，外在環境也存在一些不利的因素。舉例來說，喬治七歲左右曾回家抱怨說，學校有個男生有槍，自己會有危險。這母親打從心底不認為真有什麼危險存在（太了解喬治很容易覺得受迫害），但還是帶著喬治到學校一探究竟。那男生果真持有一把空氣槍，還曾對著喬治的腦袋開了一槍。這件事之後，媽媽再也不能以他的幻覺為由來安撫他了。

他從蹣跚學步起就會藏東西、糖果、「火柴盒」玩具等，這習性從來沒停過。一度他還因為怕自己發胖而不吃買來的糖果。

最近他帶回一只空皮夾，說是在地鐵的地板上撿到的。他可不可以留著皮夾？諸如此類的問題紛紛出現。媽媽看不出有何不可。不過，她卻愈想愈覺得，那皮夾裡面很可能原本有錢，再說，他和我晤談後那天還告訴媽媽他夢見自己偷皮夾。沒有人知道真相為何，透過坦承和招供，他更是成功地隱瞞了偷竊行為，而這些偷竊行為則是由他日常清醒的自我察覺不到的動機所驅使。

396

需要注意的是，他不是為了樂趣而玩耍，至少他根本玩不久，就像他在晤談中所清楚表現出來的那樣。他極為大方。玩一決勝負的遊戲時他**一定**要贏。他根本不愛惜他的玩具，一拿到手沒多久，不是這裡壞了就是那裡壞了。遇上很會吹牛的男生，他總會隨口說「我還有更大的。」他小時候父母省吃儉用地「買東西擺平他」，但他花起錢可是毫不手軟，這一直是這個家庭的隱憂。

最後，母親告訴我，她生喬治時幾乎難產。「生產過程耗了一整夜，胎位不正，頭上腳下。醫生想要使用一些工具接生，但我不肯。」

我提議和緩刑犯的觀護員談一談，提醒他將來可能遇上的情形，也許要上法院。案件已進入司法程序，不過，我明白地告訴他們，雖然我很了解喬治的病因為何，但我無法改變他的家庭及他個人的根本問題。讓我意外的是，母親看似心存感激，也許是被告知了她原已了然於胸的真相。

【附錄一】參考書目註記

瑪殊・汗

在這本書裡，溫尼考特幾乎只以呈現他臨床上的晤談內容為 397
主，理論的部分少之又少。然而，讀者可別以為臨床工作只需要同理心和有如靈感般的直覺，事實上，它是根植於龐大而複雜的理論基礎，而這些理論則散見於溫尼考特過去四十年來的文章和著作裡。讀者可參閱溫尼考特所著的以下七本書：

Collected Papers: Through Paediatrics to Psycho-Analysis. 1958. London, Tavistock Publications; New York, Basic Books.

The Maturational Processes and the Facilitating Environment. 1965. London, The Hogarth Press and the Institute of Psycho-Analysis; New York, International Universities Press

Playing and Reality. 1971. London, Tavistock Publications.

The Child and the Family: First Relationships. 1957. London, Tavistock Publications.

The Child and the Outside World: Studies in Developing Relationships. 1957. London, Tavistock Publications.

The Child, the Family, and the Outside World. 1964. London, Penguin Books.

The Family and Individual Development. 1965. London, Tavistock Publications.

我特別從上述的書籍中挑出幾篇關鍵性文章供讀者參考，這些文章涵蓋了本書所描述之臨床工作的基本理論，並分別列於三項標題之下：

A. 關於母子關係的文章：

1948 : 'Paediatrics and Psychiatry' in *Collected Papers.*

1948a: 'Reparation in Respect of Mother's Organized Defence against Depression' in *Collected Papers.*

1952 : 'Psychoses and Child Care' in *Collected Papers.*

1956 : 'Primary Maternal Preoccupation' in *Collected Papers.*

1960 : 'The Theory of the Parent- Infant Relationship' in *The Maturational Processes.*

1963 : 'From Dependence towards Independence in the Development of the Individual' in *The Maturational Processes.*

B. 關於早期精神發展及自我之病理的文章：

1935 : 'The Manic Defence' in *Collected Papers.*

1945 : 'Primitive Emotional Development' in *Collected Papers.*

1949 : 'Mind and its Relation to the Psyche-Soma' in *Collected Papers.*

1951 : 'Transitional Objects and Transitional Phenomena' in *Collected Papers.*

398

1954 : 'The Depressive Position in Normal Emotional Development' in *Collected Papers.*

1956 : 'The Antisocial Tendency' in *Collected Papers.*

1958 : 'Psycho-Analysis and the Sense of Guilt' in *The Maturational Processes.*

1958a: 'The Capacity to be Alone' in The *Maturational Processes.*

1960 : 'Ego Distortion in Terms of True and False Self' in *The Maturational Processes.*

1963 : 'The Development of the Capacity for Concern' in *The Maturational Processes.*

1963a: 'Communicating and Not Communicating Leading to a Study of Certain Opposites' in *The Maturational Processes.*

1967 : 'The Location of Cultural Experience' in *The International Journal of Psycho-Analysis,* Volume 48.

1968 : 'Playing: its Theoretical Status in the Clinical Situation' in *The International Journal of Psycho-Analysis,* Volume 49.

1969 : 'The Use of an Object' in *The International Journal of Psycho-Analysis,* Volume 50.

C. 關於分析技法的文章：

1947 : 'Hate in the Countertransference' in *Collected Papers.*

1949 : 'Birth Memories, Birth Trauma, and Anxiety' in *Collected Papers.*

1954 : 'Withdrawal and Regression' in *Collected Papers.*

1954a: 'Metapsychological and Clinical Aspects of Regression within the Psycho-Analytical Set-Up' in *Collected Papers.*

1955 : 'Clinical Varieties of Transference' in *Collected Papers.*

1958 : 'Child Analysis in the Latency Period' in *The Maturational Processes.*

1960 : 'Counter-Transference' in *The Maturational Processes.*

1963 : 'Psychotherapy of Character Disorders' in *The Maturational Processes.*

1963a: 'Dependence in Infant-Care, in Child-Care, and in the Psycho-Analytic Setting' in *The Maturational Processes.*

【附錄二】英文索引

編註：附錄所標示之數字為原文書頁碼，查閱時請對照貼近內文左右側之原文頁碼。

A

B

C

D

E

F

G

H

J

K

L

N

O

P

Q

R

S

U

V

W

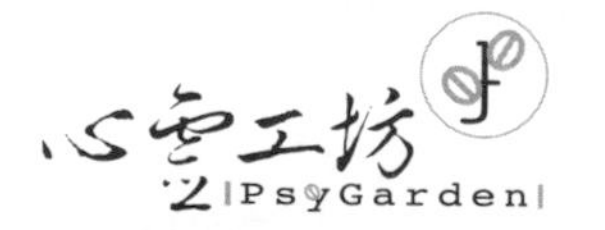

探訪幽微的心靈，如同僭越曲折逶迤的河流
面對無法預期的彎道或風景，時而煙波浩渺，時而萬壑爭流
留下無數廓清、洗滌或抉擇的痕跡
只為尋獲真實自我的洞天福地

Psychotherapy

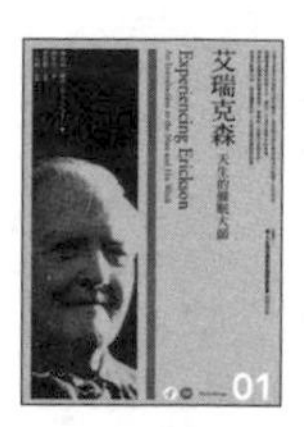

艾瑞克森

【天生的催眠大師】
作者—傑弗瑞・薩德　策劃—王浩威
審閱—劉慧卿　譯者—陳厚愷　定價—280元

本書深入介紹艾瑞克森學派突破傳統心理治療框架的取向，並透過實例呈現這位催眠大師如何巧妙地善用軼事、情境及對隱微線索的覺察力來協助個案。

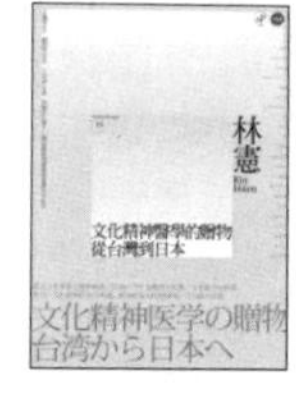

文化精神醫學的贈物

【從台灣到日本】
作者—林憲（Rin Hsien）　策劃—王浩威
譯者—王珮瑩　審閱—劉絮愷
定價—260元

台灣文化精神醫學先驅林憲教授，將過去六十年來台大醫院精神部所進行的社會文化精神醫學研究結果，進行簡明扼要的總整理，同時陳述了許多台日文化比較的成果。

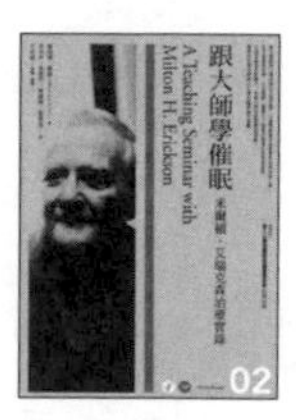

跟大師學催眠

【米爾頓・艾瑞克森治療實錄】
作者—傑弗瑞・薩德　策劃、審閱—王浩威
譯者—朱春林等　定價—450元

這本書展現了艾瑞克森為期五天研討會的完整實錄，透過此書，讀者可以經驗他的催眠與心理治療方法及技巧，於一個又一個迷人的趣聞軼事中流連忘返。

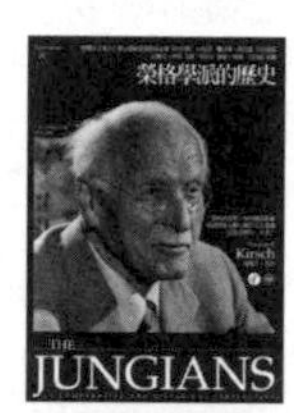

榮格學派的歷史

作者—湯瑪士・克許　策劃—王浩威
譯者—古麗丹、何琴　審閱—申荷永
定價—450元

在本書中，作者為世人描繪了一株分析心理學家族樹。透過克許的生動敘述，榮格學派也在豐富的歷史回憶中，不斷添增屬於它的生命力、創意、深度和廣度。

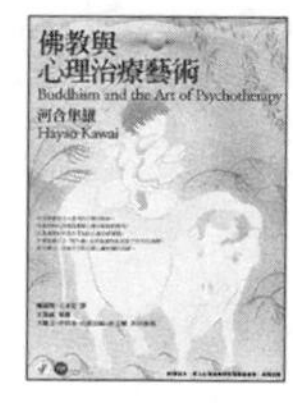

佛教與心理治療藝術

作者—河合隼雄　策劃—王浩威
譯者—鄭福明、王求是　定價—220元

河合隼雄深刻地反思成為榮格心理分析師的歷程，及佛學如何提升了其心理分析實踐。作者也揭示了「牧牛圖」如何表達了自性化過程，充分展示一位東方人對人類心靈的獨特理解。

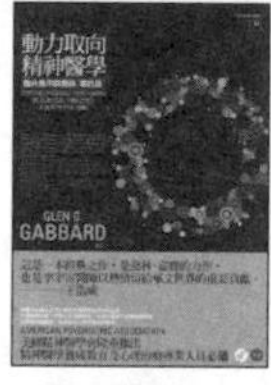

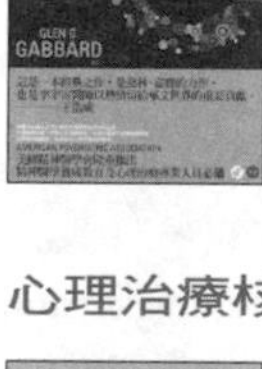

動力取向精神醫學

【臨床應用與實務】
作者—葛林・嘉寶　策劃—王浩威
譯者—李宇宙等　審閱—張書森
定價—1200元

本書說明何謂精神動力學、以及對現代精神醫學有何貢獻的基本架構，並將生物精神醫學的發現，融入對人類心智的臨床理論之中。

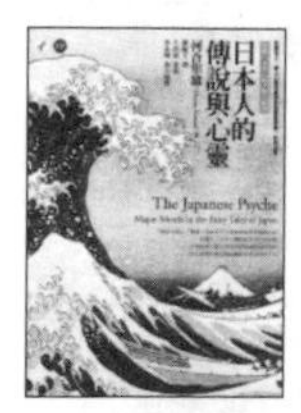

日本人的傳說與心靈

作者—河合隼雄　策劃—王浩威
譯者—廣梅芳　定價—340元

「浦島太郎」、「鶴妻」等傳說不只富涵神祕與想像色彩，更蘊含了日本人獨特的自我形成過程。作者藉著比較日本和世界各國故事的異同，從心理學角度探討屬於日本的特有文化。

心理治療核心能力系列

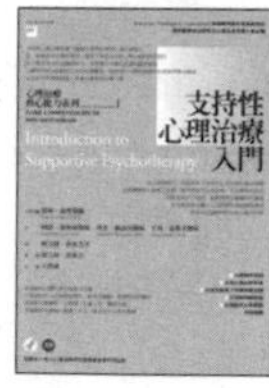

支持性心理治療入門

作者—阿諾・溫斯頓、理查・羅森莎、亨利・品斯克　策劃—王浩威
譯者—周立修、蔡東杰等　定價—280元

支持性心理治療是當今最廣泛使用的個別心理治療模式。這本簡潔而完整的著作提供了學習支持性心理治療的詳實指引，除了基本的知識與技巧，還引介極為詳盡的臨床案例。

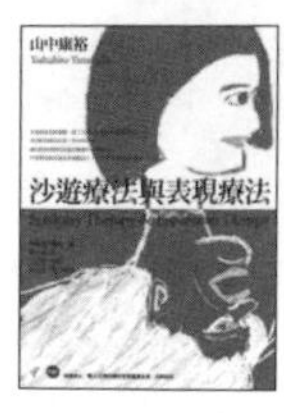

沙遊療法與表現療法

作者—山中康裕　策劃—王浩威
譯者—邱敏麗、陳美瑛　定價—300元

本書深入淺出地介紹沙遊療法的理論與技術，並比較此療法在東、西方的差異。藉由真實個案的討論及繪畫作品的展現，作者將從事沙遊及表現療法三十七年的實務經驗網羅於本書中。

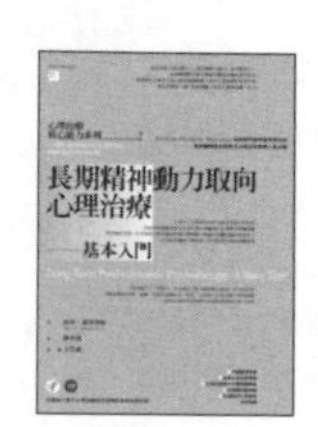

長期精神動力取向心理治療【基本入門】

作者—葛林・嘉寶　策劃—王浩威
譯者—陳登義　定價—350元

本書專為學生及專業人員介紹長期精神動力取向心理治療的基本原理，作者涵蓋了基本精神動力原理、病人的評估、開始與結束治療、處遇、阻抗、反移情、幻想／夢等課題。

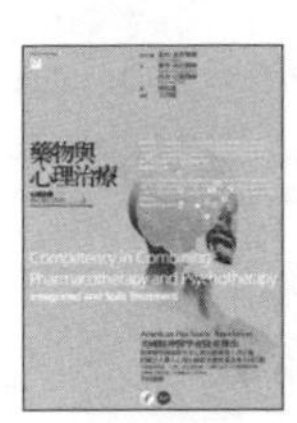

藥物與心理治療

作者—蜜雪·瑞芭、理查·巴隆
譯者—周佑達　策劃—王浩威
定價—260元

合併藥物與心理治療的治療模式，對許多精神疾患而言，已證實比單純的藥物治療有更好的療效。本書針對整合式治療與分離式治療當中不同階段所需要的基本能力，以漸進而全面的方式，介紹其原則。

佛洛伊德經典個案

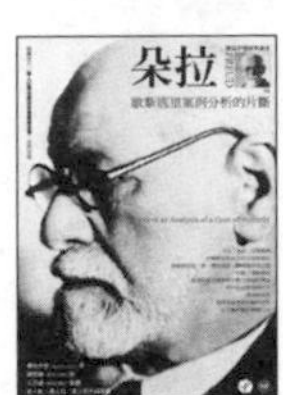

朵拉

【歇斯底里案例分析的片斷】
作者—佛洛伊德　策劃—王浩威
譯者—劉慧卿　定價—240元

在「朵拉」此案例中，佛洛伊德對歇斯底里、夢、雙性特質、轉移關係等主題，均做了重點探討。他於其中將理論植基於臨床素材，並交織於臨床經驗之中。

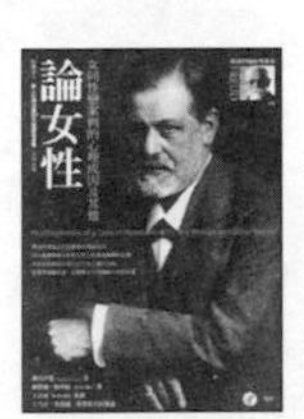

論女性

【女同性戀案例的心理成因及其他】
作者—佛洛伊德　策劃—王浩威
譯者—楊明敏、劉慧卿　定價—180元

本書包含「女同性戀」案例的全文，並收錄五篇佛洛伊德各種與女性主題有關的文稿。希望透過本書，帶領讀者進一步瞭解女性與精神分析的糾葛。

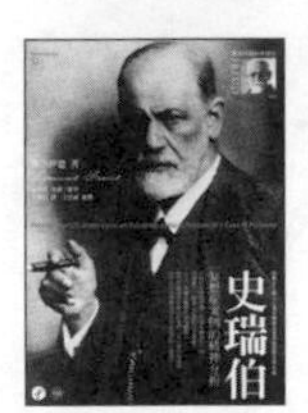

史瑞伯

【妄想症案例的精神分析】
作者—佛洛伊德　策劃—王浩威
審閱—宋卓琦 譯者—王聲昌 定價—180元

佛氏超越史瑞伯的妄想內容表象，深入心性發展的核心過程，爲妄想症的形成機轉提出極具創見的論述，並啓發日後的性別認同、女性情結、生殖、生死及存在等議題之研究。

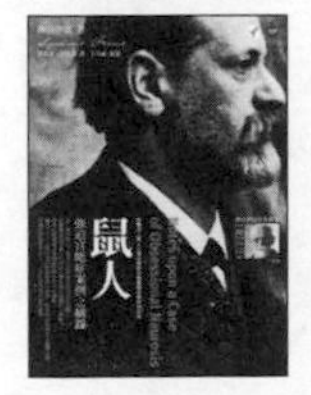

鼠人

【強迫官能症案例之摘錄】
作者—佛洛伊德　策劃—王浩威
譯者—林怡青、許欣偉　定價—260元

佛洛伊德透過本案例曲折精采的分析過程，闡明了父子之間的愛恨糾葛如何在愛情、移情和反移情當中盤錯交織，堪稱伊底帕斯情結在二十世紀初再現的精妙範例。

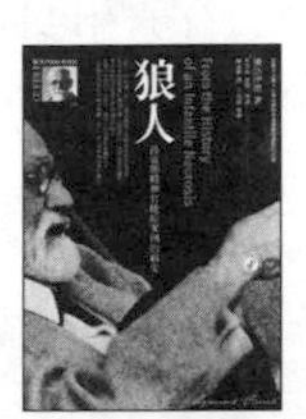

狼人

【孩童期精神官能症案例的病史】
作者—佛洛伊德　策劃—王浩威
審閱、導讀—蔡榮裕　譯者—陳嘉新
定價—220元

「狼人」的焦慮之夢，迂迴地解開了他精神官能症的迷團，當中有錯綜複雜的閹割恐懼、性別認同、性誘惑等議題。幼時的原初場景是微不足道的平凡事件，還是心性發展的關鍵？

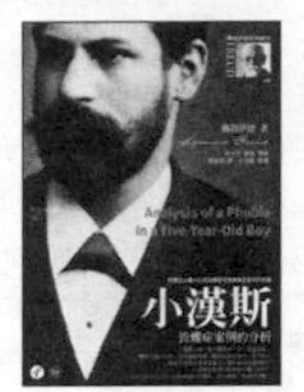

小漢斯

【畏懼症案例的分析】
作者—佛洛伊德　策劃—王浩威
審閱、導讀—林玉華　譯者—簡意玲
定價—240元

小漢斯三歲半時開始出現把玩陰莖的行爲，接著逐漸演變出對動物的畏懼症。透過漢斯的父親爲中介，佛氏開始爲男童進行分析治療。此案例蘊含的具體臨床經驗，印證其在《性學三論》中勾勒的許多結論。

克萊恩全集

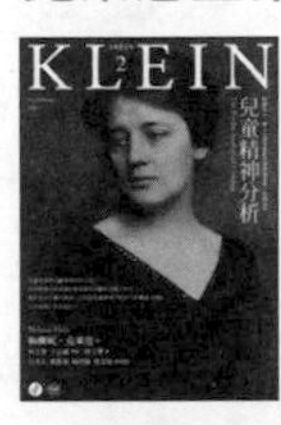

兒童精神分析

作者—梅蘭妮·克萊恩　譯者—林玉華
策劃—林玉華、王浩威　定價—450元

在本書中的第一部分，克萊恩以其臨床實務經驗，描述孩童的精神官能症、導因與對客體的施虐衝動所引發的焦慮和罪惡感。第二部分略述她奠基於佛氏之思路所延展出的理論架構。

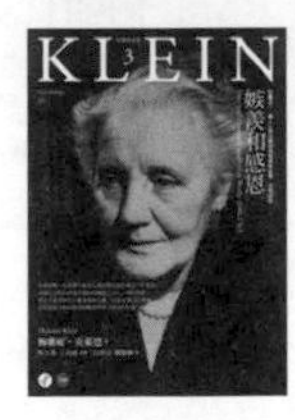

嫉羨和感恩

作者—梅蘭妮·克萊恩
策劃—林玉華、王浩威
譯者—呂煦宗、劉慧卿　定價—550元

偏執—類分裂心理位置及憂鬱心理位置是克萊恩所創的最重要概念，本書收集了她在此創新概念下的著作。書中論文有些是關於分析技術的，有些則探討較廣泛性的精神分析主題。

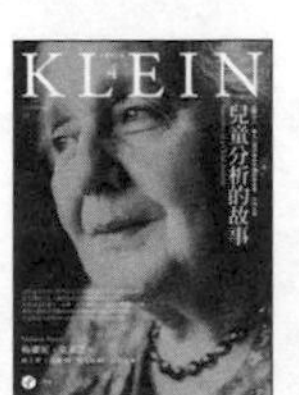

兒童分析的故事

作者—梅蘭妮·克萊恩
策劃—林玉華、王浩威　審閱—樊雪梅
譯者—丘羽先　定價—750元

本作品詳述一名十歲男孩長達四個月的分析歷程，並精闢地詮釋其畫作、遊戲和夢境。讀者可藉由本書觀察治療過程的逐日變化與延續性，更是探究兒童精神分析技巧的必備書籍。

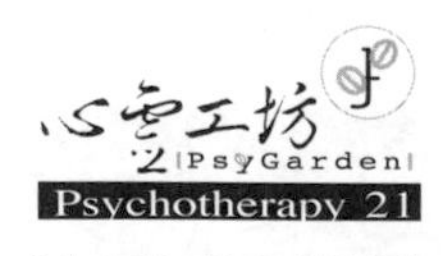

塗鴉與夢境

Therapeutic Consultations in Child Psychiatry

作者—唐諾・溫尼考特（Donald W. Winnicott）
譯者—廖婉如
策劃、導讀—王浩威
共同出版—財團法人華人心理治療研究發展基金會

出版者—心靈工坊文化事業股份有限公司
發行人—王浩威
總編輯—王桂花　執行編輯—裘佳慧　特約編輯—林婉華
內文排版—冠玫股份有限公司
通訊地址—106台北市信義路四段53巷8號2樓
郵政劃撥—19546215　戶名—心靈工坊文化事業股份有限公司
電話—02）2702-9186　傳真—02）2702-9286
Email—service@psygarden.com.tw　網址—www.psygarden.com.tw

製版・印刷—彩峰造藝印像股份有限公司
總經銷—大和書報圖書股份有限公司
電話—02）8990-2588　傳真—02）2990-1658
通訊地址—248台北縣新莊市五工五路2號(五股工業區)
初版一刷—2007年12月　初版六刷—2021年7月
ISBN—978-986-6782-18-3　定價—520元

國家圖書館出版品預行編目資料

塗鴉與夢境／唐諾・溫尼考特（Donald W. Winnicott）著；廖婉如 譯. -- 初版. -- 臺北市：心靈工坊文化, 2007.12
面；　公分. --（Psychotherapy；21）　含索引
譯自：Therapeutic consultations in child psychiatry
ISBN 978-986-6782-18-3（平裝）
1. 兒童精神醫學 2.精神分析 3.心理諮商 4.個案研究

415.95　　96022855

心靈工坊 PsyGarden 書香家族 讀友卡

感謝您購買心靈工坊的叢書，爲了加強對您的服務，請您詳填本卡，
直接投入郵筒（免貼郵票）或傳眞，我們會珍視您的意見，
並提供您最新的活動訊息，共同以書會友，追求身心靈的創意與成長。

書系編號—PT 21　　書名—塗鴉與夢境

姓名＿＿＿＿＿＿＿＿　是否已加入書香家族？ □是 □現在加入

電話 (O)　　　　(H)　　　　手機

E-mail　　　　生日　　年　　月　　日

地址 □□□

服務機構（就讀學校）　　　　職稱（系所）

您的性別—□1.女 □2.男 □3.其他

婚姻狀況—□1.未婚 □2.已婚 □3.離婚 □4.不婚□5.同志 □6.喪偶 □7.分居

請問您如何得知這本書？

□1.書店 □2.報章雜誌 □3.廣播電視 □4.親友推介 □5.心靈工坊書訊
□6.廣告DM □7.心靈工坊網站 □8.其他網路媒體 □9.其他＿＿＿＿＿＿

您購買本書的方式？

□1.書店 □2.劃撥郵購 □3.團體訂購 □4.網路訂購 □5.其他＿＿＿＿＿＿

您對本書的意見？

- 封面設計　□1.須再改進 □2.尚可 □3.滿意 □4.非常滿意
- 版面編排　□1.須再改進 □2.尚可 □3.滿意 □4.非常滿意
- 內容　□1.須再改進 □2.尚可 □3.滿意 □4.非常滿意
- 文筆／翻譯　□1.須再改進 □2.尚可 □3.滿意 □4.非常滿意
- 價格　□1.須再改進 □2.尚可 □3.滿意 □4.非常滿意

您對我們有何建議？

＿＿＿＿＿＿＿＿＿＿＿＿＿＿＿＿＿＿＿＿

＿＿＿＿＿＿＿＿＿＿＿＿＿＿＿＿＿＿＿＿

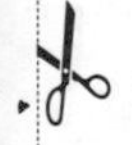

▲您的意見，我們將轉貼在心靈工坊網站上，www.psygarden.com.tw

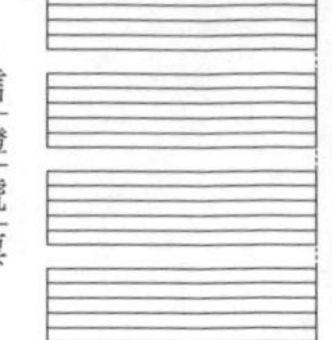

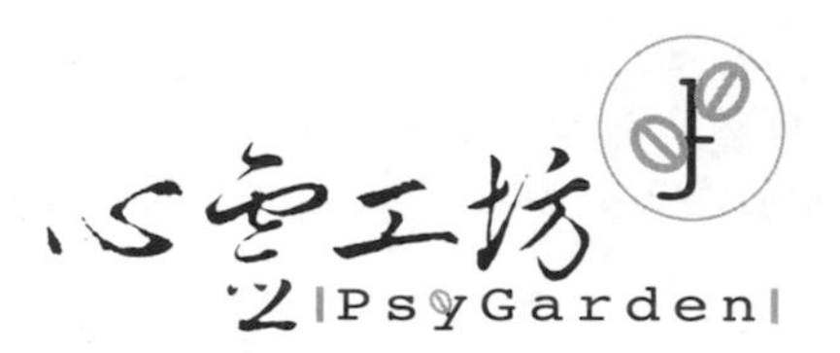

台北市106信義路四段53巷8號2樓

讀者服務組　收

（對折線）

加入心靈工坊書香家族會員
共享知識的盛宴，成長的喜悅

請寄回這張回函卡（免貼郵票），
您就成爲心靈工坊的書香家族會員，您將可以——

⊙隨時收到新書出版和活動訊息

⊙獲得各項回饋和優惠方案

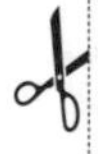